Ⅰ 心電図の基本的知識

Ⅱ 心電図判読の手順と異常所見

Ⅲ 波形の異常

Ⅳ 調律の異常

Ⅴ 心電図に関連する臨床的知識

# Electrocardiography A to Z

## 心電図のリズムと波を見極める

- ●監　　修　磯部光章　奥村　謙
- ●編　　集　清水　渉　村川裕二　弓倉　整
- ●編集協力　合屋雅彦　山根禎一

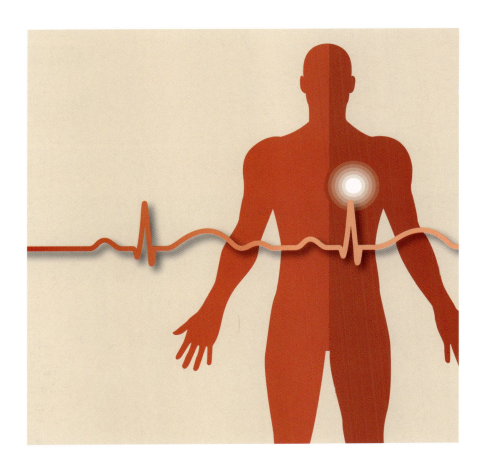

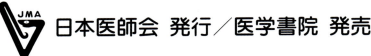

日本医師会 発行／医学書院 発売

# 心電図を易しく理解するために

**Electrocardiography A to Z**

カラー口絵

合屋 雅彦
Masahiko Goya

## 心電図の記録法

1) 心電図記録に必要なもの
   心電計，電極，記録紙，アルコール綿
2) 患者の準備
   - 患者に検査の必要性と内容を説明し不安を取り除く
   - 腕時計，ネックレス，ブレスレットなどの金属類を外す
   - 靴下，ストッキングを脱いでもらう
   - 患者に体の力を抜いて安静にしていただくことを説明する
   - 胸部，四肢を露出させる
3) 環境整備
   - 適度な室温にする
   - ノイズ混入を予防するために周囲の電気機器のスイッチを切る
   - カーテンなどを用いて患者のプライバシーを保護する
4) 電極を装着し心電図を記録する
5) 後片付け
   - 電極のコードが絡まないように収納する
   - 紙切れがないか確認する
   - 記録した心電図に患者の氏名，記録日などを記載する

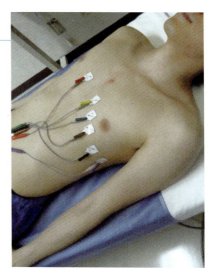

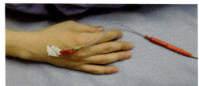

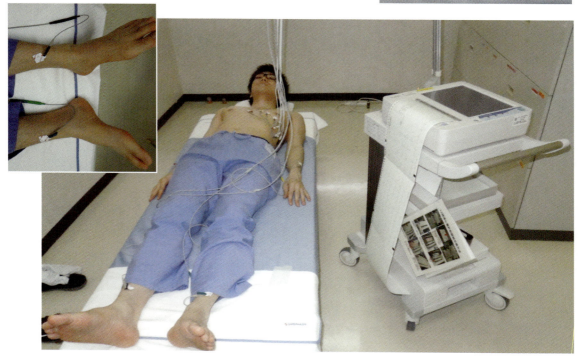

# 心臓の刺激伝導系と活動電位

　洞結節に生じた興奮は刺激伝導系(洞結節-房室結節-ヒス束-右脚および左脚-プルキンエ線維)を介して心室筋に伝搬し心収縮が起こる.

　心筋細胞内に電極を刺入すると細胞の興奮(脱分極)に一致して下図のような細胞の活動電位が記録される. 活動電位は心臓内の部位によりそれぞれ異なった波形をしている.

　洞結節細胞や房室結節細胞は自動能をもっており, その活動電位はサインカーブに近い形をしている. その他の部位の細胞では基線に相当する平らな部分(静止電位)を認める.

　このような心臓を構成する種々の細胞が, 組織的かつ周期的に脱分極, 再分極するさまを, 体表面から記録したものが心電図である.

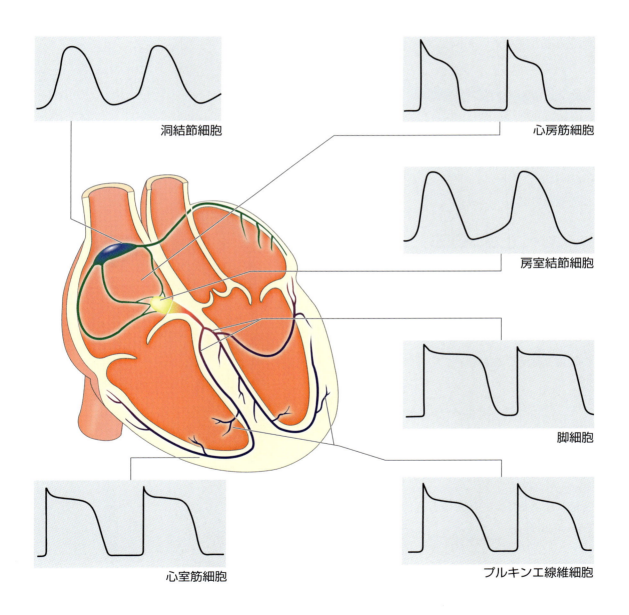

# よい心電図を記録するには

心電図がきれいに記録できない原因は筋電図の混入や基線の揺れであることが多い．その解決策として以下のことを行うとよい．

①心電計本体や周囲の医療機器のアースを接続する
②心電計の筋電図フィルターをオンにする
③周囲の一般電気機器のスイッチを切る
④電源コードを患者から離す
⑤電極の接触状態を確認する（きちんと接着している必要がある）
⑥患者に手足を動かさず，会話をやめ，ゆっくりした呼吸をしてもらう

患者が緊張していると筋電図が混入することが多いため，優しい口調で話しかけ，リラックスできるように雰囲気を和らげる．

①交流波の混入

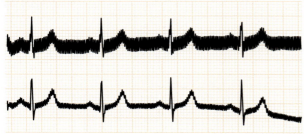

②筋電図の混入

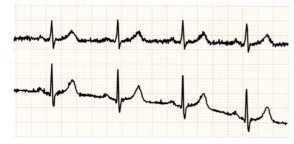

③緊張（震え）によるノイズ

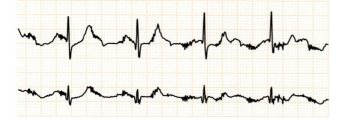

④呼吸による基線の揺れ

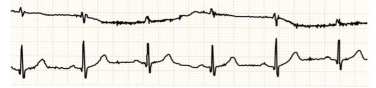

⑤感度の調節

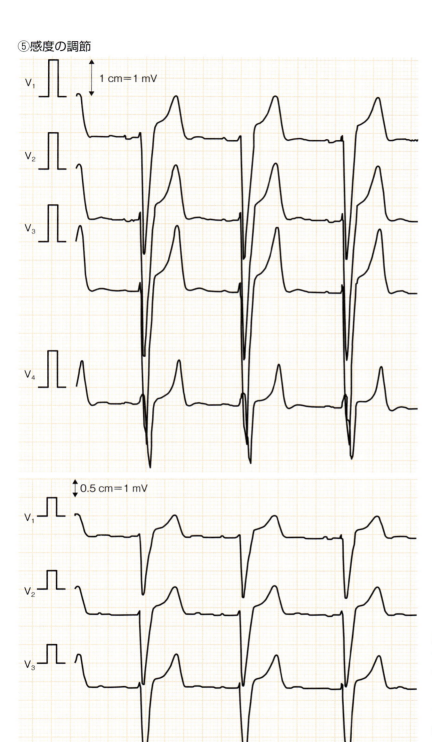

心電図記録の通常の感度，記録速度は1mV＝1cm，25mm/秒であるが1mV＝1cmで記録すると左図上のごとく波形が重なり判読が難しくなる場合がある．このような場合0.5cm＝1mVで記録するとよい．

# 12 誘導心電図とは

**電極の位置**
① 四肢電極　右手：赤，左手：黄，右足：黒，左足：緑
② 胸部電極　V₁（赤）：第4肋間胸骨右縁　　　V₄（茶）：第5肋間鎖骨中線
　　　　　　V₂（黄）：第4肋間胸骨左縁　　　V₅（黒）：V₄の高さで前腋窩線
　　　　　　V₃（緑）：V₂とV₄を直線で結んだ中点　V₆（紫）：V₄の高さで中腋窩線

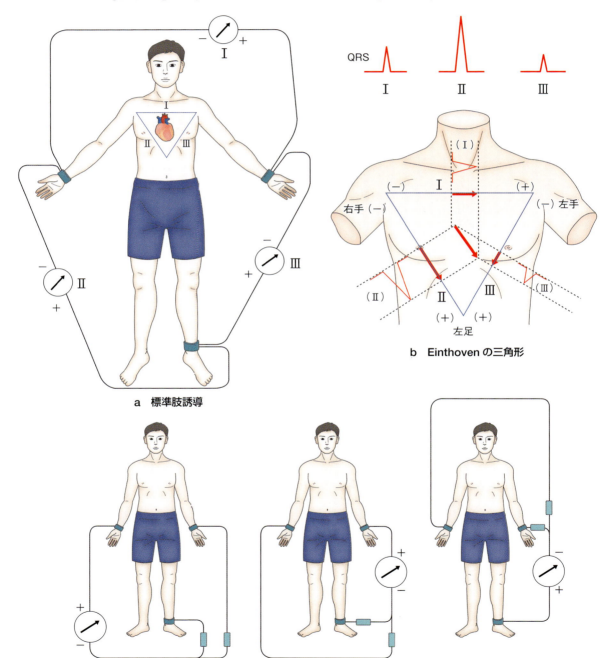

a　標準肢誘導
b　Einthovenの三角形
c　単極肢誘導

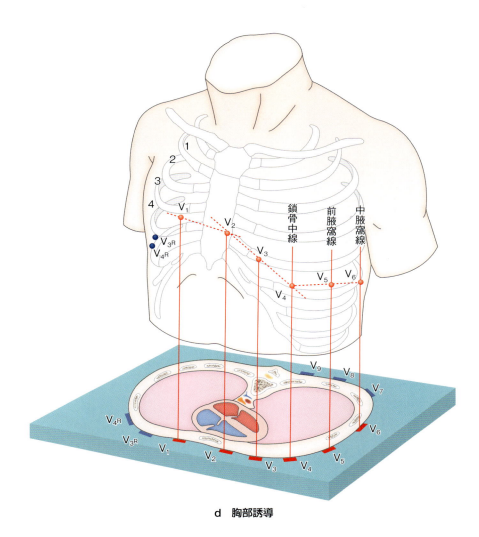

**d 胸部誘導**

　12誘導心電図は標準肢誘導（3つの誘導：Ⅰ, Ⅱ, Ⅲ），（増高）単極肢誘導（3つの誘導：$_aV_R$, $_aV_F$, $_aV_L$），および胸部誘導（6つの誘導：$V_1$から$V_6$）からなる．

　標準肢誘導は双極誘導であり，Ⅰ誘導は左手−右手間，Ⅱ誘導は左足−右手間，Ⅲ誘導は左足−左手間の電位差を示す．

　Einthovenの三角形は心臓を中心にS6頁**b**のように正三角形をあてはめたものである．Ⅰ, Ⅱ, Ⅲ誘導のQRS波高は心臓の電気的興奮を三角形の各辺に投影したものである．

　単極肢誘導は右肩，左肩，横隔膜方向からの電気的変化を記録したもの，胸部誘導は電気的変化を水平面に投影し記録したものである．

　肢誘導は上下方向，左右方向の鑑別に，胸部誘導は前後方向，左右方向の鑑別に適している．

# Electrocardiography A to Z 心電図を易しく理解するために

## 心電図波形の成り立ち

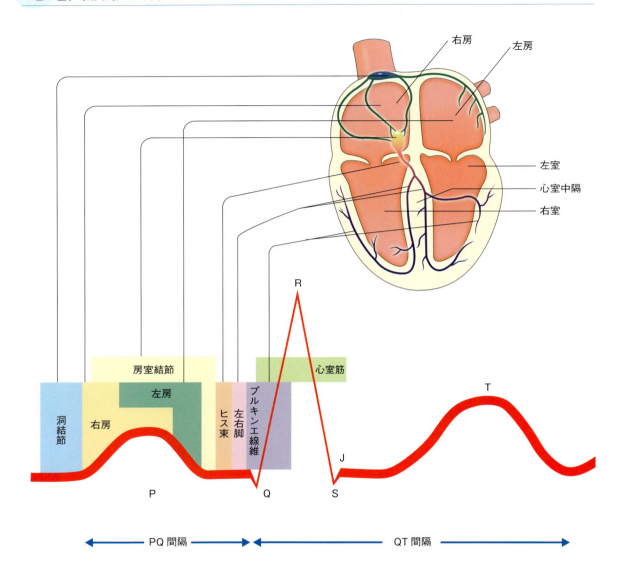

P 波　　　　　：心房の興奮を表す
PQ 間隔（時間）：右心房の興奮の始まりから心室の興奮の始まりまでの時間を表す
QRS 波　　　　：心室の興奮（脱分極）を表す
T 波　　　　　：心室の興奮が回復する（再分極）過程を表す
QT 間隔（時間）：心室の興奮の始まりから興奮の回復までの時間を表す

## 興奮の伝わり方と心電図波形の関係

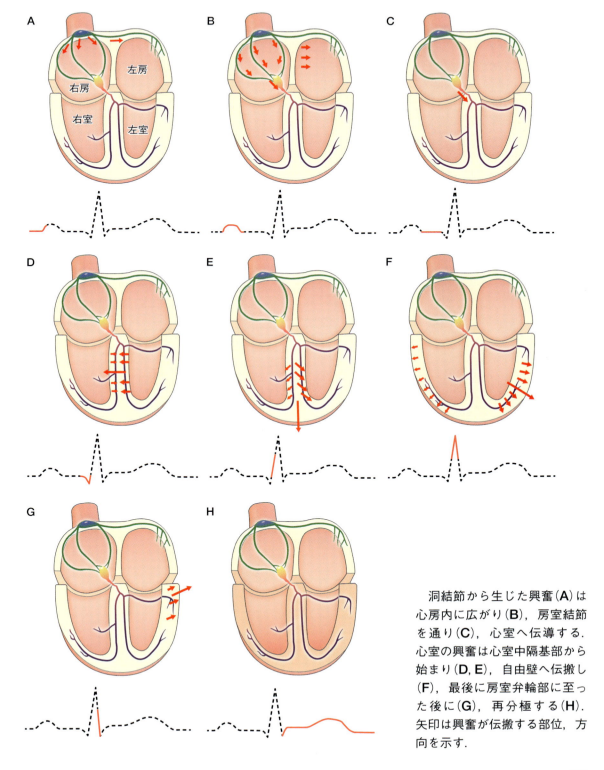

洞結節から生じた興奮（**A**）は心房内に広がり（**B**）、房室結節を通り（**C**）、心室へ伝導する。心室の興奮は心室中隔基部から始まり（**D, E**）、自由壁へ伝搬し（**F**）、最後に房室弁輪部に至った後に（**G**）、再分極する（**H**）。矢印は興奮が伝搬する部位、方向を示す。

# 心電図の読み方の実際

心電図は以下の手順で読むと見落としがない
- 心電図の記録条件を確認する
- 心拍数はいくつか，調律は？
- P波は正常か？
- PQ間隔は正常か？
- QRS波は正常か？ 軸は？
- ST部分は正常か？
- QT間隔は正常か？

### ①記録条件の確認
通常の記録条件である感度1 mV/10 mm，紙送りが25 mm/秒かを確認する．

### ②心拍数はいくつか

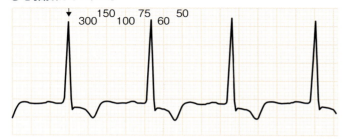

簡単な心拍数の決定法：5 mmの線に重なっているQRS(↓)を探し，次の心拍のQRSが5 mm離れていれば心拍数300/分，さらに5 mm離れていれば150/分，その後は5 mmごとに，100，75，60，50/分となる．

### ③P波は正常か
正常P波はⅠ，Ⅱ誘導で陽性．

### ④PQ間隔は正常か
正常なPQ間隔は0.12〜0.20秒．

### ⑤QRS波は正常か？ 軸は？
QRS軸の正常範囲は−30°〜＋110°．
正常心電図の多くはⅠ，Ⅱ，Ⅲ誘導はすべて陽性．
QRS幅の正常範囲は0.10秒未満．
異常Q波(幅0.04秒，深さがR波高の1/4より大)はあるか？
胸部誘導移行帯は$V_3$あるいは$V_4$誘導？

### ⑥ST部分は正常か
正常でも軽度のST上昇は認められる(肢誘導で1 mm未満，胸部誘導で2 mm未満)．
T波は$_aV_R$誘導以外では陽性が原則だが，Ⅲ，$_aV_L$，$V_1$誘導は陰性のこともある．

### ⑦QT間隔は正常か
QTcを計算し，0.35〜0.44秒であれば正常．

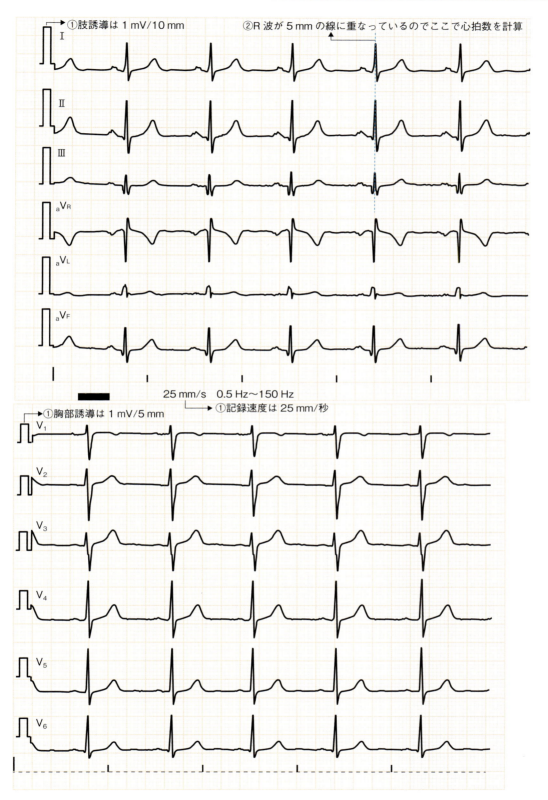

　心拍数，調律をみた後は，P 波 → PQ 間隔 → QRS 波 → ST → T 波 の順，すなわち左から右へ順を追ってみていく．

# 疾患と心電図　(1)急性心筋梗塞

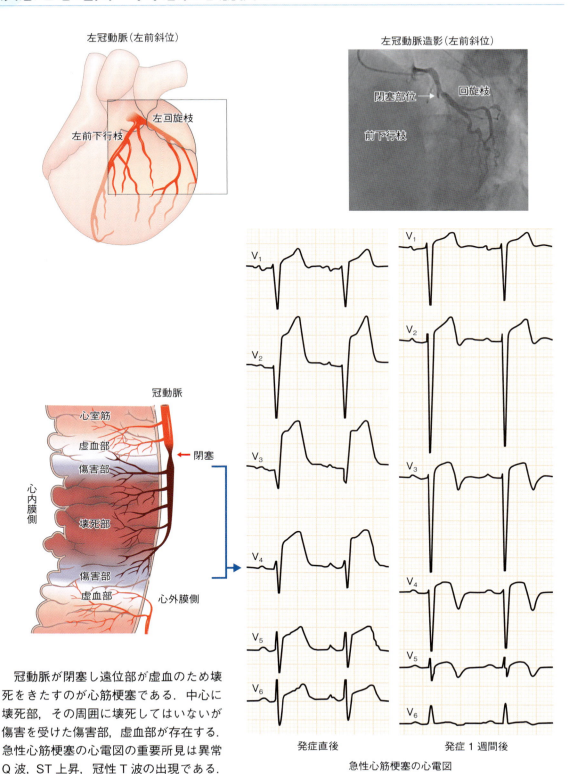

冠動脈が閉塞し遠位部が虚血のため壊死をきたすのが心筋梗塞である．中心に壊死部，その周囲に壊死してはいないが傷害を受けた傷害部，虚血部が存在する．急性心筋梗塞の心電図の重要所見は異常Q波，ST上昇，冠性T波の出現である．

急性心筋梗塞の心電図

# 疾患と心電図　(2)狭心症

## 1 労作狭心症

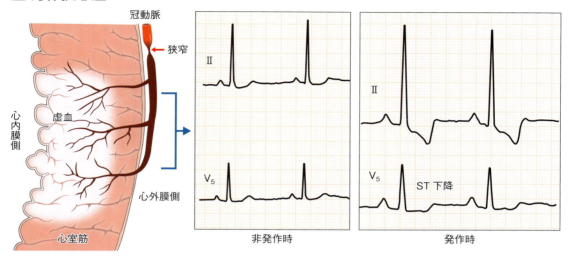

### 労作狭心症の心電図
　冠動脈の狭窄のため労作時に主に心内膜側に虚血が生じるため ST 下降を認める．非発作時の心電図は正常である．冠動脈造影では冠動脈の狭窄を認める．

## 2 異型狭心症

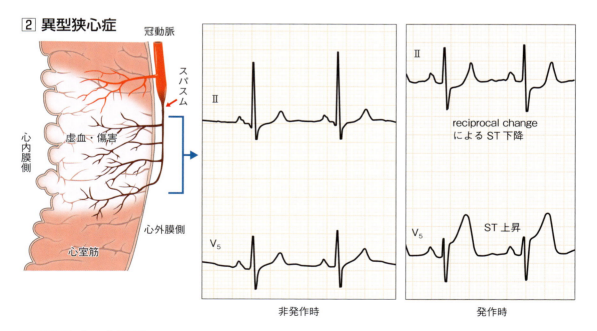

### 異型狭心症の心電図
　発作時に冠動脈の攣縮（スパスム）が生じ血流が完全途絶するため，貫壁性の虚血が生じ ST 上昇が起こる．

# 疾患と心電図　(3)心肥大

## ① 左室肥大

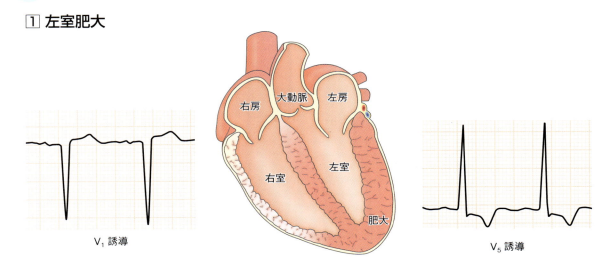

### 左室肥大の心電図
　左室心筋の厚さが増加し左室の起電力が増大するため左室に近い $V_5$ 誘導の R 波が増高し，反対側の $V_1$ 誘導の S 波が深くなる．また $V_5$，$V_6$ 誘導の ST 下降，T 波陰転化を認める（左室ストレイン）．

## ② 右室肥大

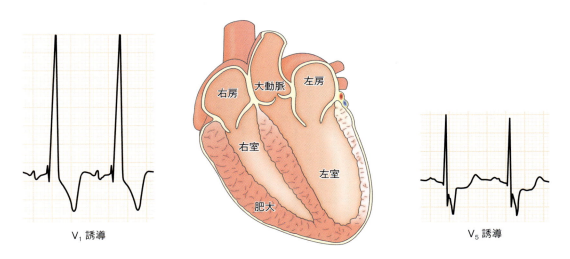

### 右室肥大の心電図
　右室心筋の厚さが増加し右室の起電力が増大するため右室に近い $V_1$ 誘導の R 波が増高し，反対側の $V_5$ 誘導の S 波が深くなる．また $V_1$，$V_2$ 誘導の ST 下降，T 波陰転化（右室ストレイン），右脚ブロックを認める．

# 疾患と心電図　(4)リエントリー頻脈のいろいろ

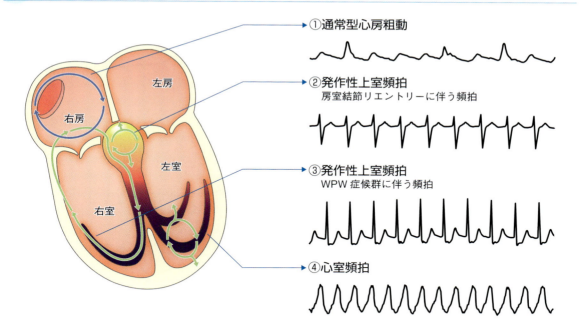

① 通常型心房粗動

② 発作性上室頻拍
房室結節リエントリーに伴う頻拍

③ 発作性上室頻拍
WPW症候群に伴う頻拍

④ 心室頻拍

多くの頻拍発作はリエントリーという現象を機序とする．
通常型心房粗動(①)は右心房内を三尖弁輪に沿って大きく旋回する．
発作性上室頻拍の多くは，房室結節リエントリー(②)あるいは副伝導路を介する房室リエントリー(③)を機序とする．
心室頻拍(④)の多くも心室内の傷害部位を介するリエントリーを機序とする．

房室結節リエントリー頻拍を例とすると，
1. 伝導速度が異なる組織が隣接［伝導の遅い遅伝導路(SP)と速い速伝導路(FP)］
2. 正常洞調律時にはFPを通って心室へ伝導する（下図A：このときPQ間隔は正常）
3. 心房期外収縮が出現した場合，FPでブロックされSPを介して心室へ伝導（下図B：PQ間隔が延長）
4. 遅伝導路を降りた興奮がFPを逆行しさらにSPを降りると頻拍が成立する（下図C）

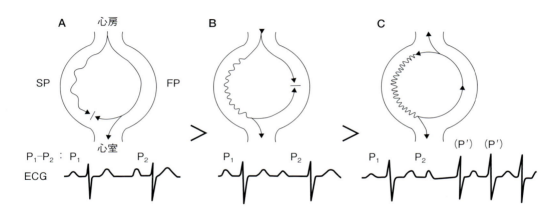

# Electrocardiography A to Z　心電図を易しく理解するために

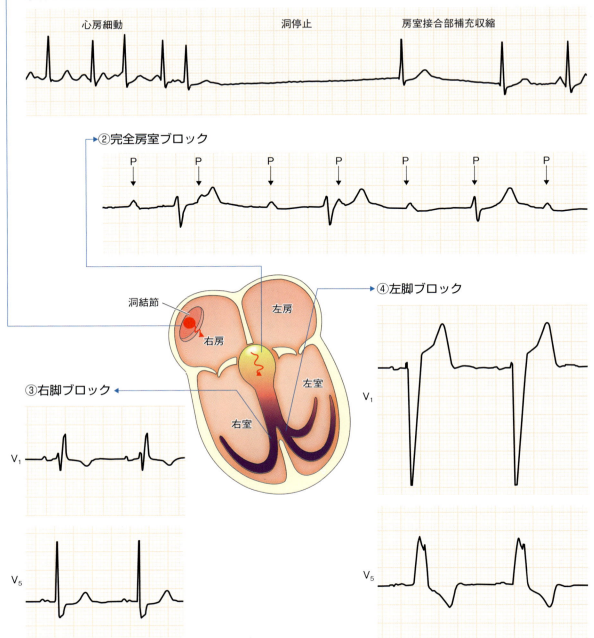

## 徐脈性不整脈の傷害部位と心電図波形

①洞不全症候群では洞結節の機能が低下するため洞停止を生じる.
　心房細動の停止後に洞停止, 房室接合部補充収縮を認めている.
②房室結節における伝導が完全に途絶した場合に完全房室ブロックが生じる.
　P波(矢印)とQRS波形が無関係に出現している.
③右脚ブロックでは$V_1$でrSR'型の幅の広いQRS波, $V_5$で幅の広いS波を呈する.
④左脚ブロックでは$V_1$でrS型(時にQS型)の幅の広いQRS波, $V_5$ではq波が欠如し, ノッチのあるR波となる.

# 序

　心血管疾患は，悪性新生物とならんでわが国における死因の上位を占める重大な疾患である．加齢と共に，動脈硬化に起因した心臓，腎臓，脳循環などの広い意味での循環器疾患が増加することは広く知られており，超高齢社会を迎えたわが国において，今後さらに増加するであろう心血管疾患にどう対応していくかは喫緊の課題である．

　第一線の臨床医は，日々さまざまな症状をもった循環器疾患患者に遭遇していると思われる．そのときに，心血管疾患の簡便かつ有効なスクリーニング方法としての心電図の意義は大きい．循環器内科の専門医のみならず，すべての医師が習熟しておきたい基本の検査法と言えるだろう．

　このたび，診療・研究の最前線で活躍されている先生方のお力によって，心電図による診断の入門書として，本書が刊行の運びとなった．心電図の基礎知識から，判読の手順，波形の異常，調律の異常，臨床的知識までを網羅しており，心電図の知識をブラッシュアップしていただくのに格好の書に仕上がっている．本書が先生方の日常診療の一助となり，広く活用していただけることを願う次第である．

　最後に，本書の刊行に当たり，ご多忙の中，監修に当たっていただいた磯部光章先生，奥村　謙先生，編集に当たっていただいた清水　渉先生，村川裕二先生，弓倉　整先生，編集協力としてご尽力いただいた合屋雅彦先生，山根禎一先生をはじめ，ご執筆いただいた諸先生に厚く御礼申し上げる．

平成 27 年 10 月

日本医師会会長
横倉義武

# 監修・編集のことば

　心電図は実地診療において最も身近で日常診療に欠かすことのできない臨床検査であり，ME機器である．心疾患の診断は，正確な病歴聴取と身体所見，心電図，心エコー，胸部X線だけでほとんどが可能である．緊急の対応を必要とする疾患も多いため，心電図の判読に習熟していることは一般臨床医として必須である．

　初学者を対象とした心電図判読の入門書から専門医を対象としたテキストまで，心電図に関する著作物は非常に多い．判読の学習に困難を感ずる初学者が多いことと臨床的有用性を反映していると思われる．日本医師会では平成元年に生涯教育シリーズとして『心電図のABC』を発刊した．改訂も重ね，日本医師会の出版物を代表するロングセラーとして多くの読者に親しまれてきた．

　この間，心疾患の疾患概念は拡大し，治療法は革新的な進歩を遂げている．不整脈では心筋焼灼術（アブレーション）や新しいデバイスを用いた治療法などが開発された．虚血性心疾患や心筋疾患の治療も進化し続けている．あらゆる心疾患の診断・治療に心電図は不可欠の検査である．この中にあって，日本医師会として『心電図のABC』をさらにパワーアップする新しい刊行物が企画された．

　心電図は通常の画像診断と異なり，単なる視覚情報だけでは判読が困難である．初学者に敬遠される原因となっているが，実際は異常所見の数は限られており，基本を押さえ，ステップを踏み，ポイントを知れば決して難しいものではない．本書では，基本事項とこれらのステップ方式での判読のポイントを分かりやすく解説し，さらに現在の新しい治療法にも対応しうる不整脈の判読について解説した．入門書であり，かつ専門書であると言ってよく，そのため，書名を『Electrocardiography A to Z』とした．医師会会員を中心に，医学生，研修医，コメディカルスタッフ，あるいは循環器専門医までも含めて対象として編纂したものである．この場を借りて，お忙しい中，執筆にあたった諸氏に心からお礼を申し上げる次第である．

　本書が会員の皆様の心電図についての座右の書として活用されることを願うものである．

平成27年10月

監修・編集者を代表して
磯部光章

# 目次

**カラー口絵　心電図を易しく理解するために**

| | | |
|---|---|---|
| 心電図の記録法 | 合屋雅彦 | 2 |
| 心臓の刺激伝導系と活動電位 | 合屋雅彦 | 3 |
| よい心電図を記録するには | 合屋雅彦 | 4 |
| 12誘導心電図とは | 合屋雅彦 | 6 |
| 心電図波形の成り立ち | 合屋雅彦 | 8 |
| 興奮の伝わり方と心電図波形の関係 | 合屋雅彦 | 9 |
| 心電図の読み方の実際 | 合屋雅彦 | 10 |
| 疾患と心電図　(1)急性心筋梗塞 | 合屋雅彦 | 12 |
| 　　　　　　　(2)狭心症 | 合屋雅彦 | 13 |
| 　　　　　　　(3)心肥大 | 合屋雅彦 | 14 |
| 　　　　　　　(4)リエントリー頻脈のいろいろ | 合屋雅彦 | 15 |

| | | |
|---|---|---|
| □ 序 | 横倉義武 | 17 |
| □ 監修・編集のことば | 磯部光章 | 18 |
| □ 監修・編集・執筆者紹介 | | 24 |

## I章　心電図の基本的知識

| | | |
|---|---|---|
| 1 誘導法 | 弓倉 整 | 28 |
| 2 心電図波形とその成り立ち | 奥村恭男 | 32 |
| 3 波形の計測 | 奥村恭男 | 38 |
| 4 心電図の正常範囲 | 弓倉 整 | 44 |
| 5 正常範囲内とされる心電図の実例 | 弓倉 整 | 47 |

## II章　心電図判読の手順と異常所見

| | | |
|---|---|---|
| 1 判読の手順 | 奥村 謙 | 50 |
| 2 リズムの異常 | 奥村 謙 | 54 |

### 3 波形・間隔の異常

- 1 P波の異常 …………………………………………………… 奥村　謙　56
- 2 PQ間隔の異常 ……………………………………………… 小松　隆　58
- 3 QRS波の異常
  - ① wide QRS …………………………………………… 小松　隆　62
  - ② 高電位差 ……………………………………………… 小松　隆　66
  - **ひとくちMEMO**　電気的交互脈とは？ ………………… 三谷治夫　68
  - ③ 低電位差 ……………………………………………… 小松　隆　70
- 4 QT間隔の異常 ……………………………………………… 髙橋尚彦　72
- 5 平均QRS電気軸の異常 …………………………………… 髙橋尚彦　74
  - **ひとくちMEMO**　年齢や体格と心電図 ………………… 安喰恒輔　76
- 6 異常Q波 …………………………………………… 小菅雅美・木村一雄　77
- 7 ST部分の異常 …………………………………… 小菅雅美・木村一雄　78
- 8 T波の異常 ………………………………………… 小菅雅美・木村一雄　80
- 9 U波の異常 ………………………………………… 小菅雅美・木村一雄　82

# III章　波形の異常

## 異常心電図

- 1 虚血性心疾患
  - 1 心筋梗塞 …………………………………………………… 西﨑光弘　84
    - ① 極早期の心筋梗塞 …………………………………… 西﨑光弘　86
    - ② 前壁梗塞 ……………………………………………… 西﨑光弘　88
    - ③ 下壁梗塞 ……………………………………………… 西﨑光弘　90
    - **ひとくちMEMO**　急性心筋梗塞かどうか自信がないとき …… 鈴木伸明　92
    - ④ 高位後壁梗塞 ……………………… 村田和也・畔上幸司・足利貴志　94
    - ⑤ 右室梗塞 ……………………………………………… 畔上幸司　97
    - ⑥ 非ST上昇型心筋梗塞 ………………………………… 畔上幸司　99
    - **ひとくちMEMO**　心内膜下梗塞 ………………………… 高部智哲　100
    - **ひとくちMEMO**　急性心筋梗塞の治療 ………………… 鈴木伸明　102
  - 2 狭心症 ……………………………………………… 吉川俊治・磯部光章　104
    - ① 労作狭心症 ……………………………………… 吉川俊治・磯部光章　105
    - ② 異型狭心症 ……………………………………… 吉川俊治・磯部光章　108
- 2 心筋炎 ………………………………………………………… 猪又孝元　110
- 3 心膜炎 ………………………………………………………… 猪又孝元　112

### 4 たこつぼ心筋症 ……………………………………………………………… 明石嘉浩　114
### 5 心筋障害（非特異的 ST-T 変化）………………………………………… 明石嘉浩　117
### 6 心室肥大 ……………………………………………………………………… 関口幸夫　121
  1 左室肥大と拡大 ………………………………………………… 関口幸夫・磯部光章　123
  2 右室肥大 …………………………………………………………………… 関口幸夫　127
### 7 心室内伝導障害
  1 右脚ブロック ……………………………………………………………… 新田順一　130
  2 左脚ブロック ……………………………………………………………… 新田順一　132
  3 左脚分枝ブロック ………………………………………………………… 新田順一　134
### 8 電解質異常
  1 高 K 血症 ………………………………………………………… 川端美穂子・平尾見三　136
  2 低 K 血症 ………………………………………………………… 川端美穂子・平尾見三　138
  3 高 Ca 血症 …………………………………………………………………… 蜂谷　仁　140
  4 低 Ca 血症 …………………………………………………………………… 蜂谷　仁　142
### 9 不整脈原性右室心筋症 ……………………………………………………… 磯部光章　144
### 10 右胸心 ………………………………………………………………………… 蜂谷　仁　146

## IV章　調律の異常

### A. 不整脈をどう読んでいくか
  1 不整脈基本解析のステップ ……………………………………… 岩崎雄樹・清水　涉　150
  2 基本調律は何か
    1 P 波がある場合 ……………………………………………… 岩崎雄樹・清水　涉　154
    2 P 波がない場合 ……………………………………………… 岩崎雄樹・清水　涉　156
  3 P 波と QRS 波の関係（1：1 に対応しているか）……………… 岩崎雄樹・清水　涉　158
  4 RR 間隔が突然変動する場合 …………………………………… 岩崎雄樹・清水　涉　160
  5 心拍数が 50 拍/分未満の場合 ………………………………… 萩原かな子・清水　涉　162
  6 心拍数が 100 拍/分以上の場合
    1 wide QRS 頻拍の鑑別診断 ………………………………… 萩原かな子・清水　涉　166
      ひとくち MEMO　torsade de pointes とは？ ………………………… 伊藤英樹　168
    2 narrow QRS 頻拍の鑑別診断 ……………………………… 萩原かな子・清水　涉　170
  7 植込みデバイスのリズムをどう読んでいくか ……………… 萩原かな子・清水　涉　172

## 8 心室期外収縮の起源 …………………………… 岩崎雄樹・清水 渉 174
## 9 心室期外収縮の性質 …………………………… 岩崎雄樹・清水 渉 176

## B. 不整脈心電図の実際

### 1 洞リズムの異常
1 呼吸不整脈 ……………………………………………………… 二宮雄一 178
2 洞頻脈 …………………………………………………………… 二宮雄一 180
3 洞徐脈 …………………………………………………………… 二宮雄一 182

### 2 頻脈性不整脈
1 期外収縮
① 上室期外収縮/心房期外収縮 ……………………………… 三浦史晴 184
② 心室期外収縮 ……………………………………………… 三浦史晴 186
2 心房細動 ………………………………………………………… 速水紀幸 188
3 心房粗動 ………………………………………………………… 村川裕二 190
4 発作性頻拍
① 上室頻拍 …………………………………………………… 上田明子 192
**ひとくちMEMO** 心房期外収縮が多いと危険か？ ………… 村川裕二 194
② 心室頻拍 …………………………………………………… 上田明子 195
**ひとくちMEMO** 上室頻拍とまぎらわしい心室頻拍 ……… 三谷治夫 198
③ 異所性心房頻拍 …………………………………………… 上田明子 200

### 3 徐脈性不整脈
1 房室ブロック
① 1度房室ブロック ………………………………… 長瀬宇彦・加藤律史 202
② 2度(MobitzⅠ型・Wenckebach型)房室ブロック ……… 長瀬宇彦・加藤律史 206
③ 2度(MobitzⅡ型)房室ブロック ……………………… 長瀬宇彦・加藤律史 207
④ 高度房室ブロック ………………………………… 長瀬宇彦・加藤律史 209
⑤ 3度房室ブロック ………………………………… 長瀬宇彦・加藤律史 210
2 洞不全症候群 ………………………………………………… 荷見映理子 212

### 4 特殊な症候群
1 QT延長症候群 ………………………………………………… 伊藤英樹 218
2 WPW症候群 …………………………………………… 網野真理・吉岡公一郎 220
3 ブルガダ症候群 ………………………………………………… 宮本康二 224
4 早期再分極症候群 ……………………………………………… 宮本康二 226
5 QT短縮症候群 ………………………………………………… 宮本康二 228
**ひとくちMEMO** 心房細動のカテーテルアブレーション治療
（心房細動アブレーションとは何をするのか？）……… 山内康照 230

### 5 人工ペースメーカリズム
1. ペースメーカ心電図 ……………………………………………… 丹野　郁　233
2. 植込み型除細動器の心電図 ……………………………………… 丹野　郁　240
3. 両室ペーシングの心電図 ………………………………………… 丹野　郁　243

### 6 致死性不整脈
1. 極端な徐脈・心停止 ……………………………………………… 石橋克彦　248
2. 心室細動 …………………………………………………………… 石橋克彦　250
   - ひとくちMEMO　流出路起源心室期外収縮の治療方針 …………… 鈴木　誠　252

## V章　心電図に関連する臨床的知識

1. Holter心電図 ……………………………………………………… 徳田道史　256
2. 携帯型心電計 ……………………………………………………… 山根禎一　260
3. 運動負荷試験 ……………………………………………………… 谷川真一　262
4. 小児心電図の特徴 ………………………………………………… 住友直方　268
5. 心腔内心電図 ……………………………………………………… 松尾征一郎　278
6. 平均加算化心電図 ………………………………………………… 徳田道史　282
   - ひとくちMEMO　遺伝子診断 …………………………………… 伊藤英樹　285
7. モニター心電図のみかた ………………………………………… 谷川真一　286
8. 心電図自動診断 …………………………………………………… 山根禎一　290
9. 自動解析心電計の上手な使い方 ………………………………… 山根禎一　294

□ 用語解説 ……………………………………………………………………… 296
□ 索引 …………………………………………………………………………… 299

# 監修・編集・執筆者紹介

## 監修

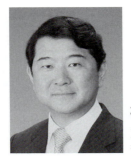

**磯部光章**（いそべ みつあき）
東京医科歯科大学大学院
循環制御内科学 主任教授

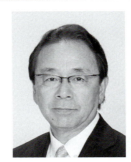

**奥村　謙**（おくむら けん）
弘前大学大学院医学研究科
循環器腎臓内科学 教授

## 編集

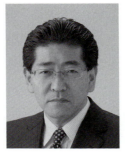

**清水　渉**（しみず わたる）
日本医科大学大学院医学研究科
循環器内科学分野 大学院教授

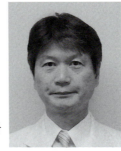

**村川裕二**（むらかわ ゆうじ）
帝京大学医学部附属溝口病院
第4内科 教授

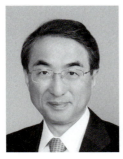

**弓倉　整**（ゆみくら せい）
弓倉医院 院長

## 編集協力

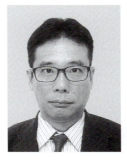

**合屋雅彦**（ごうや まさひこ）
東京医科歯科大学大学院
循環制御内科学 准教授

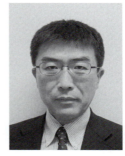

**山根禎一**（やまね ていいち）
東京慈恵会医科大学
循環器内科 教授

## 執筆者（掲載順）

**合屋雅彦** ごうや まさひこ
東京医科歯科大学大学院循環制御内科学 准教授

**弓倉 整** ゆみくら せい
弓倉医院 院長

**奥村恭男** おくむら やすお
日本大学医学部内科学系循環器内科学分野 助教

**奥村 謙** おくむら けん
弘前大学大学院医学研究科循環器腎臓内科学 教授

**小松 隆** こまつ たかし
岩手医科大学内科学講座心血管・腎・内分泌内科分野 准教授

**三谷治夫** みたに はるお
虎の門病院循環器センター内科 医長

**髙橋尚彦** たかはし なおひこ
大分大学医学部循環器内科・臨床検査診断学 教授

**安喰恒輔** あじき こうすけ
JR東京総合病院循環器内科 担当部長

**小菅雅美** こすげ まさみ
横浜市立大学附属市民総合医療センター
心臓血管センター内科 客員准教授

**木村一雄** きむら かずお
横浜市立大学附属市民総合医療センター
心臓血管センター 教授

**西﨑光弘** にしざき みつひろ
横浜南共済病院循環器内科 副院長

**鈴木伸明** すずき のぶあき
帝京大学医学部内科学講座 講師

**村田和也** むらた かずや
新百合ケ丘総合病院循環器内科

**畔上幸司** あぜがみ こうじ
新百合ケ丘総合病院循環器内科 部長

**足利貴志** あしかが たかし
東京医科歯科大学大学院医歯学総合研究科
茨城県循環器地域医療学講座 教授

**高部智哲** たかべ ともさと
社会医療法人社団順江会江東病院循環器内科 副部長

**吉川俊治** よしかわ しゅんじ
東京医科歯科大学循環器内科 助教

**磯部光章** いそべ みつあき
東京医科歯科大学大学院循環制御内科学 主任教授

**猪又孝元** いのまた たかゆき
北里大学医学部循環器内科学 講師

**明石嘉浩** あかし よしひろ
聖マリアンナ医科大学循環器内科 教授

**関口幸夫** せきぐち ゆきお
筑波大学循環器内科不整脈次世代寄附研究部門 准教授

**新田順一** にった じゅんいち
さいたま赤十字病院循環器科 部長

**川端美穂子** かわばた みほこ
東京医科歯科大学循環器内科 助教

**平尾見三** ひらお けんぞう
東京医科歯科大学心臓調律制御学 教授

**蜂谷 仁** はちや ひとし
土浦協同病院循環器センター内科 部長

**岩崎雄樹** いわさき ゆうき
日本医科大学大学院医学研究科循環器内科学分野 講師

**清水 渉** しみず わたる
日本医科大学大学院医学研究科循環器内科学分野 大学院教授

**萩原かな子** はぎわら かなこ
日本医科大学大学院医学研究科循環器内科学分野

**伊藤英樹** いとう ひでき
滋賀医科大学呼吸循環器内科 学内講師

**二宮雄一** にのみや ゆういち
鹿児島市立病院循環器内科 医長

**三浦史晴** みうら ふみはる
広島市立広島市民病院循環器内科 部長

**速水紀幸** はやみ のりゆき
帝京大学医学部附属溝口病院第4内科 准教授

**村川裕二** むらかわ ゆうじ
帝京大学医学部附属溝口病院第4内科 教授

上田明子　うえだ　あきこ
杏林大学循環器内科 助教

長瀬宇彦　ながせ　たかひこ
埼玉医科大学国際医療センター心臓内科不整脈科 助教

加藤律史　かとう　りつし
埼玉医科大学国際医療センター心臓内科不整脈科 教授

荷見映理子　はすみ　えりこ
東京大学医学部附属病院循環器内科 助教

網野真理　あみの　まり
東海大学循環器内科 講師

吉岡 公一郎　よしおか　こういちろう
東海大学循環器内科 教授

宮本康二　みやもと　こうじ
国立循環器病研究センター

山内康照　やまうち　やすてる
横浜市立みなと赤十字病院心臓血管先進診療部 部長代理

丹野　郁　たんの　かおる
昭和大学医学部内科学講座循環器内科学部門 教授

石橋克彦　いしばし　かつひこ
中国電力株式会社中電病院内科 部長

鈴木　誠　すずき　まこと
亀田総合病院循環器内科 部長

徳田道史　とくだ　みちふみ
東京慈恵会医科大学循環器内科 助教

山根禎一　やまね　ていいち
東京慈恵会医科大学循環器内科 教授

谷川真一　たにがわ　しんいち
東京慈恵会医科大学循環器内科 助教

住友直方　すみとも　なおかた
埼玉医科大学国際医療センター小児心臓科 教授

松尾征一郎　まつお　せいいちろう
東京慈恵会医科大学循環器内科 助教

# I 章

心電図の基本的知識

# 1 誘導法

Method of electrocardiography limb and precordial leads

弓倉 整
Sei Yumikura

心電図は，立体的な心臓の電気現象を体表面の電極から捉え，平面の画像で置き換えて表現するものである．以下に，誘導法とその意味について説明する．

## 1. 標準12誘導

標準12誘導心電図では肢誘導（Ⅰ，Ⅱ，Ⅲ，$_aV_R$，$_aV_L$，$_aV_F$）と胸部誘導（$V_1$〜$V_6$）の誘導で記録した情報から，胸郭内の心臓の電気現象を総合的に判断する．まず肢誘導，胸部誘導について，双極誘導と単極誘導の違いを含めて述べる．

### (1) 肢誘導

**肢誘導**は，**双極誘導**と**単極誘導**からなる．

**双極誘導**とは電極2点間の電位差を見るもので，心臓を中心においた一対の電極の－から＋方向に興奮が進む．この方向が誘導軸である．Ⅰ，Ⅱ，Ⅲ誘導は双極誘導であり，Ⅰ，Ⅱ，Ⅲ誘導の作る三角形が"Einthovenの三角形"である（図1）．

心電図を考えるとき，双極誘導・単極誘導にかかわらず，誘導軸に沿って心臓の各部位をみていると考えると理解しやすい．

Ⅰ誘導は左手と右手の電位差，Ⅱ誘導は左足と右手の電位差，Ⅲ誘導が左足と左手の電位差である．したがって，Ⅰ誘導は左室側壁を，Ⅱ誘導，Ⅲ誘導は左室下壁をみるのに適する．Ⅱ誘導はP波，QRS波などが最も見やすいことが多く，不整脈のモニター誘導としてもよく使用される．

**単極誘導**は，心臓を電気的中心とし，誘導する部位（捜査電極）の電圧を記録したものである．捜査電極を＋とし，電気的興奮が心臓から誘導軸に沿って捜査電極の方向に向かう場合は＋，遠ざかる場合は－となる．肢誘導の場合，$_aV_R$は右肩，$_aV_L$は左肩，$_aV_F$は横隔膜方向へ，心臓の電気的中心からそれぞれの捜査電極に向かう電位を記録する．

したがって，Ⅰ，$_aV_L$の組み合わせでは，左室側壁の変化をみるのに適し，Ⅱ，Ⅲ，$_aV_F$の組み合わせでは心臓の下壁変化をみるのに適する（図2）．

### (2) 胸部誘導

**胸部誘導**は単極誘導で，胸郭内の心臓を電気的中心として，体表の捜査電極の位置から心臓の電気的興奮をみる．捜査電極と心臓の位置が近いため，捜査電極

に近い心臓の局在的変化を反映する．$V_1$ から $V_6$ まで順次捜査電極を置くことにより心臓と捜査電極間の電気現象を水平面に投影して心臓の電気現象の局在的変化をみることができる（図3）．したがって $V_1$ は右室，$V_2$ は右室と左室前壁，$V_3$，$V_4$ は左室前壁，心室中隔，$V_5$，$V_6$ は左室側壁の変化をよく反映する（図3）．

## 2. その他の誘導

### （1）標準モニター誘導

II誘導，$CC_5$ 誘導，$CM_5$ 誘導，NASA 誘導などがある．いずれも双極誘導である．24時間 Holter 心電図も，2チャンネル記録のものはこれらのモニター誘導を組み合わせたものである．最近は24時間 Holter 心電図でも12誘導記録のできるものが販売されているが，この場合は標準12誘導心電図に準じる．ただし，

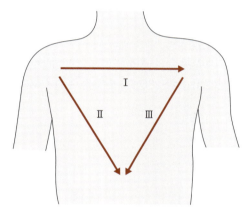

図1　Einthoven の三角形

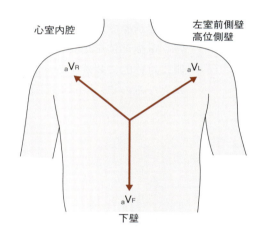

図2　肢誘導からみた心臓の位置関係

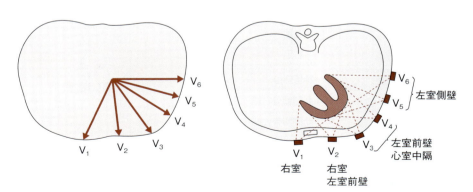

図3　胸部誘導からみた誘導軸と心臓の位置関係

この場合 $_aV_R$, $_aV_L$ 電極を左右の鎖骨部, $_aV_F$ 電極を左側胸下部に装着するため，肢誘導記録については通常の標準12誘導心電図と波形がやや異なることがあり，波形を比較する時には注意が必要である．

### (2) 省略4誘導心電図

I, $_aV_F$, $V_1$, $V_6$ の4誘導心電図に2点心音図が付属する省略4誘導・2点心音心電図が学校心臓検診に広く使われてきた．短時間に多くの児童生徒のスクリーニング検査を行うために考案された方法である．しかし4誘導しかないために標準12誘導心電図よりも心電図情報は少ない．

## 3. 電極の装着部位と正しい電極の装着

### (1) 電極の装着部位

標準12誘導の場合，誘導は**表1**，**図4**の部分に装着する．肢誘導は電極が色分けされているので，わかりやすい．

胸部誘導では，右胸心や右室梗塞などを調べるときに，$V_{3R}$, $V_{4R}$, $V_{5R}$, $V_{6R}$ という電極部位を用いることがあるが，この時は $V_3$, $V_4$, $V_5$, $V_6$ の電極部位を右側に対称的に装着する．各種モニター心電図の場合は誘導法によって電極の部位が異なるので，「モニター心電図のみかた」の項(⇒ S286頁)を参照されたい．

### 表1 電極の装着部位

| | 識別番号 | 電極の色 | 装着部位 |
|---|---|---|---|
| 四肢誘導 | R | 赤 | 右手 |
| | L | 黄 | 左手 |
| | F | 緑 | 左足 |
| | N または RF | 黒 | 右足 |

| | 誘導 | 電極の色 | 装着部位 |
|---|---|---|---|
| 胸部誘導 | $V_1$ | 赤 | 第4肋間胸骨右縁 |
| | $V_2$ | 黄 | 第4肋間胸骨左縁 |
| | $V_3$ | 緑 | $V_2$ と $V_4$ の中間点 |
| | $V_4$ | 茶 | 第5肋間と左鎖骨中線の交点 |
| | $V_5$ | 黒 | $V_4$ と同じ高さで左前腋窩線上 |
| | $V_6$ | 紫 | $V_4$ と同じ高さで左中腋窩線上 |

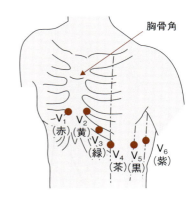

図4 胸部電極の位置

### (2) 正しく電極を装着するには

　正確な心電図判定を行うには，電極が正しい場所に装着されていることが前提となるため，記録にあたっては注意されたい．肢誘導の左右の付け間違いや，胸部誘導 $V_1$，$V_2$ 電極の第3肋間への誤装着，$V_4$，$V_5$，$V_6$ 電極の第4肋間や第6肋間への誤装着をしてはいけない．

　胸部誘導の電極を付けるときの肋間の数え方だが，胸骨角（胸骨突起部分）に第2肋骨が付着するので，その下を第2肋間として数える方法もある．筆者は鎖骨のすぐ下を第1肋間として，小指，薬指，中指，示指と順番に肋間に指を当てると示指の触る肋間が第4肋間になるので，この方法で肋間を数えている．

　心筋梗塞などで入院中の時は，心電図の経時的変化の追跡が重要なため，胸部誘導電極の部位が検者（医師や技師）によって変わらないよう，胸部にマーキングすることもある．

## 4. 誘導の示す意味

　誘導の示す意味は，いままで述べてきたように，それぞれの誘導に沿って心臓の局在部位の電気変化をみているということに尽きる．下記に示す組み合わせで心電図をみると，心臓のどの部位に異常が起きているのかを類推することができるので，標準12誘導心電図をみて，心電図異常の部位診断をする時は，この組み合わせで判読するとよい．

| | |
|---|---|
| Ⅰ・$_aV_L$ | ：左室前側壁，高位側壁 |
| Ⅱ・Ⅲ・$_aV_F$ | ：下壁横隔膜面 |
| $V_1$・$V_2$ | ：右室，左室前壁，（左室後壁） |

　例として，心筋梗塞ではⅡ・Ⅲ・$_aV_F$ 誘導の ST 上昇や異常 Q 波があれば下壁梗塞で右冠動脈病変，$V_1$〜$V_4$ ならば前壁中隔梗塞で左冠動脈前下行枝病変，Ⅰ・$_aV_L$，$V_5$・$V_6$ ならば高位側壁梗塞として左回旋枝病変を疑う．なお，左室の後壁梗塞では鏡像変化のために，$V_1$ の R 波が増高する．

# 2 心電図波形とその成り立ち
Morphology of the electrocardiogram and its component

奥村 恭男
Yasuo Okumura

心筋には，もっぱら心臓収縮に働く作業心筋と，刺激伝導系と呼ばれ，自ら電気を起こすことのできる特殊心筋がある．刺激伝導系ではカルシウムイオンによって常に電位変動が起きており，一定のペースで脱分極が繰り返される．外部からの刺激なしに電気を発生させるこの能力を自動能という．刺激伝導系は，洞結節→房室結節→ヒス束→右脚，左脚に分かれ→プルキンエ線維網から構成される．

心臓が自ら発生させた微弱な電気信号を，体表面につけた電極から検出し，波形として記録したものが心電図である．

ヒトの心電図を初めて記録したEinthoven(1903)が，アルファベットのPから順に6文字をとってP，Q，R，S，T，U波と命名した(図1a)．

## 1. 各波の意味

### (1) P波

心電図の開始点にあたり，心房の電気的興奮(脱分極)を示す小さくなだらかな波．洞結節の興奮は心電図上表れないため，P波は主に左右心房の興奮波により構成される．洞調律とは洞結節から始まる調律であり，心臓全体の収縮を一定のリズムに保ち，正しく心房から心室に伝わる状態と定義される．洞結節は上大静脈と右房の境界付近に存在するため，心房の興奮は前額面上，右上から左下に向かうことになる．したがって，洞調律時のP波はⅠ，Ⅱ，$aV_F$誘導で陽性，$aV_R$誘導で陰性となる．また，水平面上では右から左に向かうことになるため，$V_3$〜$V_6$誘導では陽性となる．

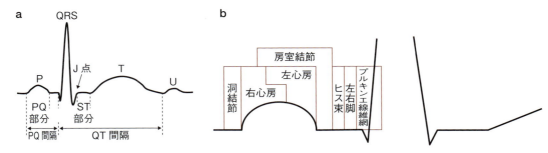

図1　心電図の曲線の波と部分の名称(a)と房室伝導時間の内訳(b)

### (2) PQ(PR)間隔(時間)

P波の始まりからQRS波の始まり(qまたはR)までの時間間隔．洞結節からの興奮が右房を興奮させてから心室を興奮させるまでの時間，すなわち房室伝導時間である．房室結節の伝導時間が多くを占めるが，興奮がヒス束，左右の脚，プルキンエ線維網を伝導するまでの時間も含まれている(図1b)．

### (3) QRS波

左右両心室筋の興奮を示す部分で，Q波の初めからS波の終わりまでをいう．QRS波の終了点をJ点(Junction)と呼ぶ．

### (4) ST部分

QRS波のJ点からT波の始まりまでの部分で心室興奮の極期に相当する．心筋障害によって変化する．

### (5) T波

QRS波の後に続く緩やかな波．心室筋の興奮回復期(再分極)を示す．

### (6) U波

T波に続く緩やかで小さな波である．その成因は不明であるが，乳頭筋の興奮によるものとする説や，心室筋活動電流の後電位とする説が知られている．

## 2. 心房，心室の興奮伝導と心電図

### (1) 誘導波形の捉え方

心電図誘導の捉え方のポイントは，＋側の電極の位置から－側をみていると考えることである．＋側の電極に興奮が向かってくる場合は，波形が上向き(陽性)になり，興奮が遠ざかる場合は，波形が下向き(陰性)に振れる．興奮が＋側の電極に直交して伝播する場合は，波形は陽性の振れと陰性の振れが等しい移行帯の波形となる(図2a)．

### (2) 心房の興奮伝導と心電図

洞結節から出た興奮は，右房から左房へと向かう．その際，胸部誘導の$V_1$電極付近でみると，興奮が初めは近づきその後遠ざかるように伝導する．そのため，P波は陽性に振れたあとに陰性に振れる(図2b)．それに対して，$V_5$電極付近やⅡ誘導でみていると，右房成分も左房成分も近づく方向となることから，P波は陽性波形として記録される(図2c)．

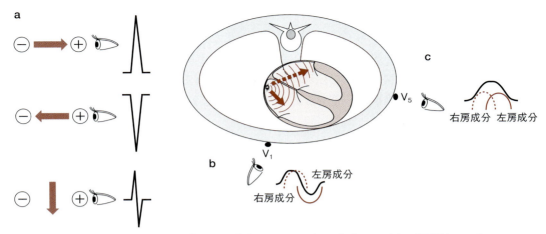

図2 心電図誘導の捉え方のポイント(a)と心房興奮の方向とP波の関係(b, c)

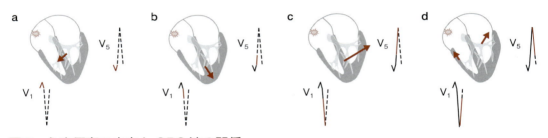

図3 心室興奮の方向とQRS波の関係

### (3) 心室の興奮伝導と心電図

　心室筋の興奮伝導は胸部誘導を用いると以下のように説明できる(図3)．まず，興奮がヒス束，左右の脚からプルキンエ線維網を経て心室筋に達すると，心室中隔が脱分極する．その際，右室中隔壁より左室中隔壁の起電力が大きいため，全体の起電力は中隔を左から右に向かう興奮となる(図3a)．次に，興奮は中隔下部に向かった後(図3b)，左右自由壁へ伝導する．左右自由壁の興奮は，左室壁が右室壁に比べて3〜4倍厚く，その起電力も大きいため，全体として左室側に向かう興奮となる(図3c)．最後に左室後基部が興奮する(図3d)．

## 3. 波形の表し方

　心電図の各波形はそれぞれの誘導により，あるいは同じ誘導でも個人差や疾患により，いろいろな形を呈する．以下に代表的な形状とその呼称を示す．

### (1) P波

　肺疾患でみられるⅡ，Ⅲ，$_aV_F$の下肢誘導における尖った高いP波は肺性P，

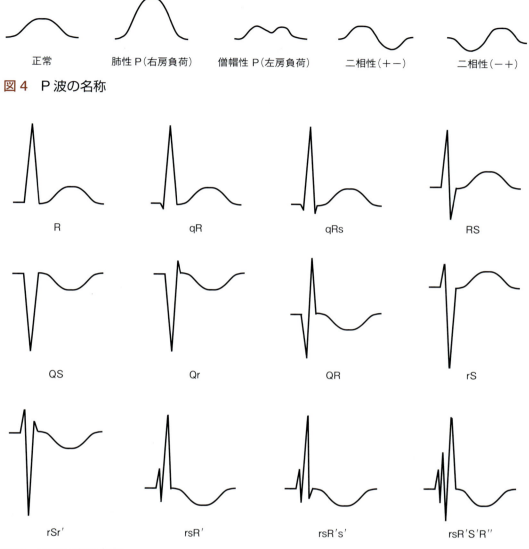

図4 P波の名称

図5 QRS波の名称

僧帽弁疾患でみられるⅠ, Ⅱ誘導における2峰性のものは僧帽性Pと呼ばれる. 2相性Pもよくみられる(図4).

### (2) QRS波

　QRS波に関しては, 最初の陰性波をQ, 陽性波をR, 2番目以降に出現する陰性波をSと呼ぶ. RのないV字型の陰性の波だけの場合はQS型と呼ぶ. 目で見た感覚で小さければ小文字, 大きければ大文字で表す. また同じ名前の波が2度目に出現するときはダッシュ(´)を付ける. 3度目はダッシュ2つ(″)となる. 図5にそれぞれの実例を示す.

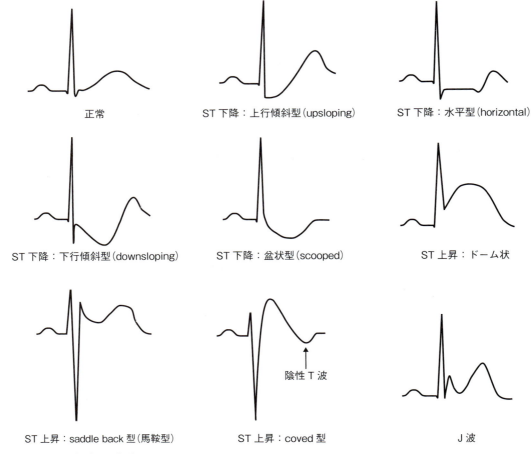

図6 ST部分の名称

### (3) ST部分

基線(波形の計測参照)より下方に偏位していればST下降(depression)と呼び，その形状により上行傾斜型(upsloping)，水平型(horizontal)，下行傾斜型(downsloping)，盆状型(scooped)などと表現する(図6)．水平型，下行傾斜型は心内膜下の虚血性変化で生じ，盆状型の典型はジギタリス効果で知られている．また，基線よりも上方に偏位している場合はST上昇(elevation)と呼び，ドーム状，水平型などと呼ぶ．上向きに凸のcoved型，下向きに凸のsaddle back型(馬鞍型)はブルガダ症候群の典型的な心電図で知られている．早期再分極を示すQRS波の終末部J点の上昇(J波)は健常若年男性に多くみられる所見であるが，ブルガダ症候群と同様に突然死をきたす特発性心室細動(J波症候群)と関連していることが示唆されている(図6)．

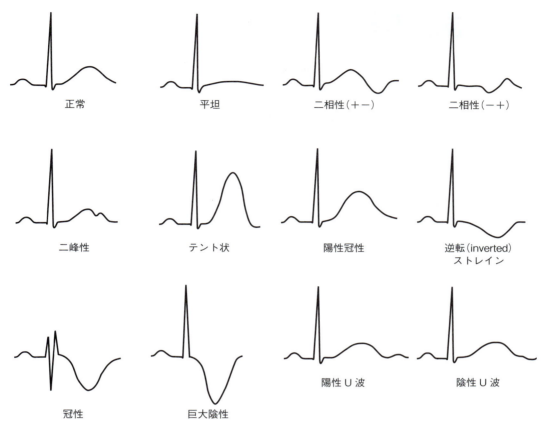

図7 T波とU波の名称

### (4) T波

T波についてもその形状により，平坦・平低化(flat)，二相性，二峰性，テント状，陰性(negative)や逆転(inverted)，冠性(coronary)，巨大陰性(giant negative)などと表現されている(図7)．

### (5) U波

U波についても陽性(positive)，陰性(negative)，平坦(flat)などの呼称がある(図7)．

これら波形の呼び方は心電図を読む際に非常に大切である．

# 3 波形の計測

Measurements of morphology of the electrocardiogram

奥村 恭男
Yasuo Okumura

心電図は紙送り速度 25 mm/秒，1 mV = 10 mm で記録する．したがって時間間隔（横軸）は 1 mm = 0.04 秒 = 40 ミリ秒となる．記録紙は 5 mm ごとに太線が入っているため，太線のマス目の間隔は 0.04 × 5 = 0.20 秒 = 200 ミリ秒である（図 1a）．

縦軸は電位を示し，1 mm = 0.1 mV である．電位が大きく，波形が重なってしまう場合は 1 mV = 5 mm とする．

心電図は P 波から順に読むことが重要であり，それに従って計測方法を記す．

a 心電図波形の計測

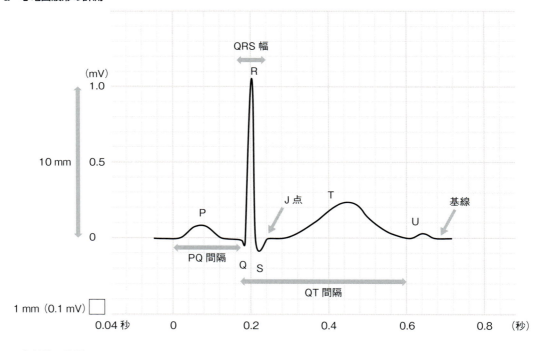

b 心拍数の計測

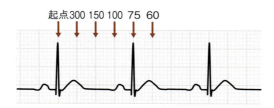

図1 心電図波形の計測（a）と心拍数の計測（b）

## 1. P波

　　幅と大きさを計測する．Ⅱ誘導で計測する．基線にはある程度の幅があるため，大きさは波の高さの基線の上縁から上方へ，波の深さは下縁から下方で計測する．

　　心拍数の計測はPP間隔で行ってよいが，波高によっては開始点が不正確になるため，P波とQRS波が1：1で伝導しているときは，R波での測定がより正確である．RR（PP）間隔を秒単位で測定し，60秒で除すれば心拍数が求められる．実際は，太線のマス目の0.20秒がいくつあるか数える簡便法が有用である．すなわち，R（P）波が太線に重なって記録されている波形に注目し，それから次のR（P）波までに太線のマス目（0.20秒）がいくつあるかを数える．0.20秒が1つなら，心拍数は60÷0.20＝300/分，2つなら60÷0.40＝150/分，3つなら60÷0.60＝100/分となる．図1bではマス目が4つあるので心拍数は75/分となる．

## 2. PQ（PR）間隔（PQ時間）

　　P波の始まりからQRS波の始まりまでの間隔．R波で始まっていれば上に振れる直前，Q波で始まっていれば下に振れる直前までの時間である．

## 3. QRS波

　　幅はQRS波の開始点から終了点（J点）までを測定する．

## 4. QRS電気軸

　　心室の前額面における平均起電力のベクトルを示したものである．正しくはQRS波の前額面平均電気軸と呼びÂQRSと略す．ÂQRSは$-30°〜+110°$が正常軸であり，$-30°$以下は左軸偏位，$+110°$以上では右軸偏位である．

　　Einthovenの正三角形やⅠ，$_aV_F$誘導を用いて求める作図法と目測法がある．Einthovenの三角形を用いる場合は，任意の2誘導を用いてよいが，通常はⅠ，Ⅲ誘導で行う．図2に具体例を示す．ⅠがRs型でR＝＋7 mm，s＝－2 mm，Ⅲ誘導でqRs型でq＝－1 mm，R＝＋10 mm，s＝－1 mmとすると，Ⅰ＝＋7－2＝＋5 mm，Ⅲ＝－1＋10－1＝＋8 mmとなる．Ⅰが＋5 mm，Ⅲが＋8 mmの点で垂線a，bを立て，その交点と正三角形の中心を結ぶ方向がÂQRSであり，この場合＋67°となる．

　　作図法のうち簡易なものとして，Ⅰ，$_aV_F$誘導を用いる方法を図3に示す．Ⅰ誘導をx軸，$_aV_F$誘導をy軸として，それぞれの誘導での総和をx軸，y軸に記す．さらにそれぞれの総和から垂線を立て，その交点と中心を結ぶ方向がÂQRSと

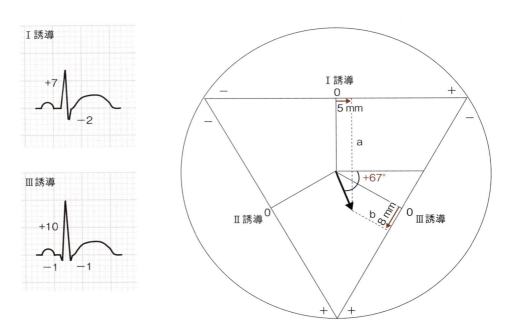

**図 2** 平均 QRS 電気軸の求め方：Einthoven の三角形を用いる方法

なる．

　しかしながら作図法は煩雑であるため，実臨床では目測法で ÂQRS を推定するのが実用的である．図 4 に示すように肢誘導は心臓を誘導の＋側の電極の位置から－側をみていると考えると，それぞれの誘導の QRS 波の極性と大きさで ÂQRS が推定できる．具体的には，肢誘導のどの誘導に最大の R 波（あるいは最小の S 波）があるかをみる．たとえば図 4a では II 誘導に最大の R 波があることから，II 誘導に向かう興奮が最大となる．したがって，ÂQRS は II 誘導の方向となり＋60°となる．図 4b では III 誘導に最小の S 波があることから，III 誘導から遠ざかる方向が ÂQRS となり，－60°，図 4c では III 誘導に最大の R 波があることから，III 誘導に向かう方向，すなわち＋120°となる．

## 5. ST 部分

　ここで最も重要なことは基線との偏位をみることである．基線は隣り合う 2 つの P 波の開始前の平坦な部分を結んだ直線と定義される（図 5a）．基線の上縁で測るとよい．

　頻脈のときは Ta 波という心房の再分極波のため ST 部分が下降しているようにみえる場合がある．このような場合，図 5b のように基線がなだらかな弧を描

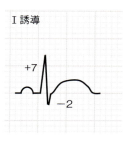
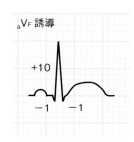
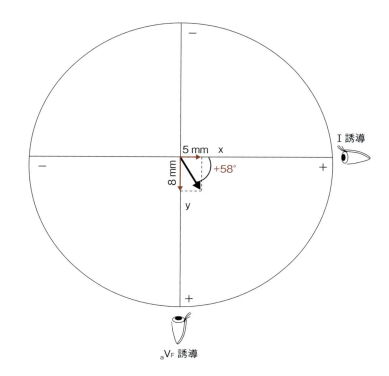

図3　平均QRS電気軸の求め方：Ⅰ，aVF誘導を用いる方法

いていればST部分は正常範囲とみなしてよい．正確に求めるには図5cのように測定する．

## 6. T波

極性（陽性，平坦，陰性）と大きさをみる．形も重要である．

## 7. QT間隔（QT時間）

QRS波の始まり（QまたはR波の開始点）からT波が終了するまでの時間．RR間隔に依存するため，一般にBazettの式を用いて修正QT間隔（QTc）＝実測QT間隔（秒）/$\sqrt{RR間隔（秒）}$として求める．U波が融合する場合は，T波の終末点が不明瞭になることもある．

## 8. U波

極性と大きさを主にみる．

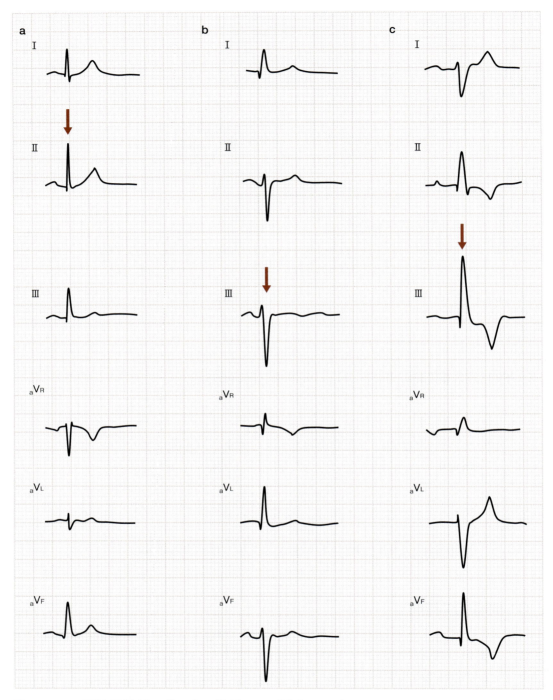

図4 QRS 平均電気軸の求め方：簡易な目測法（つづく）

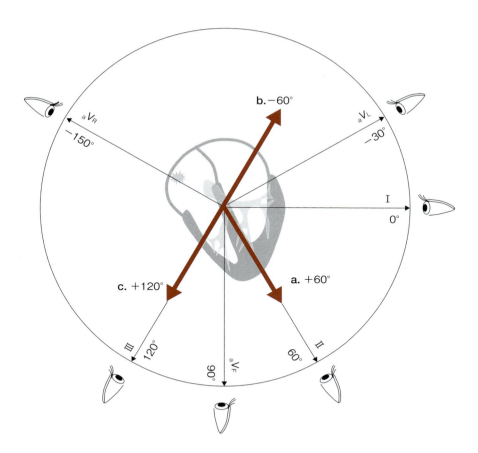

図4 つづき

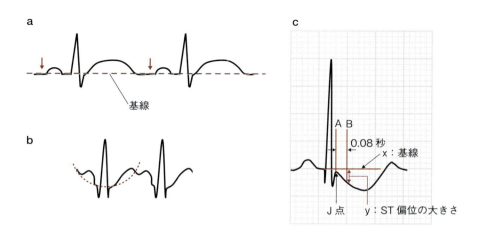

図5 基線の設定(a), 頻脈時のST部分の注意点(b)およびST偏位の計測法(c)

# 4 心電図の正常範囲
Normal range of electrocardiography

弓倉 整
Sei Yumikura

　心電図を読むときには，まず正常心電図を知ることが大切である．最近は心電図自動解析ソフトも充実しているが，正常心電図はバリエーションの幅も広く，異常の有無を判定するには正常範囲をしっかり認識する必要がある．

　小児，特に乳幼児では成人より右軸偏位の傾向が強いうえ，左室肥大や右室肥大の基準が年齢で異なるなどの違いがあるが，それについては「小児心電図の特徴」の項（⇒ S268 頁）に譲り，ここでは，紙送り速度 25 mm/秒，1 mV = 10 mm のキャリブレーションで記録した洞調律の成人心電図について正常範囲を示す．さらに，正常と許容されるバリエーション，自動解析結果をみるときの注意点について述べる．

## 1. P波

- 幅：0.12 秒未満
- 高さ：2.5 mm 未満
- Ⅰ・Ⅱ・$aV_F$・$V_1$〜$V_6$ で陽性，$aV_R$ で陰性

## 2. PQ時間（PQ間隔）

- 0.12〜0.20 秒

## 3. QRS波

- 幅：0.06〜0.1 秒
- 高さ：誘導部位により異なるが，肢誘導では 5 mm 以上，胸部誘導では 10 mm 以上
- 異常 Q 波がない
- $V_1$ の R/S 比が 1 以下
- $V_5$ または $V_6$ の R 波の高さが 26 mm 未満
- $SV_1+RV_5$ が 40 mm 未満
- 移行帯：通常は $V_3$〜$V_4$

## 4. ST部分

- 高さ：基線と一致すること
- 基線より低下していればST下降，上昇していればST上昇である．ただし健常者でもSTが上昇しているケースがある．その場合，多くが2mm以内でST波形もあわせて判読する．女性では健常者でも軽度のST下降を示すことがある（肢誘導に多い）

## 5. T波

- 幅：0.1〜0.25秒
- 高さ：肢誘導5 mm以下，胸部誘導10 mm以下
- Ⅰ・Ⅱ・$aV_L$・$aV_F$・$V_3$〜$V_6$で陽性，$aV_R$で陰性．ただし若年者や女性では$V_1$〜$V_3$で陰性のこともある

## 6. QT

- QT時間は，心拍数に影響されるため，RR間隔で補正したQTc（修正QT時間）で判定する：0.36〜0.44秒
- QTcは計算式によって異なる場合がある．有名な計算式に，Bazett法，Fridericia法，Framingham法などがある

## 7. U波

- 幅：0.16〜0.25秒
- $aV_R$を除き，緩やかな上向きである．陰性U波は異常所見である

## 8. 電気軸

- $-30°$〜$+110°$

## 9. 正常心電図のバリエーション

以下の場合は健常者でもみられる所見である．

- Ⅲ，$aV_L$，$V_1$の陰性P波，平低T波または陰性T波
- 若年者や女性の$V_1$，$V_2$における陰性T波
- 若年男性の10 mm以上のT波増高

- $V_2$〜$V_3$の移行帯(反時計回転),$V_4$〜$V_5$付近の移行帯(時計回転)
- 洞頻脈時の上向きまたはJ型の軽度ST下降　など

## 10. 心電図自動解析の注意点

　最近は心電図の自動解析ソフトが進歩しているが,いまだに専門医の判読には及ばない.通常,心電図に搭載されている自動解析ソフトの解析アルゴリズムは付属説明書に書かれているので,自院で使用している心電図装置の説明書に目を通しておくことを勧める.

　例えばA社のソフトでは,①WPW症候群・完全左脚ブロックがあれば,左室肥大や心筋梗塞を取りあげない,②完全右脚ブロックがあれば右室肥大を取りあげない,③18歳以下は心筋梗塞と判定せず異常Q波と判定する,などのアルゴリズムがある.もっともなアルゴリズムだが,心筋梗塞であっても自動解析ではそう判定されない場合もあることを知っておくことは重要である.ブルガダ症候群の判定アルゴリズムも,古い機種では搭載されていない可能性がある.

　心電図バリエーションのすべてをプログラム化することは困難で,波形解析の限界もある.自動解析では,正常でもみられるST上昇やT波増高を異常と判定することもある.QTcでも,QT間隔のみならずU波まで測定してQT延長と判定することがある.自動解析結果を盲信することなく,人間の目で心電図を読み直すことが必要である.

# 5 正常範囲内とされる心電図の実例

Example of normal electrocardiography

弓倉 整
Sei Yumikura

以下に正常範囲内である心電図を呈示する．本症例は 37 歳の健康女性のものである．参考にされたい．

## 1. P 波

P 波は $_aV_R$ を除きすべて陽性で，幅は 0.08 秒，高さはⅡ誘導で 2 mm である．PP 間隔は 0.96 秒で心拍数は 62.5 回/分の洞調律である．

## 2. PQ 間隔（PQ 時間）

PQ 間隔は 0.17 秒である．

## 3. QRS 波

QRS 幅は 0.092 秒で QRS 幅は正常である．異常 Q 波を認めない．$V_1$ の R/S 比は 1 以下であり，移行帯は $V_3$ である．R 波と S 波の大きさも，$SV_1$ は 13.0 mm (1.3 mV)，$RV_5$ は 18.3 mm (1.83 mV) で $SV_1 + RV_5$ = 31.3 mm (3.13 mV) と正常範囲にある．電気軸は +79° である．

## 4. ST 部分

基線と一致している．$V_2$ で 1 mm の ST 上昇を認めるが正常範囲内である．

## 5. T 波

$_aV_R$ と $V_1$ を除き，すべて陽性である．$_aV_L$ の T 波はやや平坦化しているが，正常でもみられる所見である．

## 6. U 波

$V_2 \sim V_5$ で陽性の U 波が認められる．

## 7. QT 間隔（QT 時間）

Bazett 法による QTc は 0.392 で QT 延長や短縮を認めない.

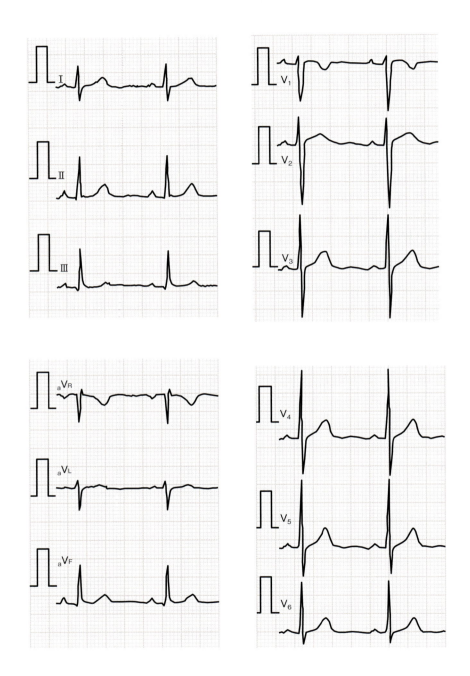

# II章

## 心電図判読の手順と異常所見

# 1 判読の手順
Steps to read electrocardiogram

奥村 謙
Ken Okumura

時間軸と電位軸に分け，図1に示す手順に沿って判読を進める．この過程で異常が見出されればその診断を行う．本判読法により，見落としなく，正確に診断できる．

## 1．時間軸に沿った解析（横方向にみる）（図2）

P波とQRS波が大きく記録されるⅡ誘導が判読しやすい．症例によってはⅠ誘導でもよい．

まず，不整脈，徐脈，頻脈の有無を評価する．次いで調律は何か（洞調律かどうか），レートはどれだけか（拍/分），PQ間隔（PQ時間），QRS幅，QT間隔（QT時間）がそれぞれ正常かどうかを評価する．

①不整脈（徐脈，頻脈を含む）については，異常がなければ「リズムは整（正常）」と評価し，異常を認めれば解析する．
- 期外収縮は，P波（心房期外収縮）またはQRS波（心室期外収縮）が予期されたよりも早期に出現する．心房細動の不規則なリズムに心室期外収縮が出現することもある．
- 頻脈はレートが100拍/分以上の場合で，regularのこともあればirregularのこともある．
- 徐脈はレートが60拍/分未満の場合で，臨床的に問題となるのは50拍/分以下の徐脈である．

図2のリズムは整で，不整脈は認められない．

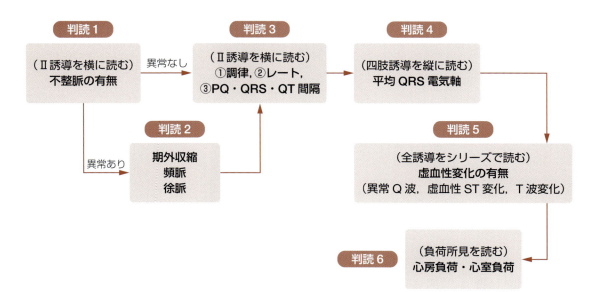

図1　12誘導心電図判読の手順

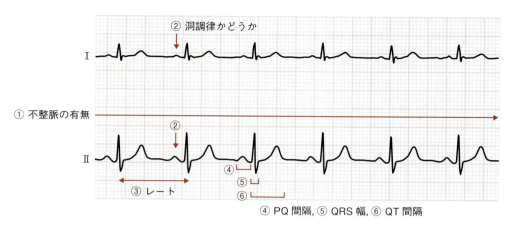

**図2　時間軸に沿った解析**
① 不整脈，徐脈，頻脈を認めず
② 調律は，P波がⅠ誘導，Ⅱ誘導でプラスなので洞調律
③ レートは約80拍/分
④ PQ間隔は正常（0.20秒以内）
⑤ QRS幅は正常（0.10秒未満のnarrow QRS）
⑥ QT間隔は正常（0.36秒）

②調律が洞調律かどうかを評価する．P波がⅠ誘導，Ⅱ誘導共にプラスであれば洞調律が考えられる．Ⅱ，Ⅲ，$aV_F$誘導で陰性であれば下部心房調律を考える．Ⅰ，$aV_F$誘導で陰性であれば左房起源の調律を考える．

③レートとPQ，QRS，QTの各間隔は簡便的に正常かどうかを評価し，異常であれば何かを解析する．

- レートは，正確には60/RR間隔（秒）で算出するが，簡便法として記録紙のマス目を利用するとよい．QRS波がおおよそ1マス間隔で出現していればレートは300拍/分，2マスであれば150拍/分，3マスであれば100拍/分，4マスであれば75拍/分，5マスであれば60拍/分，6マスであれば50拍/分，つまり300→150→100→75→60→50→43と概数が求められる．図2は100と75の間で，約80拍/分となる．
- PQ間隔は0.12〜0.20秒が正常である．簡便法としては，1マス（0.20秒）以内であれば正常とする．0.20秒より延長していれば1度房室ブロック，0.12秒より短縮していればPQ短縮（WPW症候群など）が考えられる．図2のPQ間隔は明らかに1マス以内で正常である．
- QRS幅は0.10秒未満が正常で，narrow QRSである．0.12秒以上のwide QRSであれば，脚ブロック，WPW症候群，心室起源の興奮を考える．図2のQRS幅はnarrow（正常）である．
- QT間隔はレートにより変化する．0.46秒以上であればQT延長症候群が考えられるが，正確な評価にはRR間隔で補正したQTc間隔（Bazettの補正式：$QTc = QT/\sqrt{RR}$）を算出し，0.44秒以上であればQT延長と診断する．簡便法としては，レートが60拍/分で0.40秒（2マス）であれば正常，レートが速い場合QTが0.40秒よりやや短縮すれば正常，遅い場合やや延長すれば正常と判断される．図2のQT間隔は0.40秒（2マス）より短く，レートが約80拍/分であることより正常と判断される．

## 2. 電位軸に沿った解析（縦方向にみる）
　（図3）

　平均QRS電気軸，虚血性変化，負荷所見の順序で判読を進める．

①前額面電気軸の正常値は $-30°$ ～ $+110°$ である．$-30°$ 以下は左軸偏位，$+110°$ 以上は右軸偏位と診断される．軸評価の簡便法として，I誘導，$_aV_F$誘導，次いでII誘導のQRS波の「R波とQ波，S波」の総和の（＋）/（－）により，電気軸が正常かどうかが判定される．簡便法を以下に示す．
- I誘導（＋），$_aV_F$誘導（＋）であれば正常軸
- I誘導（＋），$_aV_F$誘導（－）で，II誘導（－）であれば左軸偏位
- I誘導（－），$_aV_F$誘導（＋）であれば右軸偏位の可能性
- I誘導（－），$_aV_F$誘導（－）であれば不定軸

図3はI誘導（＋），$_aV_F$誘導（＋）で，正常軸である．

②水平面電気軸（回転）は，胸部誘導の移行帯（R波高とS波高が同一となる誘導）の部位で評価される．正常は $V_2$～$V_4$ で，$V_3$ のことが多い．
- $V_1$～$V_2$ 側へのシフトは反時計方向回転
- $V_4$～$V_5$ 側へのシフトは時計方向回転

図3の移行帯は $V_4$ で，正常である．

③虚血性変化の判読では，12誘導をシリーズに分けて捉えることが大切である．I，$_aV_L$ 誘導（高位側壁），II，III，$_aV_F$ 誘導（下壁），$V_1$～$V_6$ 誘導（前壁中隔～左室前壁～側壁）のおのおので，異常Q波の有無，ST変化の有無，T波異常の有無を評価する．2つ以上の誘導に異常を認めた場合は有意な所見である．
- 異常Qは，R波高の1/4以上の深さのQ波，幅が0.04秒以上のQ波，前胸部誘導 $[V_1$～$V_3(V_4)]$ のQ波と定義され，心筋梗塞による貫壁性壊死や心筋症，アミロイドーシスが考えられる．
- ST上昇・下降は，QRS終末部のJ点から0.06～0.08秒だけ後方のST部が基線より0.2 mV（2 mm）以上プラス側にシフトするか0.1 mV（1 mm）以上マイナス側にシフトした場合である．ST上昇は貫壁性虚血（急性心筋梗塞や異型狭心症），心室瘤，心膜炎，早期再分極で認められる．ST下降は心内膜下虚血，心室肥大などで認める．
- T波の異常のみの診断的特異度は低いが，陰性T波は急性虚血や心室肥大，たこつぼ心筋症，電解質異常（低K血症），薬物の影響，シンドロームX，など多くの病態で認められる．T波増高は急性虚血（hyperacute T）や高K血症で認める．

図3はいずれにも異常Q波はなく，ST変化，T波異常も認められない．

④右房/左房負荷所見（P波の異常）の有無と右室/左室負荷所見（QRS波の電位波高とT波異常）の有無を評価する．
- II誘導のP波形より右房負荷（II誘導のP波高が2.5 mm以上），左房負荷（P波幅が0.12秒より大，$V_1$ が二相性で後方の陰性部分の幅が0.04秒以上，深さが0.1 mV以上）の有無を評価する．
- 胸部誘導で，$V_1$ のR波の増高とストレインT（陰性T波），$V_5$（$V_6$）の深いS波を認め，右軸偏位を認めれば右室肥大が考えられる．$V_5$（$V_6$）で高電位（26 mmより大）とストレインT，$V_1$（$V_2$）で深いS波を認め，左軸偏位または水平位心，心室興奮時間の延長（0.04秒以上）によるQRS幅の軽度延長を認めれば左室肥大が考えられる．

図3は，$V_1$ でP波の陰性部分がやや大きく，軽度の左房負荷と診断される．右房負荷，右室および左室負荷は認められない．

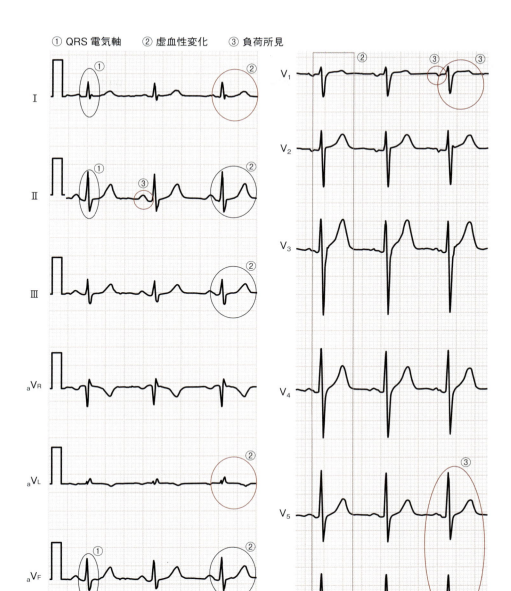

**図3　電位軸に沿った解析**
① QRS電気軸：Ⅰ誘導，$_aV_F$誘導でプラス→正常軸
② 虚血性変化（シリーズでみる）
・Ⅰ，$_aV_L$：異常Q波，ST変化なし
・Ⅱ，Ⅲ，$_aV_F$：異常Q波，ST変化なし
・$V_1$〜$V_6$：R波の立ち上がり正常→異常Q波，ST変化なし
③ 肥大および負荷所見
・P波：軽度の左房負荷
・QRS波：心室負荷所見なし

# 2 リズムの異常
## Abnormalities of rhythm

奥村 謙
Ken Okumura

　不整脈診断の詳細は次項以降で後述するが，期外収縮，頻脈，徐脈に分けて診断を進める．
①期外収縮は，narrow QRS であれば上室（多くは心房）期外収縮，wide QRS であれば心室期外収縮または上室期外収縮＋脚ブロック（変行伝導）が考えられる（図1）．心房期外収縮では QRS に先行する P 波を認める．変行伝導は右脚ブロックを示すことが多いが，左脚ブロックのこともある．
②頻脈は，narrow QRS か wide QRS かをまず判定し，次にリズムが規則正しいか，不規則か評価し，(1)narrow QRS regular tachycardia，(2)narrow QRS irregular tachycardia，(3)wide QRS regular tachycardia，(4)wide QRS irregular tachycardia，のいずれかを考え，診断を進める（図2）．
③徐脈であれば洞徐脈，洞不全症候群（洞徐脈，洞停止，洞房ブロック），房室ブロック（2度，3度ブロック）が考えられる．P 波の有無と QRS 波との関係に注目すると鑑別は容易である（図3）．(1)P 波のレートが遅い場合は洞徐脈，(2)P 波が欠如する場合は洞停止または洞房ブロック（洞不全症候群），(3)P 波のレートに異常を認めないが QRS が脱落する場合は房室ブロックとなる．

心房期外収縮

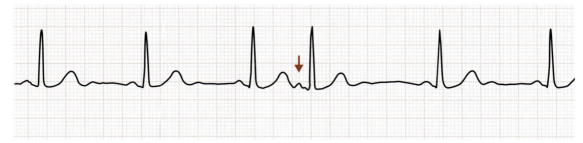

心室期外収縮

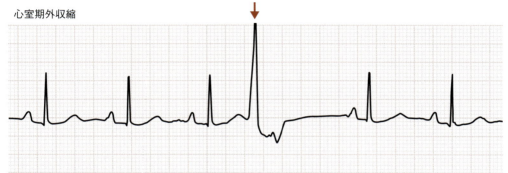

図1

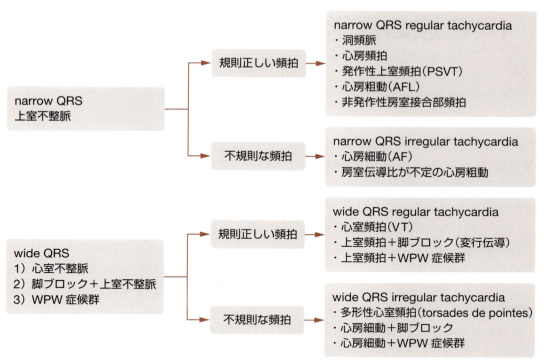

**図2** 頻拍(頻脈)の診断の進め方

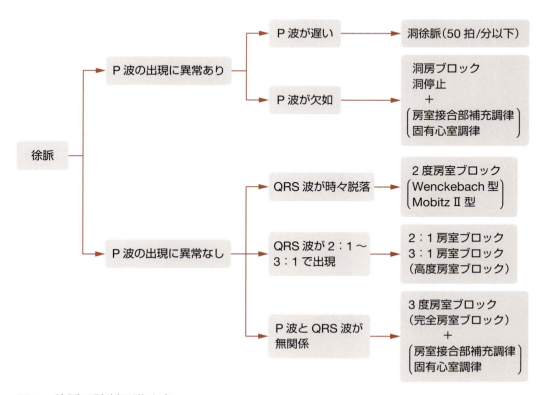

**図3** 徐脈の診断の進め方

## 3 波形・間隔の異常

# 1 P波の異常
Abnormalities of the P wave

奥村 謙
Ken Okumura

　P波がⅠ，Ⅱ，($_a$V$_L$，$_a$V$_F$)誘導でプラスなら洞調律で，Ⅱ，Ⅲ，$_a$V$_F$誘導で陰性なら下部心房または房室接合部調律が考えられる．P波が欠如すれば洞停止または洞房ブロック，P波が欠如しさざ波状の細動波(f波)を認めれば心房細動，陰性鋸歯状の粗動波(F波)を認めれば心房粗動である．

### ①正常P波
　P波は右房の興奮とこれに続く左房の興奮が合わさって形成されるため，Ⅱ誘導にごく小さなノッチが，V$_1$誘導に陽性部(右房興奮)に続くわずかな陰性部(左房興奮)が認められる(二相性P波)．正常P波は，幅が0.12秒未満，高さがⅡ誘導で2.5 mm未満で，V$_1$誘導の陰性部の深さは0.1 mV(1 mm)未満である．

### ②右房負荷(図1a)
　圧または容量負荷のために右房は肥大，拡大し，興奮ベクトルが増大する．主として下方へ向かうベクトルが増大するため，Ⅱ，Ⅲ，$_a$V$_F$誘導で電位が高くなり，0.25 mV(2.5 mm)以上となる．左房の興奮には変化がないためP波の幅には変化がない．慢性肺疾患に認められやすく，肺性Pとも呼ばれる．

### ③左房負荷(図1b)
　左房は肥大，拡大し，左後方へ向かうベクトルが大きくなる．左房の興奮は右房の興奮に遅れて生じるため，ベクトルの増大と左房拡大による興奮時間の延長により，P波の幅が広くなり，またP波に占める左房興奮の割合が大きくなる．Ⅱ誘導では初期の右房の興奮による小さな山に左房の興奮の大きな山

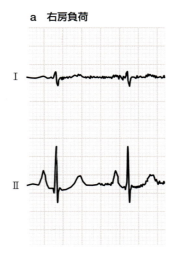
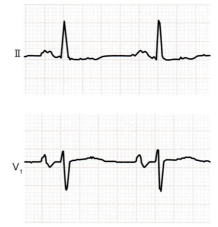

図1

が遅れて発生し，二峰性で幅が0.12秒以上と広くなる．$V_1$誘導では陰性部分の幅が0.04秒以上，深さが0.1 mV（1 mm）以上，すなわち小さなマス目の1つ以上を占めるようになる．以前は僧帽弁疾患に多く認められたために僧帽性Pとも呼ばれるが，左室肥大や虚血性心疾患，心不全，発作性心房細動に認められやすい．

なお肺性Pも僧帽性Pも右房負荷，左房負荷診断の感度は高くないものの特異度は非常に高く，心電図にて異常所見が認められれば，原因となる基礎疾患の評価を行うべきである．

図2にP波の判読法を示す．

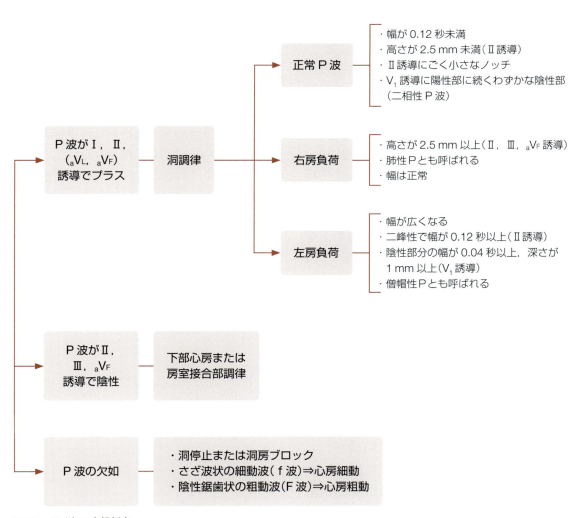

図2　P波の判読法

## 3 波形・間隔の異常

# 2 PQ間隔の異常
Abnormalities of the PQ interval

小松 隆
Takashi Komatsu

　PQ間隔（PQ時間）は心房から心室筋までの伝導時間を示し，その正常値は0.12〜0.20秒で，PQ間隔の短縮は早期興奮症候群を，PQ間隔の延長/途絶は房室ブロックを示す．

### ①早期興奮症候群

　Wolff-Parkinson-White（WPW）症候群では，心房筋と心室筋間に副伝導路が存在し，正常刺激伝導系に比しより早期の心室興奮が副伝導路付着部から生じる（図1a）．心電図上，PQ間隔の短縮（＜0.12秒），デルタ波の出現，QRS幅の延長（≧0.12秒）がみられる．

　一方，Lown-Ganong-Levine（LGL）症候群は房室結節内副伝導路あるいは心房-ヒス束間副伝導路により，PQ間隔が短縮（＜0.12秒）するが，心室興奮は正常刺激伝導系を介することからQRS波形は正常となる（図1b）．早期興奮症候群の症候，治療は他章（⇒S220頁，「WPW症候群」）を参照されたい．

### ②房室ブロック

　房室ブロックとは，正常刺激伝導系（心房-房室結節-ヒス束-右脚・左脚）のいずれかの部位で生じる伝導遅延/途絶と定義され，その重症度により，1〜3度まで分類される．

　1度房室ブロックはPQ間隔が延長（＞0.20秒）しているが，心房から心室の伝導比（房室伝導比）は1：1に保たれ，通常は治療を必要としない．しばしば，迷走神経緊張亢進，薬剤（β遮断薬，カルシウム拮抗薬，ジギタリスなど）により生じる（図2a）．

　2度房室ブロックは，Wenckebach型，MobitzⅡ型ならびに高度房室ブロックに分類される．Wenckebach型は，PQ間隔が徐々に延長し，QRS波が脱落する（図2b）．MobitzⅡ型はPQ間隔の延長なしに突然QRS波が脱落する（図2c）．高度房室ブロックは房室伝導比が3：1以下のものを示す（図2d）．

　3度房室ブロックは，房室伝導が完全に途絶し，心室は補充調律となる状態で，心房興奮と心室興奮は全く無関係となる（図2e）．

　房室ブロックの症候と治療は他章（⇒S202頁，「房室ブロック」）を参照されたい．

## 3-2 PQ間隔の異常

a　WPW症候群のV₁〜V₆誘導心電図

b　LGL症候群のV₁〜V₆誘導心電図

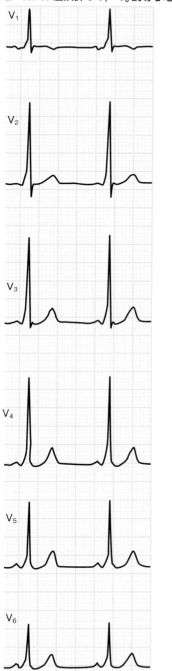
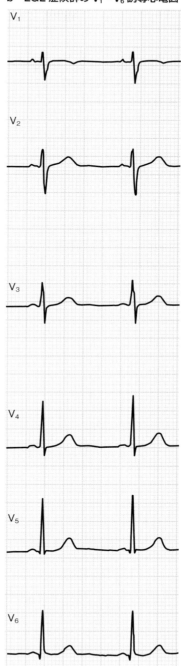

図1

a　1度房室ブロック

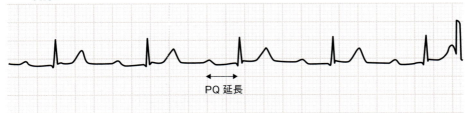

b　Wenckebach型2度房室ブロック

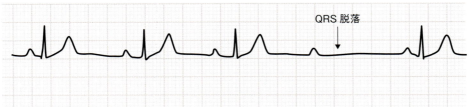

c　MobitzⅡ型2度房室ブロック

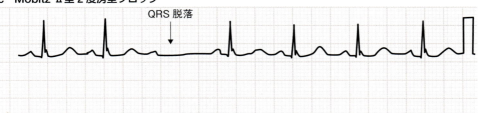

d　高度房室ブロック

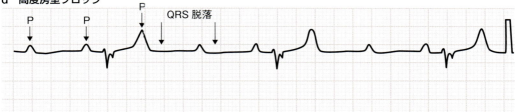

e　3度（完全）房室ブロック

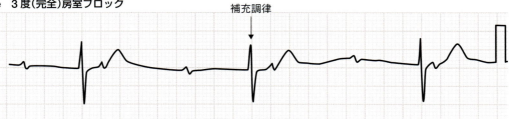

図2

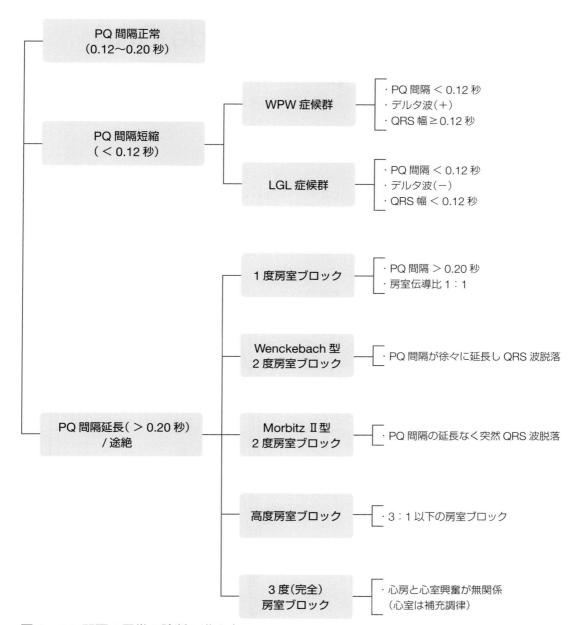

図3　PQ間隔の異常の診断の進め方

## 3 波形・間隔の異常

# 3 QRS波の異常─①wide QRS
Abnormalities of the QRS wave：wide QRS

小松 隆
Takashi Komatsu

　洞調律時QRS幅の正常値は0.10秒未満で，QRS幅が0.12秒以上であればwide QRSと診断される．期外収縮や頻拍時のwide QRSは他章（⇒ S166頁，「wide QRS頻拍の鑑別診断」，S186頁，「心室期外収縮」，S195頁，「心室頻拍」）を参照され，本項では，主として洞調律時にみられるwide QRSを概説する．Wide QRSの鑑別診断として，脚ブロック/心室内伝導障害，WPW症候群，心室固有調律ならびにペースメーカ調律が挙げられる．

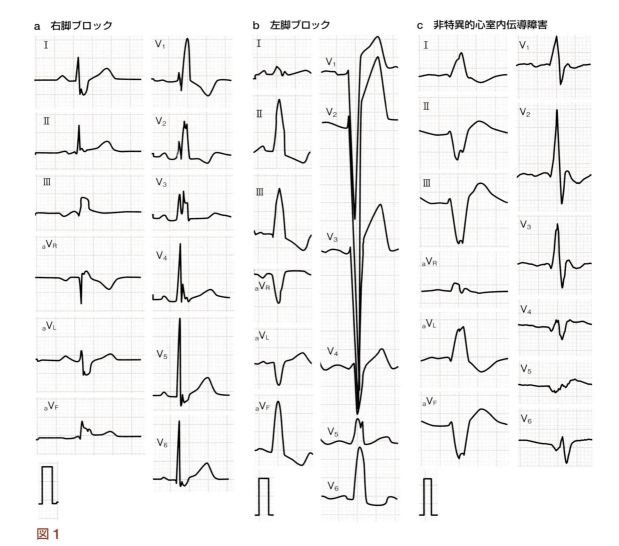

図1　a　右脚ブロック　b　左脚ブロック　c　非特異的心室内伝導障害

3-3 QRS波の異常—① wide QRS

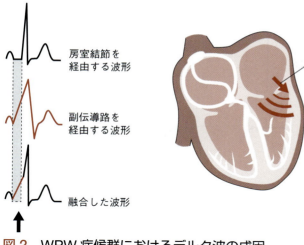

図2 WPW症候群におけるデルタ波の成因

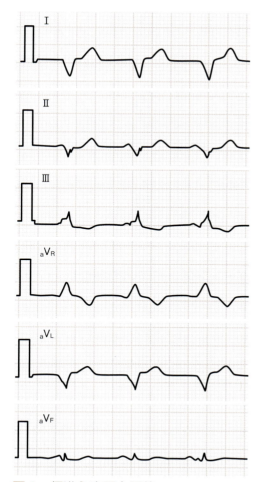

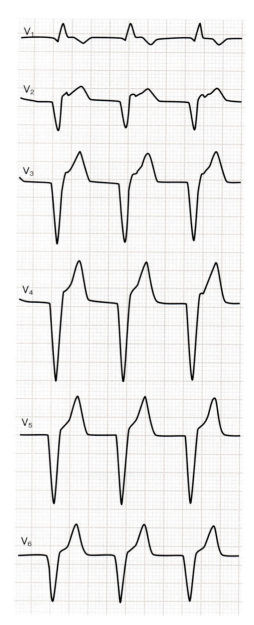

図3 促進心室固有調律

S63

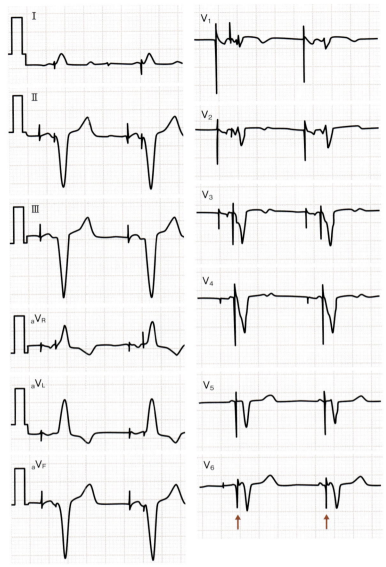

図4 ペースメーカ調律（右室心尖部ペーシング；→スパイク電位）

①脚ブロック/心室内伝導障害

脚ブロックは右脚，左脚，左脚分枝ブロックならびに非特異的心室内伝導障害に分類される．右脚ブロック（図1a）は① $V_1$～$V_2$ 誘導の rSR′型 QRS 波形と陰性 T 波，② I，$_aV_L$，$V_5$～$V_6$ 誘導の幅広い S 波を特徴とする．左脚ブロック（図1b）は① $V_1$～$V_2$ 誘導の小さな R 波と幅広い S 波，② I，$_aV_L$，$V_5$～$V_6$ 誘導の幅の広い引っかかりのある R 波形（slurred R）と Q 波（septal Q）を認めないことを特徴とする．いずれも，QRS 幅が 0.12 秒以上であれば完全型，0.12 秒未満であれば不完全型と診断される．一方，いずれの脚ブロックにも相当しない幅の広い QRS 波形は非特異的心室内伝導障害とされ，末期の拡張型心筋症や重症の前壁心筋梗塞にしばしば認

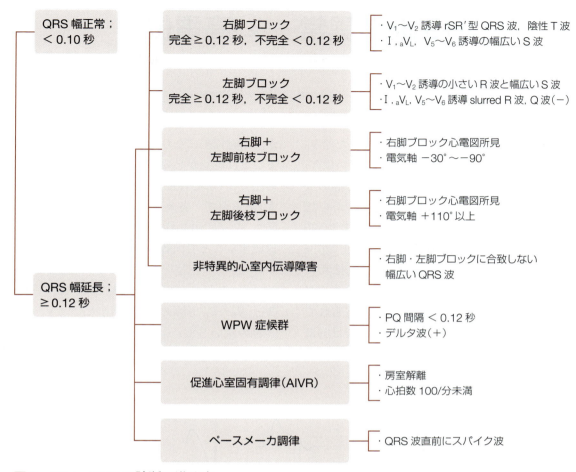

図5　Wide QRS の診断の進め方

められる（図1c）．

②WPW症候群（早期興奮症候群）

　洞調律時には，副伝導路を介した早期の心室興奮（デルタ波）と房室結節を介した正常刺激伝導系の心室興奮とが融合収縮するためにwide QRS となる（図2）．正常の心室興奮とデルタ波の融合の度合は，副伝導路の局在部位，両者の興奮伝導速度により決定され，それにより QRS 波形の程度も変化する．

③促進心室固有調律

　異常自動能亢進や撃発活動などの機序により，房室解離を伴った促進心室固有調律（accelerated idioventricular rhythm；AIVR）を生じる（図3）．一般的に心拍数 100/分未満である．しばしば，急性心筋梗塞例の再疎通直後に一過性に出現し，P 波が先行しないwide QRS の調律により診断される．

④ペースメーカ調律

　ペースメーカ調律では，wide QRS の直前に特徴的なスパイク電位（→）が観察される（図4）．QRS 幅とその波形からペースメーカリードの右心室刺激部位が推定される．

### 3 波形・間隔の異常

# 3 QRS波の異常—②高電位差
Abnormalities of the QRS wave：high voltage

小松 隆
Takashi Komatsu

　高電位差（high voltage）とは，$V_5$または$V_6$誘導のR波高が26 mmより大，あるいは$V_1$誘導のS波の深さと$V_5$または$V_6$誘導のR波高の総和が35 mm以上，のいずれかを認める場合と診断される．一般的に，左室心筋量の増大，左室拡大に伴う表面積増加，左室内血液量の増加（Brody効果）や左室拡大による胸壁との距離短縮が，標準12誘導心電図における高電位差の機序として考えられている．ただし，若年者ややせ型の人では胸壁が薄く，体表面上の電気伝導性が良好なことから高電位差になりやすく，偽陽性が増加することに注意が必要である．臨床的には左室の圧負荷（求心性肥大）と容量負荷（遠心性肥大）が重要で，各々の特徴的な心電図所見を図1，2に示す．特に，$V_5$~$V_6$誘導の波形を比較することで両者の鑑別点がより理解しやすい（図3）．左室圧負荷ならびに容量負荷に共通して認める心電図所見として，①Ⅰ，$_aV_L$，$V_5$~$V_6$誘導のR波高増大，②$V_1$~$V_2$誘導の深いS波，③心室興奮時間の延長（≧0.05秒），④左房負荷が挙げられる．

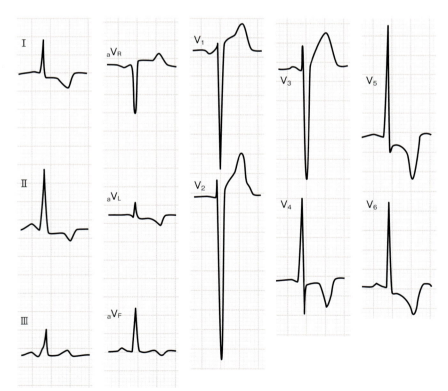

**図1** 圧負荷（求心性肥大）による高電位差（高血圧例）

## 3-3 QRS波の異常—②高電位差

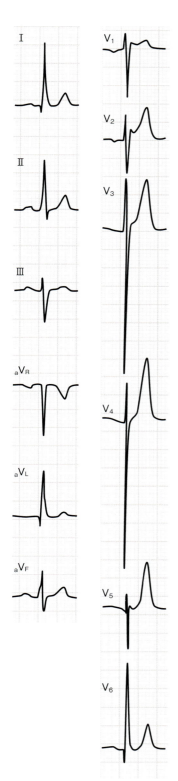

図2 容量負荷（遠心性肥大）による高電位差（大動脈弁閉鎖不全例）

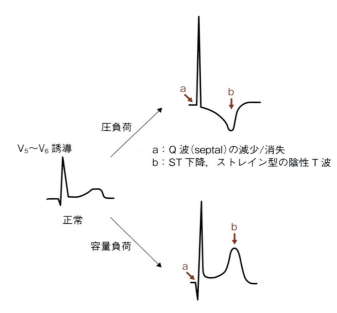

図3 圧負荷ならびに容量負荷によるV₅〜V₆誘導の波形比較

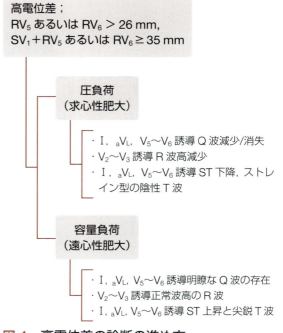

図4 高電位差の診断の進め方

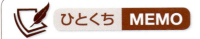

## 電気的交互脈とは？

- 交互脈とは，もともと脈拍が1拍ごとに交互に変化することをいっていた．これは当初心不全患者，心嚢水貯留患者，頻拍患者にみられる現象として見つけられた[1]．大脈と小脈の心拍出量の大きな脈と小さな脈が交互に繰り返される状態である．この状態は心電図でみると2段脈でも起こり，広義の交互脈はこういった2段脈も含んでいる．しかし2段脈の場合には脈拍が等間隔になることは稀であり，これを偽性交互脈とする場合がある．

- 交互脈は機械的交互脈，電気的交互脈という分類法もあり，機械的交互脈とは動脈の拍動が1拍ごとに大きくなったり，小さくなったり交互に変化することをいい，電気的交互脈とは交互に心電図の振幅が大きくなったり，小さくなったりすることをいう．この場合に交互に脚ブロックになるものを偽性交互脈として分けることもある．機械的交互脈は電気的交互脈を伴う場合もあるし，伴わない場合もある．また逆に電気的交互脈は機械的交互脈を伴う場合も伴わない場合もある．最も狭義の交互脈の定義として心電図波形の全く変わらない機械的交互脈のみをいうこともある．

- 図1，2は拡張型心筋症の患者で捉えられた電気的交互脈で，本症例は左室拡張末期径が90 mmを超え，左室駆出率（EF）20％しかない低左心機能患者で洞不全症候群を合併しており，心不全入院中にさまざまな交互脈が認められた．

- 心嚢水貯留患者では，心嚢水の中で物理的に心臓が振り子用に振動することで電気的交

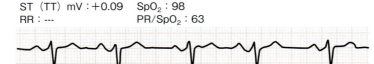

**図1　洞調律時の電気的交互脈**
細かくみればP波の形がやや変化しており上室性2段脈である可能性もある

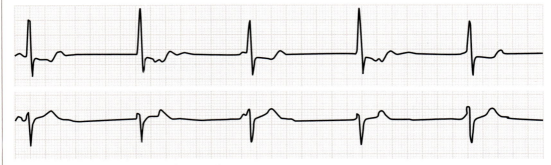

**図2　接合部調律時の電気的交互脈**

互脈を生じる[2]．これは機械的交互脈を伴う場合もあれば伴わない場合もある．頻拍で電気的交互脈を生ずる例も多く報告されており，これは位置関係は変わらないが，電気的不応期のため，1拍ごとに不応期を脱してQRS波形が変化することによると考えられている．Narrow QRS tachycardiaでこの電気的交互脈を生じた場合には，多くは逆行性副伝導路による房室回帰頻拍が原因である[3]．脚やプルキンエ，心筋細胞の不応期が原因で起こっていると推定されている．

- 心機能低下患者での交互脈は，心拍数を速くすると生じやすい．交互脈とともにdP/dtが変動することが報告されている[4]．

- また電気的交互脈のうちT波交互脈は心室不整脈の危険因子であることが知られている．

- 電気的交互脈とは非常に珍しい心電図であり，頻拍でなくこれが認められれば心嚢水の貯留や心機能低下を疑うべきものである．

● 文献

1) Green M, Heddle B, Dassen W, *et al*: Value of QRS alteration in determining the site of origin of narrow QRS supraventricular tachycardia. *Circulation* 1983；68：368-373.
2) Kodama M, Kato K, Hirono S, *et al*: Mechanical alternans in patients with chronic heart failure. *J Card Fail* 2001；7：138-145.
3) Spodick DH: Electric alternation of the heart. Its relation to the kinetics and physiology of the heart during cardiac tamponade. *Am J Cardiol* 1962；10：155-165.
4) Surawicz B, Fisch C: Cardiac alternans: diverse mechanisms and clinical manifestations. *J Am Coll Cardiol* 1992；20：483-499.

（虎の門病院循環器センター内科　三谷 治夫）

### 3 波形・間隔の異常

# 3 QRS波の異常—③ 低電位差
Abnormalities of the QRS wave：low voltage

小松 隆
Takashi Komatsu

　低電位差(low voltage)とは，すべての肢誘導における上下のQRS波高総和が5 mm未満(＜0.5 mV)の場合と，すべての胸部誘導における上下のQRS波高総和が10 mm未満(＜1.0 mV)の場合と診断される．標準12誘導心電図におけるQRS波高の規定因子として，心臓自体の起電力，各誘導における2点間の立体角，両心室の興奮伝播様式ならびに周囲組織の電気的伝導性などが挙げられる．たとえば，立位(垂直位)心では肢誘導(図1a)のⅡ，Ⅲ，aV_F誘導で高電位差を認め(図1b)，一方，横位(水平位)心では肢誘導のⅡ，Ⅲ，aV_F誘導で低電位差となる(図1c)．健常例でも認められ，この場合は胸部誘導では低電位差を示さないことが多い．

　病的な低電位差を生じる病態には，主に基礎心疾患(心筋症や虚血性心疾患，アミロイドーシスなど)による心筋起電力の減弱，粘液水腫(甲状腺機能低下症)，心囊液貯留，肺気腫，極端な肥満，高度の浮腫(ネフローゼ症候群など)，悪液質などで観察される(図2)．通常，心筋障害による低電位差では肢誘導ならびに胸部誘導でも低電位差を認めるが，全身浮腫による低電位差は肢誘導にのみ観察される場合が多い．

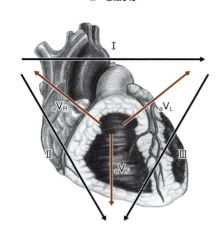

a　肢誘導

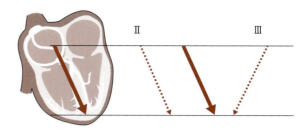

b　立位心によるⅡならびにⅢ誘導のQRS振幅

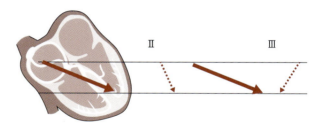

c　横位心によるⅡならびにⅢ誘導のQRS振幅

図1

## 3-3 QRS波の異常—③低電位差

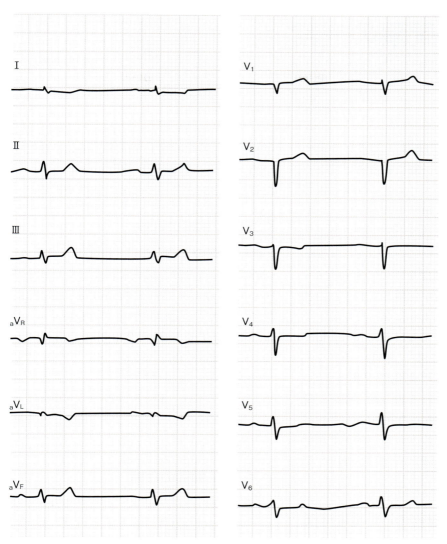

図2 低電位差

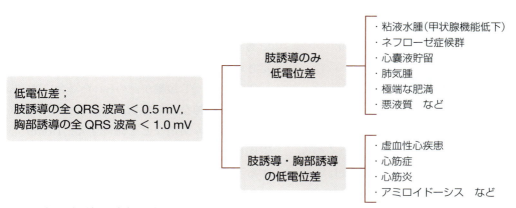

図3 低電位差の診断の進め方

### 3 波形・間隔の異常

# 4 QT間隔の異常
Abnormalities of the QT interval

髙橋 尚彦
Naohiko Takahashi

QT間隔(QT時間)の正常・異常を判定するには，心電計の自動計測に頼るのではなく自ら用手的に計測すべきである．従来は紙に印刷された心電図を定規やデバイダによって計測するのが一般的であったが，最近の電子カルテにはモニター画面に心電図を拡大表示したうえでデバイダ機能を用いて手動でQT間隔を計測できる機能が付随しており，簡便かつ正確に計測できるようになっている．また，計測値だけでなく見た目の印象も大切である．T波の振幅や形状(二相性，ノッチの有無など)や心拍ごとの変化にも注目する．心室期外収縮が認められる場合は，期外収縮による代償性休止期後のQT間隔にも注目する．QT間隔には性差があり，成人では男性のほうが女性より平均で20ミリ秒ほど短い．

## 1. QT間隔と心室筋の活動電位持続時間

QT間隔は心室筋の活動電位持続時間を反映する．したがって，QT間隔は心室筋の再分極が阻害されると延長し，促進されると短縮する．

## 2. QT間隔の補正法

QT間隔は徐脈で延長し頻脈で短縮する心拍数依存性を示すため，心拍数による補正(補正QT間隔＝QTc)が必要になる．いくつかの補正法が提唱されているが，Bazettの式($QTc = QT/\sqrt{RR}$)による補正が一般的である．しかし，この式では徐脈時のQT延長が過補正されるためQT延長を見落とす可能性がある．逆に頻脈時のQTも過補正されるためQT短縮が見逃される可能性がある．

## 3. QT間隔の延長

QTc時間の正常上限は440ミリ秒であり，女性で460ミリ秒，男性では450ミリ秒を超える場合はQT延長と判断する．図1は，失神を伴う多形性心室頻拍(torsade de pointes)を生じた20歳代女性の心電図である．QT間隔の延長(QTc＝597ミリ秒)だけでなく，$V_2 \sim V_6$誘導では二相性のT波が認められる(矢印)．本症例は遺伝子検査によって先天性QT延長症候群2型(LQT2)と診断された．

## 4. QT間隔の短縮

QT間隔の正常下限は，女性では360ミリ秒，男性では350ミリ秒とするのが一般的である．最近，QT短縮症候群が注目を集めている．その診断には，QT短縮の程度，心停止などの臨床症状，家族歴および遺伝子型が重要である．遺伝子変異の検出率は20％程度であり，これまでに，6つの原因遺伝子が同定されている．

QT延長，QT短縮が認められた場合には，基礎疾患，失神などの症状，心臓突然死の家族歴，内服中の薬剤などを確認する．Holter心電図検査を行い，QT間隔の日内変動や合併する不整脈を評価することも重要である．

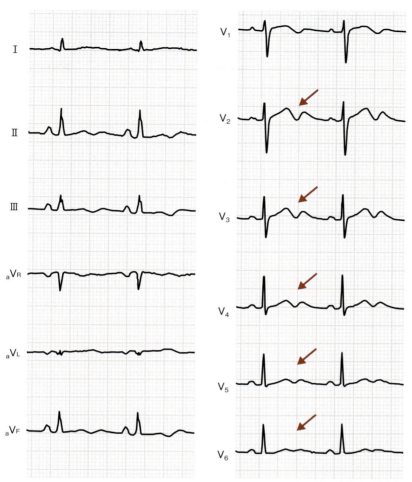

**図1　先天性 QT 延長症候群 2 型(LQT2)**
QTc = 597 ミリ秒.

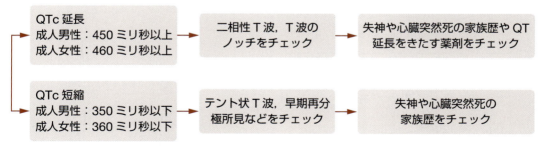

**図2　QT 間隔の異常の診断の進め方**

## 3 波形・間隔の異常

# 5 平均QRS電気軸の異常
Axis deviation of QRS complex

髙橋 尚彦
Naohiko Takahashi

心電図でQRS波の平均電気軸偏位を判読する際は，心臓の前額面をイメージするとわかりやすい（図1）．一般的に正常軸は−30°〜+110°であるが，New York Heart Associationの基準では+30°〜+90°が正常軸とされている．−30°から反時計周りに−90°までが左軸偏位，+110°から時計周りに+180°までが右軸偏位となる．

## 1．軸偏位の評価

心電図四肢誘導で判断するのが一般的である．Iおよび$_aV_F$誘導で判読する方法が簡便である．すなわちこの両誘導でいずれもR/S>1であれば，平均の電気軸は0°〜+90°の範囲に入っていることが示唆される．正確な判読には，I，II，III誘導でのR/Sを評価すべきである．最近の心電計はQRSの平均電気軸を自動表示するのが一般的である．

## 2．左軸偏位

図2に左軸偏位の心電図（四肢誘導のみ）を示す．II，III，$_aV_F$誘導に深いS波を認め，電気軸は−31°である．

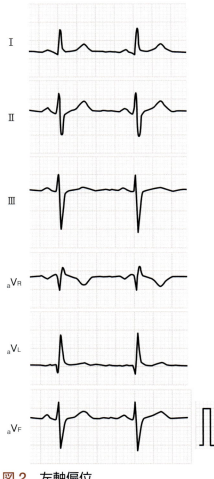

図1 正常軸と軸偏位

図2 左軸偏位
電気軸は−31°．

水平位心では心室興奮のベクトルは左方に向くため，健常者であっても左軸偏位を示す．しかしその程度は−30°程度までである．−45°を超える高度左軸偏位は左脚前枝ブロックと診断する．左軸偏位はあくまで心電図所見である．左脚前枝ブロックは心室内伝導障害の1つであり，その心電図所見は高度の左軸偏位を示すと理解しておく．

垂直位心では心室興奮のベクトルは右方に向くため，健常者であっても右軸偏位を示す．しかしその程度は+120°程度までである．+120°を超える高度右軸偏位は左脚後枝ブロックと診断する．右軸偏位はあくまで心電図所見である．左脚後枝ブロックは心室内伝導障害の1つであり，その心電図所見は高度の右軸偏位を示すと理解しておく．

## 3. 右軸偏位

図3に右軸偏位の心電図を示す．洞調律で心拍数は65/分．IではR/S＜1で，II，III，aVF誘導は高いR波を示し（R/S＞1），QRSの電気軸は+117°である．

**表1** 左軸偏位をきたす病態および状態

- 左脚前枝ブロック
- 心筋梗塞：下壁梗塞ではII，III誘導のQ波が深く左軸偏位様になる
- 先天性心疾患：心内膜床欠損など
- 水平位心：肥満，妊娠，腹水など

**表2** 右軸偏位をきたす疾患および病態

- 左脚後枝ブロック
- 右室肥大：僧帽弁狭窄症，肺高血圧症，先天性心疾患など
- 心筋梗塞：側壁梗塞
- 垂直位心：滴状心

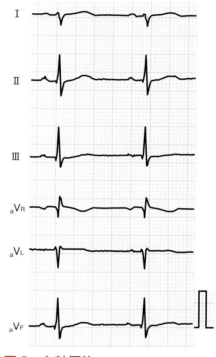

図3 右軸偏位
電気軸は+117°．

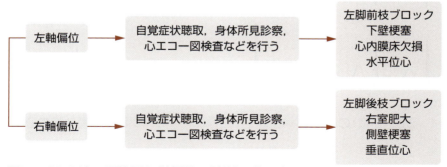

図4 QRS波の平均電気軸偏位の診断の進め方

## ひとくち MEMO

### 年齢や体格と心電図

- 小児では成人の心電図診断基準を適用することができない．小児心電図の一般的特徴として，①洞頻脈傾向，②洞不整脈が顕著，③右室優位傾向，が挙げられる．

- 通常，成人では心拍数＞100拍/分を洞頻脈とみなすが，小児の平均心拍数は1歳以下で140〜180拍/分，1〜3歳で100〜160拍/分，3〜8歳で70〜120拍/分である．中学生以降は成人とほぼ同レベルとなる(PW Macfarlane, et al : Comprehensive Electrocardiology. 2nd ed, Springer-Verlag London Limited, 2011 ; 2128-2195)．

- 小児や若年者ではしばしば顕著な洞不整脈をみる．成人と比較して副交感神経活動が優位であるため，病的意義はない．

- 胎児期には呼吸機能が胎盤を介して行われており，肺血管抵抗が高いために右室からの血液は動脈管を介して主に大動脈へ流出する．肺血流量が少ないため，左室の仕事量は小さく，新生児期には左右心室の起電力は同等である．これを反映し，新生児・乳幼児期の心電図では右室優位所見，すなわち右軸偏位，右側胸部誘導の陰性T波，$V_1$〜$V_2$誘導の高いR波がみられる(図1)．

- 成長に伴い，心電図上の右室優位所見は徐々に消退する．ただし，右軸偏位や右側胸部誘導の陰性T波は30歳前後まで残存することもある．特に女性に多い．

- 体型や体格で注意を要するのは肥満と漏斗胸である．

- 高度肥満では低電位差となりやすく，左室肥大や軽微なST-T変化を見逃しやすい．

- 漏斗胸では$PV_1$陰性部分の増強，右側胸部誘導のrSr'パターンが特徴的である(図2)．また心臓が左に偏位して胸壁との距離が近くなるため，左側胸部誘導のR波が増高しやすい．$PV_1$陰性部分の増強は左房負荷と誤認されやすく，注意を要する．

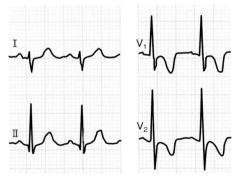

図1　幼児(2歳)の心電図

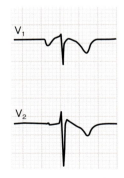

図2　漏斗胸の心電図

(JR東京総合病院循環器内科　安喰 恒輔)

### 3 波形・間隔の異常

## 6 異常 Q 波
Abnormal Q wave

小菅 雅美・木村 一雄
Masami Kosuge / Kazuo Kimura

　異常 Q 波は，R 波高の 25% 以上の深さを有し，0.04 秒以上の幅の広い Q 波と定義され，心筋壊死の存在を示唆する．

　以前は，心電図で異常 Q 波を認めた場合は貫壁性梗塞，認めない場合は非貫壁性梗塞と分類していた．しかし，この分類は必ずしも適切ではなく，非貫壁性梗塞でも異常 Q 波を認める例は存在し，特に再灌流療法施行例でその頻度は少なくない．

　心筋梗塞以外にも心筋炎，心筋症などで心筋障害（壊死，線維化など）による変化として異常 Q 波を認めることがあり，ST-T 異常を伴う．また心室肥大や心室内伝導障害でも異常 Q 波を認める．

　ただし生理学的変化や心臓の位置関係により認める異常 Q 波に病的意義はない．

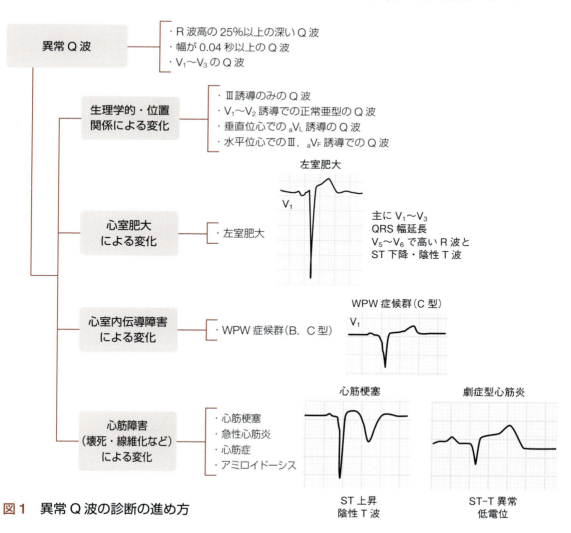

図1　異常 Q 波の診断の進め方

### 3 波形・間隔の異常

# 7 ST部分の異常
Abnormalities of the ST-segment

小菅 雅美・木村 一雄
Masami Kosuge / Kazuo Kimura

## 1. ST上昇

急性心筋梗塞や異型狭心症で，貫壁性心筋虚血に面した誘導でST上昇を認める．虚血以外にも左室肥大，急性心膜炎，劇症型心筋炎，たこつぼ型心筋症，ブルガダ症候群などでST上昇を認める．

【鑑別のポイント】

**左室肥大**：$V_5$〜$V_6$誘導でストレインパターン陰性T波を認める．

**急性心膜炎**：心尖部に面したII・$V_5$〜$V_6$誘導を中心に広範なST上昇を認め，$_aV_R$誘導でPR部分の上昇・ST下降を認める．

**劇症型心筋炎**：異常Q波，R波減高，QRS

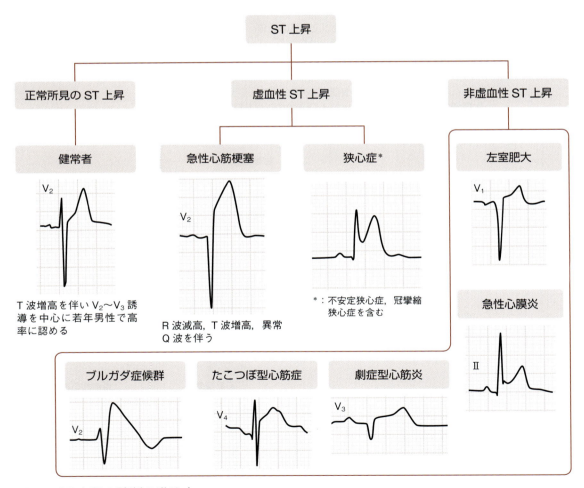

図1　ST上昇の診断の進め方

幅延長, 低電位などを認め, 房室ブロックを合併することがある.

**たこつぼ型心筋症**：1本の冠動脈の灌流域を越えた広範な ST 上昇を認め, QT 延長を伴う.

**ブルガダ症候群**：$V_1$〜$V_2$($V_3$)誘導で特徴的な coved 型あるいは saddle back 型の ST 上昇を示す.

## 2. ST 下降

心内膜下虚血により ST 下降(水平型, 下行傾斜型)を認める. 心室内伝導障害(脚ブロック, WPW 症候群)や心室肥大でも 2 次性に ST 下降を認める.

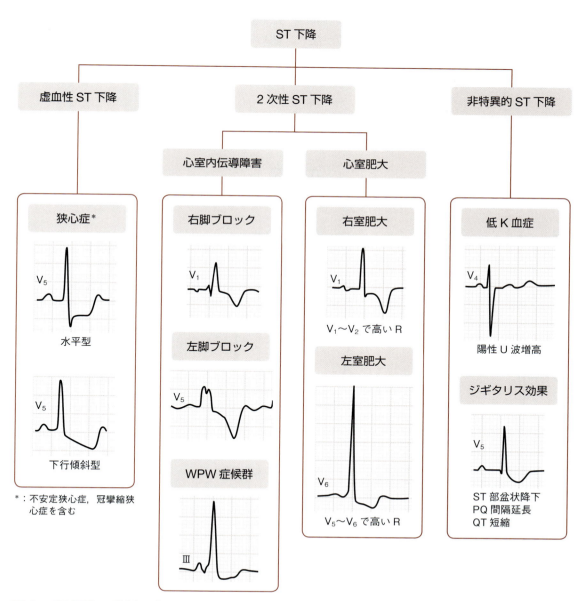

図2　ST 下降の診断の進め方

## 3 波形・間隔の異常

# 8 T波の異常
Abnormalities of the T waves

小菅 雅美・木村 一雄
Masami Kosuge / Kazuo Kimura

**T波増高**：貫壁性心筋虚血時にST上昇とともにT波増高を認める．高カリウム血症でもT波増高を認める．虚血性T波増高は幅が広いのに対し，高カリウム血症の場合の増高T波は幅が狭く（基部が狭く）先端が尖り細くなっていて特徴的な形状を呈する（テント状T波）．

**陰性T波**：貫壁性心筋虚血発作後にST上昇を認めた誘導で陰性T波を認める（冠性T）．また心室内伝導障害（脚ブロック，WPW症候群）や心室肥大でも2次性に陰性T波を認める．

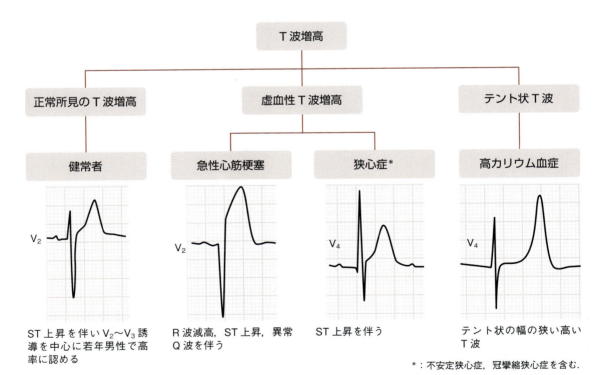

図1 T波増高の診断の進め方

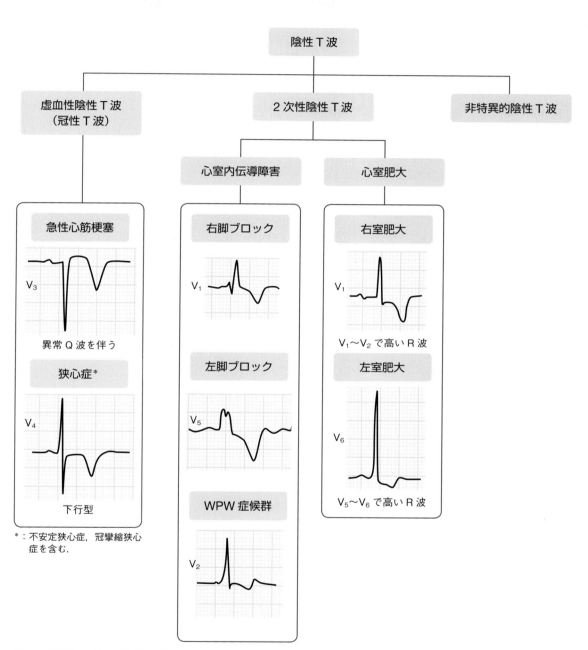

図2 陰性T波の診断の進め方

## 3 波形・間隔の異常

### 9 U波の異常
Abnormalities of the U waves

小菅 雅美・木村 一雄
Masami Kosuge / Kazuo Kimura

U波はT波に続く小さな波(正常では1.0 mm未満)で,主に前胸部誘導でみられる.U波は,健常人でも$V_2$～$V_4$誘導で生理的陽性U波としてみられることがあるが,T波よりも高い陽性U波や陰性U波は異常である.

①陽性U波の増高

陽性U波の増高は,低カリウム(K)血症や時に左室後壁の虚血でみられる.低カリウム血症の心電図変化として,U波の増大とともにST下降,T波の平低化ないしは陰転化が挙げられる.カリウム値が低くなるほど心電図変化は高度になる.

②陰性U波

陰性U波は,左室負荷(左室肥大,高血圧)あるいは心筋虚血時にみられる.

a. 左室負荷

I,$_a$$V_L$,$V_5$～$V_6$誘導で,R波の増高とともに,ST下降,陰性T波,陰性U波を認める.

b. 心筋虚血

虚血発作時や運動負荷試験時に一過性に認める陰性U波は高度虚血を反映し,主に$V_3$～$V_5$誘導を中心に前胸部誘導でみられ(陰性U波は小さな波で,肢誘導で認めることは稀である),左前下行枝病変の存在を示唆する.陰性U波はST上昇発作,ST下降発作のいずれでもみられるが,心筋虚血に対する診断特異度は高いものの,感度は低い.

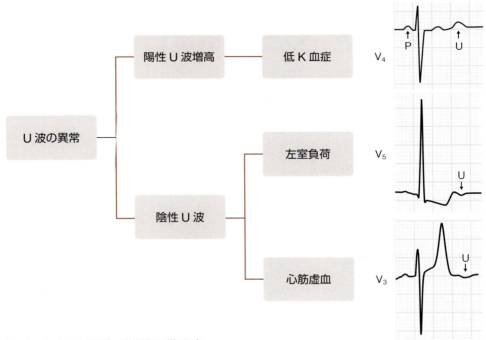

図1 U波の異常の診断の進め方

# Ⅲ章

## 波形の異常

異常心電図 —— 1 虚血性心疾患

# 1 心筋梗塞
Myocardial infarction

西﨑 光弘
Mitsuhiro Nishizaki

- 心筋梗塞は冠動脈内腔の狭窄，閉塞により心筋壊死が生じる病態である．
- ST上昇型と非ST上昇型の急性心筋梗塞に分けられる．
- ST上昇型急性心筋梗塞(STEMI)の心電図は特徴的な継時的変化を認め，ST上昇が虚血領域の判定に有用となる．しかし，早期再灌流例では，経過が異なることがある．
- STEMIは左室機能不全をもたらし，心不全，心原性ショックや重症不整脈を合併しやすい．

## 1. メカニズム

- 動脈硬化の進行に伴い形成された冠動脈プラークの破綻とそれに伴う血栓形成が，発生機序のなかで最も多い．また，冠動脈攣縮・塞栓が原因となることもある．そのほか，稀に冠動脈解離，冠動脈奇形，大動脈解離，動脈炎により発症する．
- 虚血が貫壁性である場合，STベクトルは一般に心外膜側方向へ偏位するため，虚血領域の誘導ではST上昇をきたす(図1a)．一方，虚血が心内膜下の心筋に限局する場合，STベクトルは心内膜側(心腔内)に向かうため，逆にST下降を示す．

## 2. 心電図診断

- STEMIの診断には心電図の継時的変化を把握することが重要である(図1b，図2)．
- 発症直後超急性期(2時間以内)ではT波の尖鋭および増高を示し，心筋の貫壁性虚血をきたす部位に反映して記録される．
- 発症数時間後にST上昇，R波減高を認め，相反する(reciprocal)誘導ではST下降を呈す．
- 数時間から12時間後では異常Q波(R波の高さの1/4以上の深さがあり，かつQRS幅が0.04秒以上)を認める．
- 1～2日以後から冠性T波(左右対称な陰性T波)を認め，しばしばQT間隔の延長を呈する．発症早期に再灌流されれば，陰性T波も早期に出現する．
- Q波の記録部位にて陰性T波が1年以上続く場合は貫壁性梗塞を反映し，逆にT波が陽性化した場合は非貫壁性梗塞を示し，生存心筋の存在を意味する．

## 3. 心電図上鑑別すべき疾患

- STEMIの心電図変化と鑑別を要する疾患として異型狭心症，急性心膜炎・心筋炎，たこつぼ心筋症，左脚ブロック，左室肥大，早期再分極(J波症候群)，ブルガダ症候群，急性肺塞栓，大動脈解離，高K血症，不整脈原性右室心筋症などが挙げられる．

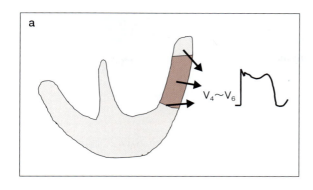
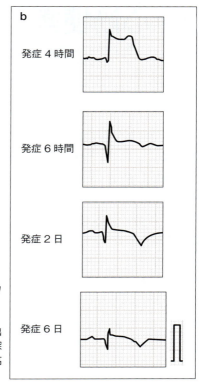

### 図1
**a**：急性心筋梗塞により貫壁性虚血を示した場合のST上昇のメカニズム
**b**：急性心筋梗塞発症後の心電図の継時的変化
発症4時間でST上昇を示し，発症6時間では異常Q波が出現した．発症2日では，異常Q波に加え，R波減高および深い陰性T波が認められた．発症6日ではR波はさらに減高し，陰性T波の程度は軽減した．

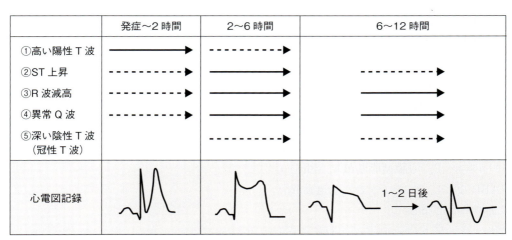

### 図2　急性心筋梗塞発症時間の推移と心電図の継時的変化
──▶：出現する，----▶：出現することがある．下段は典型的心電図波形を示す．

異常心電図 —— 1 虚血性心疾患

# 1 心筋梗塞 ——①極早期の心筋梗塞
Early phase acute myocardial infarction

西﨑 光弘
Mitsuhiro Nishizaki

- 心筋梗塞発症極早期では，明らかな心電図変化が出現しないことがある．
- 特に非ST上昇型急性心筋梗塞，後壁梗塞，左主幹部梗塞や心室内伝導障害を有する例では特徴的なST-T変化を認めないため，心電図診断が容易でない．
- 心筋梗塞発症前の心電図記録が入手可能であれば，その比較から診断に結びつく．
- ST上昇型心筋梗塞(STEMI)では，極早期の継時的な心電図記録から，特徴的なST-T変化を捉えることにより診断可能となる．

## 1. 診断

- STEMI発症直後ではT波尖鋭化と増高が認められ，高い陽性T波形，すなわち超急性期T波(hyperacute T-wave)を示すことがある(**図1a**)．
- 高い陽性T波形は発症2時間以内で観察され，ST上昇や異常Q波を認めないこともある．このような場合は臨床症状や血液検査所見(CK-MB, 心筋トロポニンI, 心筋トロポニンT, 心臓型脂肪酸結合蛋白：H-FABPなど)，心エコーでの壁運動異常が診断の糸口となる．
- その後の経過における心電図記録にてST上昇およびR波減高が出現する(**図1b**)．

## 2. 心電図上鑑別すべき疾患

- 高い陽性T波形およびST上昇の鑑別疾患として，高カリウム血症，左脚ブロック，左室肥大，異型狭心症，急性心膜炎・心筋炎，たこつぼ心筋症，早期再分極，ブルガダ症候群，脳血管障害などの異常Q波を伴わない疾患が挙げられる．

## 3. 治療

- 臨床症状，血液検査所見および心電図変化によりSTEMIが疑われた場合，心エコー法により壁運動異常の有無を早期に検出することが治療決定に必要である．
- 極早期発症のSTEMIの場合は初期治療に加え，早急に経皮的冠動脈インターベンションを実施することが再灌流の回復に効果的であり，梗塞範囲を縮小させ，予後改善につながる．

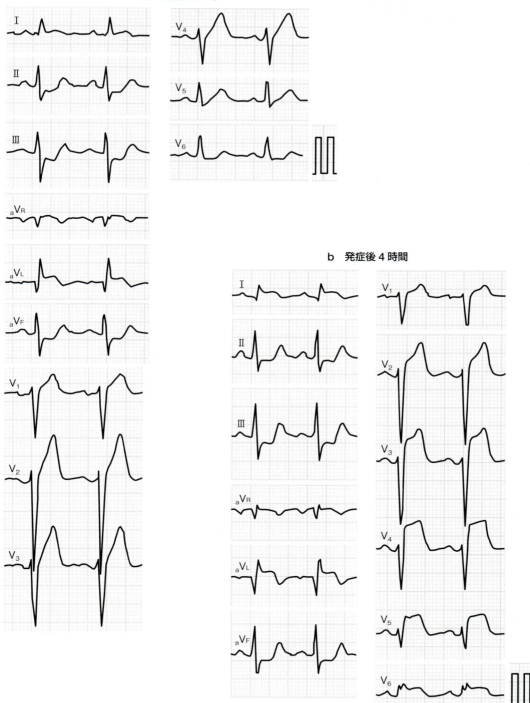

**図1　ST上昇型急性心筋梗塞の発症極早期の心電図とその後の経過**

発症後1時間30分(a)では，$V_1$〜$V_3$誘導にてT波尖鋭化と増高が認められた．明らかなST上昇は記録されなかったが，相反性ST下降がⅡ，Ⅲ，$_aV_F$誘導で認められた．発症後4時間(b)では，すべての胸部誘導およびⅠ，$_aV_L$誘導にてST上昇を示し，広範囲前壁心筋梗塞の所見である．

S87

異常心電図 —— 1 虚血性心疾患

# 1 心筋梗塞 —②前壁梗塞
Anterior myocardial infarction

西﨑 光弘
Mitsuhiro Nishizaki

- 心電図異常が胸部誘導を中心に認められ，梗塞責任血管が左前下行枝である頻度が高い．
- ST上昇型前壁梗塞（STEMI）は梗塞範囲が広いため，左室機能不全をきたしやすく，心不全や心原性ショックを合併しやすい．
- QRS変化の記録誘導部位により，梗塞範囲が推測できる．

## 1．診断

- 図1に示すごとく心電図上，ST上昇・R波減高・異常Q波が記録される誘導部位により，梗塞部位は①前壁梗塞，②前壁中隔梗塞，③前側壁梗塞，④広範囲前壁梗塞に分類される．
- それぞれ，①；$V_2 \sim V_4$ ②；$V_1 \sim V_4$ ③；I, $aV_L$, $V_3 \sim V_6$ ④；I, $aV_L$, $V_1 \sim V_6$ 誘導に心電図変化が観察される（図2）．
- $V_1 \sim V_3$ 誘導にてST上昇が認められた場合は左前下行枝の閉塞が示唆される．
- $aV_R$ 誘導のST上昇が $V_1$ 誘導の程度より大きいときは，左冠動脈主幹部閉塞の可能性が高い．

## 2．心電図上鑑別すべき疾患

- 胸部誘導におけるST上昇と類似する疾患として，左室肥大，左脚ブロック，異型狭心症，急性心膜炎・心筋炎，たこつぼ心筋症，早期再分極，ブルガダ症候群などが挙

| | | | | | | | ST上昇・R波減高・異常Q波の出現誘導 | | | | | | |
|---|---|---|---|---|---|---|---|---|---|---|---|---|---|
| | I | II | III | $aV_R$ | $aV_L$ | $aV_F$ | $V_1$ | $V_2$ | $V_3$ | $V_4$ | $V_5$ | $V_6$ | $V_{3R} \sim V_{5R}$ |
| 前壁 | | | | | | | | ○ | ○ | ○ | | | |
| 前壁中隔 | | | | | | | ○ | ○ | ○ | ○ | | | |
| 前側壁 | ○ | | | | ○ | | | | ○ | ○ | ○ | ○ | |
| 広範囲前壁 | ○ | | | | ○ | | ○ | ○ | ○ | ○ | ○ | ○ | |
| 下壁 | | ○ | ○ | | | ○ | | | | | | | |
| 下側壁 | | ○ | ○ | | | ○ | | | | | ○ | ○ | |
| 下壁・右室 | | ○ | ○ | | | ○ | | | | | | | ○ |
| 側壁 | ○ | | | | ○ | | | | | | ○ | ○ | |
| 高位側壁 | ○ | | | | ○ | | | | | | | | |
| 後壁 | | | | | | | ● | ● | | | | | |
| 下後壁 | | ○ | ○ | | | ○ | ● | ● | | | | | |
| 側後壁 | ○ | | | | ○ | | ● | ● | | | | | |

●は相反性（reciprocal）ST下降を示す．

図1　STEMIにおける心筋梗塞部位と心電図異常が記録される誘導部位との関係

げられる．特に，左室肥大では，前壁中隔梗塞と同様に $V_1$〜$V_3$ 誘導に ST 上昇，QS パターンを呈するため注意を要する．心膜炎では，ST 上昇が $_aV_R$ 誘導を除く広範囲の誘導部位で記録され，相反性(reciprocal) ST 下降を示さないことが鑑別点である．

## 3. 治療

- 前壁梗塞では心不全の有無や程度を早期に診断し，初期治療に加え，CCU における心不全管理が必要となる．
- 再灌流療法が早急に必要である．
- 洞徐脈や房室ブロック，重症心室不整脈も発症しやすいため，一時的心ペーシングや抗不整脈薬投与および電気的除細動も必要となる．特に，前壁心筋梗塞に合併する完全房室ブロックは左右両脚あるいは広範囲のプルキンエ線維を含む心筋が壊死することにより生じ，ブロック部位がヒス束以下にあるため，著明な徐脈を認め，重症なポンプ不全に陥ることがある．

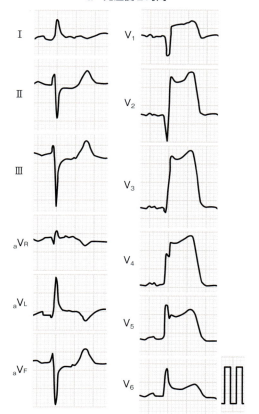

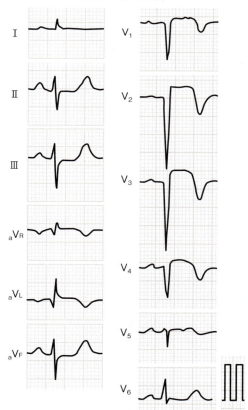

**図2　急性前壁心筋梗塞の心電図**

発症後2時間(a)では，$V_1$〜$V_6$ 誘導および $_aV_L$ 誘導に ST 上昇を認めた．特に $V_1$〜$V_5$ 誘導における ST 上昇の程度が著明であり，Ⅱ，Ⅲ，$_aV_F$ 誘導にて相反性 ST 下降が認められた．左前下行枝近位部(#6)の再灌流治療後(発症後5時間，b)では，$V_1$〜$V_5$，$_aV_L$ 誘導にて異常 Q 波，R 波減高を認め，同誘導にて早期に陰性 T 波が観察された．前壁中隔〜側壁心筋梗塞を発症していた．

異常心電図 ── 1 虚血性心疾患

# 1 心筋梗塞 ── ③下壁梗塞
Inferior myocardial infarction

西﨑 光弘
Mitsuhiro Nishizaki

- 心電図異常は下壁誘導に認められ，梗塞責任血管は通常右冠動脈あるいは左回旋枝である．
- 梗塞責任血管がST上昇の誘導部位と程度により推測できる．
- 下壁心筋梗塞発症後では，迷走神経反射の亢進や虚血に伴い，しばしば一過性の伝導異常を認め，洞徐脈や房室ブロックを合併しやすい．
- 右室梗塞や後壁梗塞を合併する場合がある．

## 1. 診断

- ST上昇型下壁梗塞（STEMI）ではⅡ，Ⅲ，$aV_F$誘導にST上昇，異常Q波および冠性T波を認める（図1左）．
- 右室梗塞は右冠動脈近位部閉塞により発症し，$V_1$誘導ST上昇や右側胸部誘導（特に$V_{4R}$誘導）における1 mm以上のST上昇を伴う（図1右）．
- 後壁梗塞では，$V_1$〜$V_3$誘導において相反性ST下降が認められる．
- ST上昇の程度がⅡ誘導よりⅢ誘導のほうが大きく，Ⅰ，$aV_L$誘導にてST下降（1 mm以上）を伴っている場合は右冠動脈閉塞を示唆される．逆にST上昇の程度が同等かⅢ誘導よりⅡ誘導のほうが大きく，かつⅠ，$aV_L$誘導のST上昇あるいは$V_1$〜$V_3$誘導のST下降を認めた場合は左回旋枝閉塞の可能性が高い．

## 2. 心電図上鑑別すべき疾患

- 下壁誘導におけるST上昇と鑑別すべき疾患として異型狭心症，急性心膜炎・心筋炎，早期再分極，脳血管障害，急性肺塞栓がある．異常Q波と類似した波形を示す疾患としてWPW症候群，左脚後枝ブロックが挙げられる．

## 3. 治療

- 初期治療に加え，早急に再灌流療法が必要となるが，発症早期には洞徐脈や房室ブロックの徐脈性不整脈を合併しやすいため処置を要することが多い．この場合，アトロピン投与が有効であるが，完全房室ブロックを認める場合は経静脈的一時ペーシングが必要となる．
- 右室梗塞の合併は早期に診断し，低心拍出状態による心不全治療が必要となる．右心機能低下に伴い左室系への血液流入低下をきたすため，左室の前負荷減少が原因となって低血圧が生じる．そのため，心拍出量を維持するためには急速大量輸液を行うとともに，早期の再灌流療法により右室機能の改善を図るべきである．

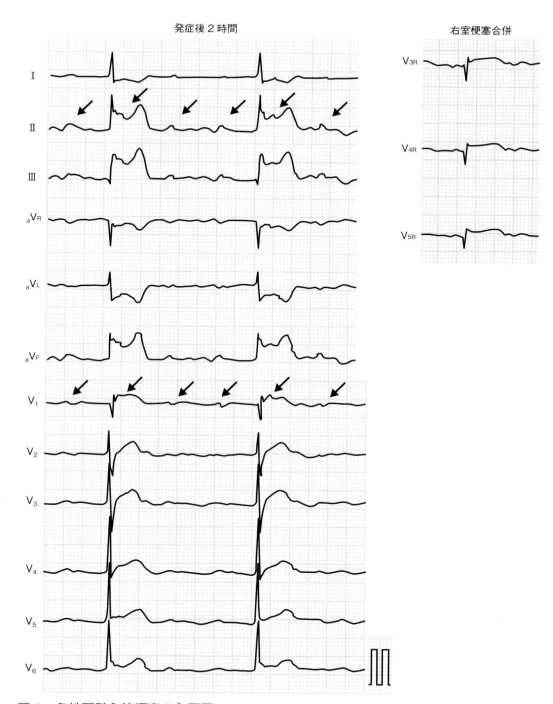

**図1 急性下壁心筋梗塞の心電図**

発症後2時間にてⅡ,Ⅲ,aVF誘導に加え,V₁誘導にてST上昇を認めた.ST上昇の程度はⅡ誘導よりⅢ誘導のほうが大きく,Ⅰ,aVL誘導にてST下降(1 mm以上)を伴っていた.また,右側胸部誘導(特にV₄R誘導)において1 mm以上のST上昇を示した.さらに,完全房室ブロックが認められ,P波(矢印)周期とQRS波周期は一致せず解離し,房室伝導は途絶し,補充調律を呈していた.本症例は右冠動脈近位部(#1)に完全閉塞を認め,右室梗塞を合併していた.

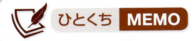

## 急性心筋梗塞かどうか自信がないとき

- 最も重要なことは，患者や家族に余計な不安を与えないように説明をすること．
- まず挙げるべき鑑別疾患は次の5つ：①大動脈解離（右冠動脈への解離の進展，高血圧→左室肥大によるST-T変化），②肺塞栓（$S_I Q_{III} T_{III}$，$V_1$誘導での陰性T波），③大動脈弁狭窄症，④閉塞性肥大型心筋症（左室肥大によるST-T変化），⑤たこつぼ心筋症（巨大陰性T波）．この5疾患のなかでも，特に前2者はすみやかに鑑別したい．
- たこつぼ心筋症が疑われる場合も，まず冠動脈造影で心筋梗塞を否定すべきである．「たこつぼと思われるので，冠動脈造影せず様子をみましょう」は基本的に誤り．
- 自信がなくても専門医に即相談．理由は2つ：①今は落ち着いていても，いつ急変するかわからない．②冠動脈造影しなければなかなか診断がつかない場合がある．
- 「自信がない」と言いつつも疑わしいと思う，そのフィーリングが実は大切．明らかにST-T変化と胸痛があるのに，心筋梗塞を想起しない場合が現実には後を絶たず，こちらのほうが問題．心電図は所見を見落とすと証拠が残る，という緊張感が必要である．
- 心電図を用いた心筋梗塞の診断には偽陰性，偽陽性がそれなりにある．心電図に自信がないときほど，症状と所見を「時系列」で解釈しつつ，迅速に対応しようという姿勢が重要である．
- 心筋梗塞であるが，ST-T変化がわかりづらい場合を挙げる：Hyperacute T（超急性期T波），後壁梗塞（$V_7$〜$V_9$誘導でST上昇），T波偽正常化，心室内伝導障害（脚ブロック，心室ペーシング，WPW症候群）．
- 心電図はそれらしいのだが，症状がないか，それらしくない場合も，繰り返し問診する．症状は「今はない」というだけで，よく聞けば先ほどまで胸痛があったのではないか？ 糖尿病だと典型的な胸痛はなく，息苦しさで発症したり症状が全くなかったりする場合がある．自覚症状と心電図，心エコー所見を時系列で検討しつつ，ほかの原因も考えたい．
- 心筋梗塞以外でSTが上昇しうる原因を挙げる：早期再分極，心膜炎（凹型となりやすい），高カリウム(K)血症，低体温(J波)，電気的除細動後，左室肥大，急性肺性心，大動脈弁狭窄症，左脚ブロック，急性心筋炎，脳血管障害，頭部外傷，心臓腫瘍，心サルコイドーシス，心エキノコックス．例として，ST-T変化を呈した頭部外傷（図1）の心電図を示す．
- 心筋梗塞以外でSTが下降しうる原因を挙げる：左室負荷，右室負荷，ジギタリス，低K血症，僧帽弁逸脱症，心筋症，脳血管障害．例として，ST下降を呈した脳幹出血（図2）の心電図を示す．
- 心電図も自信がないし，胸痛もないのだが，何だか疑わしい理由として，冠動脈疾患高

リスク，高齢者，原因不明のショック，意識障害で問診ができない場合が挙げられる．時間をかけてもよい場合は，問診と心電図，心エコーを繰り返す．数時間ごとの採血データをチェックする．時間をかけるとまずい場合として，心肺停止，原因不明のショックが挙げられ，そのような場合は通常，迅速な再灌流療法を要することから，まず冠動脈造影を考慮する．

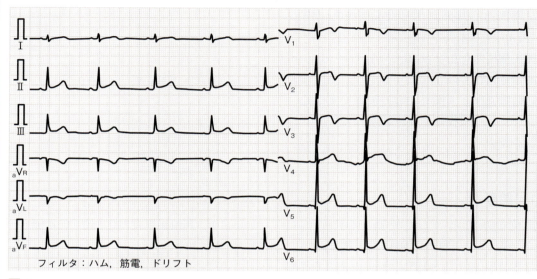

図1

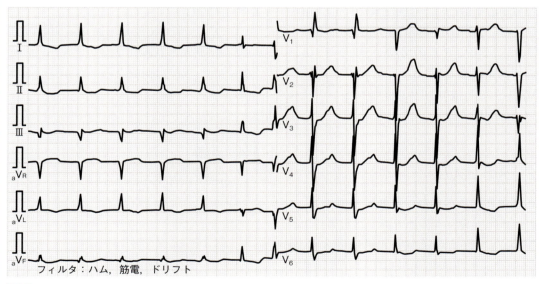

図2

（帝京大学医学部内科学講座　鈴木 伸明）

異常心電図 ── 1 虚血性心疾患

# 1 心筋梗塞 ── ④ 高位後壁梗塞
Pure posterior myocardial infarction

村田 和也・畔上 幸司・足利 貴志
Kazuya Murata / Koji Azegami / Takashi Ashikaga

- 左室後面心基部に生じた心筋梗塞である（図1）.
- 純後壁梗塞（pure posterior myocardial infarction）ともいう.
- 冠動脈支配との関係から，後壁梗塞単独は少なく，下壁梗塞や側壁梗塞に合併することが多い.

## 1. 診断

- 高位後壁に限局した梗塞では，異常Q波・ST上昇・冠性T波は出現しない.
- 背部誘導 $V_7$・$V_8$・$V_9$（$V_4$ と同じ高さで背部に付けたものであり，$V_7$：後腋窩線，$V_8$：左肩甲骨中線，$V_9$：脊椎左縁）でST上昇を認めることがあり，診断に有用である（図2）.
- $V_1$・$V_2$ 誘導でR波の増高やST下降・T波の増高を認める（図3）.
- $V_1$ 誘導でR波0.04秒以上，R/S＞1は後壁梗塞を疑う.

## 2. メカニズム

- 左室後面心基部における異常Q波・ST上昇・冠性T波などの所見が，反対側に位置する $V_1$・$V_2$ 誘導において鏡面像をなし，上記の心電図変化が出現する．背部誘導 $V_7$～$V_9$ では，左室後面心基部の心電図変化を直接捉えることができる（図4）.
- 右冠動脈優位の場合は右冠動脈閉塞により生じうるが，左冠動脈優位の場合は左回旋枝閉塞により生じる場合が多い.

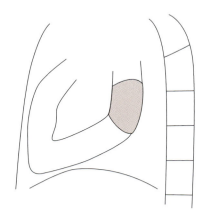

図1　高位後壁梗塞の部位（矢状断）

## 3. 鑑別

- $V_1$・$V_2$ 誘導でR波の増高を示すものとして右室肥大・右脚ブロック・WPW症候群（A型）・反時計回転などがあり鑑別を要する.

## 4. 治療

- 心筋梗塞に対する治療を行う.

1-1 心筋梗塞—④高位後壁梗塞

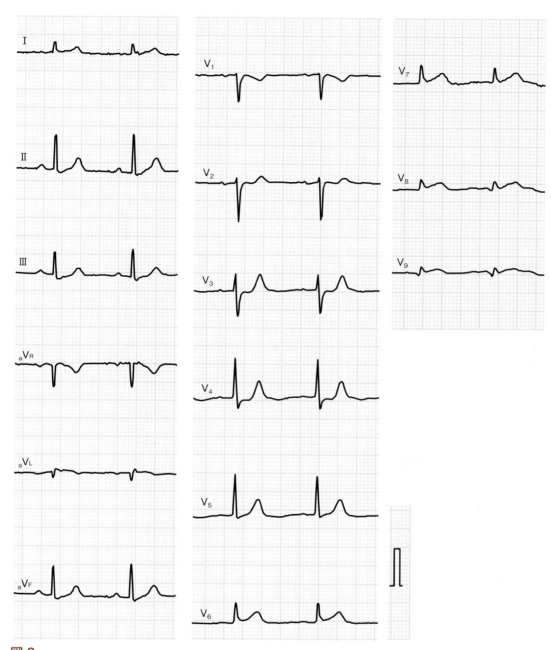

図2
後位側壁梗塞では通常の誘導に変化を認めず，背部誘導（$V_7$〜$V_9$）に ST 上昇を認めることがある．

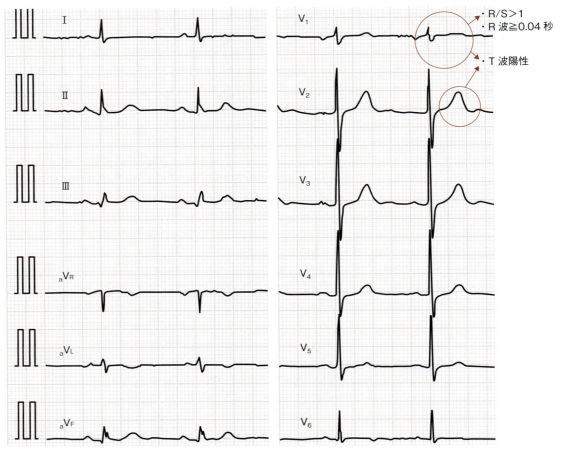

**図3 後壁梗塞の12誘導心電図**

胸痛を主訴に救急搬送．$V_1$・$V_2$誘導のR波増高と$V_2$誘導のT波増高を認める．ST下降は認められない．冠動脈造影にて左冠回旋枝の完全閉塞による急性心筋梗塞と診断された．

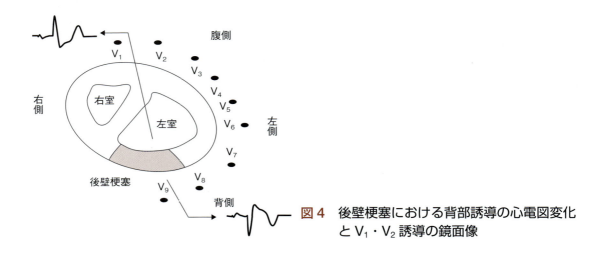

**図4** 後壁梗塞における背部誘導の心電図変化と$V_1$・$V_2$誘導の鏡面像

# 1 心筋梗塞 — ⑤ 右室梗塞

Right ventricular myocardial infarction

畔上 幸司
Koji Azegami

- $V_1$, $aV_R$, $V_{3R}$〜$V_{6R}$（右側胸部誘導）のST上昇が認められる．
- 下壁梗塞の約30〜50％に合併する．
- 血圧低下・低心拍出徴候・右房圧上昇など急性右心不全の病態を呈する．
- 等張液輸液，カテコラミン，経静脈的一時ペーシングを適宜使用する．
- 死亡・心室不整脈・房室ブロックなどの発生リスクが高く約3倍．長期予後は悪くない．

## 1. 診断

- 右室梗塞を疑う徴候は，下壁梗塞における"低血圧・頸静脈怒張・肺うっ血なし"．
- 右側胸部誘導（$V_{3R}$〜$V_{6R}$）のST上昇，特に$V_{4R}$誘導の0.1mV以上のST上昇は診断に有用．

## 2. メカニズム

- 右冠動脈が右室枝より近位で閉塞した場合に発生する．

## 3. 血行動態

- 右房圧上昇 ≥ 10 mmHg，右房圧/肺静脈楔入圧 > 0.8，心係数の低下，Kussmaul徴候（吸気時の静脈圧上昇）など．左心室への前負荷が低下するため，低血圧，ショックに進展しやすい．

## 4. 治療

- 治療は通常の急性心筋梗塞の場合に準じて行う．可及的すみやかに再灌流療法を施行する．

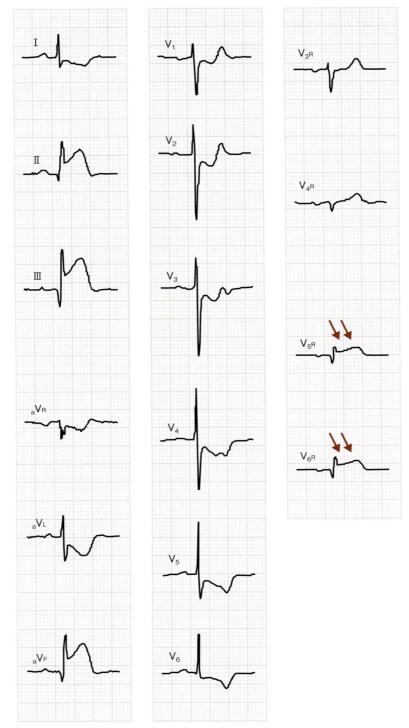

**図1 右室梗塞の心電図**
下壁梗塞があり（Ⅱ，Ⅲ，aVF 誘導に ST 上昇あり），同時に V5R，V6R 誘導に ST 上昇が認められる（矢印）．

# 1 心筋梗塞 ― ⑥非 ST 上昇型心筋梗塞
Non-ST elevation myocardial infarction

畔上 幸司
Koji Azegami

- 持続する ST 上昇の所見がない急性心筋梗塞.
- ST 下降，一過性 ST 上昇，陰性 T 波などの所見が出現しうる．Q 波形成は少ない．

## 1．診断

- 心筋バイオマーカーの上昇により診断する．

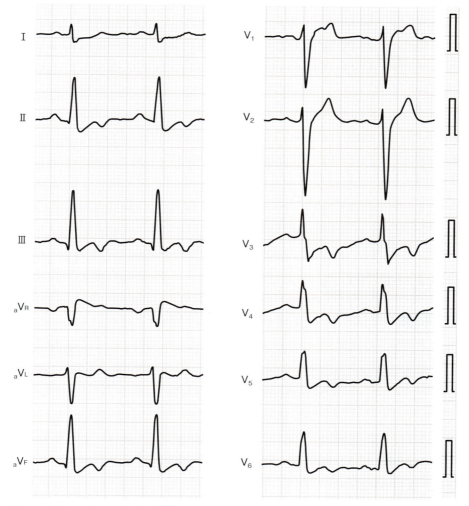

**図 1　非 ST 上昇型心筋梗塞の 12 誘導心電図**
右冠動脈と左前下行枝の完全閉塞（責任病変は後者）．QRS 幅の延長（105 ミリ秒）と II，III，aV$_F$，V$_3$～V$_6$ 誘導で広範な ST 下降および陰性 T 波を認め，aV$_R$ 誘導で ST 上昇を認める．

## 2. 心電図所見と意義

- ST下降は虚血領域と関係なく $V_4$～$V_6$ で認められることが多い．わずかなST下降（0.05 mV）も有意．ST下降の程度・範囲・持続が予後と関連．
- 発症前の心電図があれば比較読影が有効である．
- $_aV_R$ のST上昇は左室全体の広範な心内膜下虚血を反映し，左幹部狭窄あるいは3枝病変の存在を示唆する．
- 陰性T波は，予後との関連性は低いが，5誘導以上の陰性T波は予後不良因子．

## 3. 治療

- 短期リスクの層別化に基づいて初期治療方針を決定する．高リスク患者ではCCU管理のもと早期侵襲的治療を選択する．

---

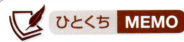

### 心内膜下梗塞

- 虚血が進行すると，心筋は心内膜側から壊死に陥る．一般的には心内膜側の半分までの壊死が心内膜下梗塞（subendocardial infarction；SEI）と定義されている．ここでは心筋梗塞のなかでもSEIに特異的な面について述べる．

**診断**
- 心筋虚血症状，心筋逸脱酵素上昇，ST下降，二相性T波，陰性T波やR波減高などの心電図異常から疑い，冠動脈CTや冠動脈造影で診断する．

**心電図病名と病理学的診断名**
- 非ST上昇型急性心筋梗塞（non-ST elevation myocardial infarction；NSTEMI）の多くが，異常Q波（幅0.04秒以上）がない心筋梗塞（非Q波心筋梗塞，non-Q wave myocardial infarction；N-QMI）である．以前は，異常Q波の存在は貫壁性梗塞を示唆する

### 表1

|  | Q波梗塞 | 非Q波梗塞 |
|---|---|---|
| 貫壁性梗塞 | 86% | 14% |
| 心内膜下梗塞 | 10% | 90% |

(Freifeld AG, Schuster EH, Bulkley BH : Nontransmural versus transmural myocardial infraction. A morphologic study. *Am J Med* 1983 ; 75 : 423-432. より引用)

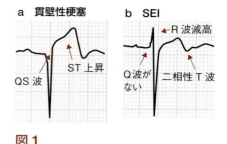

図1

と考えられていた.

- しかし現在は,異常Q波があっても心外膜側のバイアビリティが保たれている(SEIに相当する)場合があることがわかっている.
- 梗塞サイズが大きければSEIであってもQMIとなるが,現実的にはN-QMIであればSEIである可能性が高い(表1).正確には,症状や心電図からN-QMI(心電図病名)と診断,その後コントラストエコー,心臓MRIや核医学検査で梗塞サイズや心筋バイアビリティを評価しSEI(病理学的診断名)と診断する.貫壁性梗塞(図1a)とSEI(図1b)の心電図を示した.

### メカニズム

- 冠動脈は大動脈起始部より分岐し,心筋表面を走行し心筋内に穿通枝を分岐する.心内膜側は心外膜側より内圧が高いことが知られている.心筋内動静脈は一部心腔内と交通があるが,虚血を代償できるほどの予備能は期待できない.
- 心内膜側は心内腔からの圧力負荷のために酸素やエネルギー消費量が多い.そのため心筋のダメージは,まず内膜側に起こり,外膜側に進行する(wave front現象).

### 貫壁性梗塞との違い

- 梗塞巣が心内膜に限局していることから,貫壁性梗塞よりも心筋逸脱酵素の上昇が軽度(または上昇しないこともある)であり,心機能は保たれている.しかし多枝病変が隠れていたり,病変がびまん性であったりと必ずしも予後はよくない.
- 心筋梗塞は,冠動脈の動脈硬化性アテロームのプラーク破綻による血栓が血流を途絶することで起こる.SEIはプラーク破綻以外に,びまん性冠動脈狭窄を背景に心筋血流が低下する病態(血圧低下,低酸素血症,高度貧血,大動脈弁狭窄症など)で発生しやすい.

(江東病院循環器内科 高部 智哲)

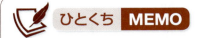

## 急性心筋梗塞の治療

- 施設の状況に応じて，心筋梗塞を迅速に診断し，治療を進める体制づくりが必要である．本邦では2014年，経皮的冠動脈インターベンション（percutaneous coronary intervention；PCI）のうち，急性心筋梗塞に対する場合は高い診療報酬点数が算定される改定がなされた．その要件の1つとして来院から再開通までの時間（いわゆるdoor to balloon time）が90分以内であることが含まれている．
- 診断がついたらまず，人を集めて下記を迅速に行う；問診（特に発症時間，アレルギー歴，出血疾患既往），バイタル，診察（特に胸部と末梢動脈触知），心電図，酸素投与，末梢静脈点滴確保，採血（腎機能やクレアチンキナーゼ，トロポニンといった心筋バイオマーカーの確認），内服確認（特に抗凝固，抗血小板薬），心エコー（虚血部位の診断や弁膜症の把握），両鼠径部剃毛，尿道カテーテル留置，胸部X線，胸痛時モルヒネ投与，カテーテル検査・治療の説明と承諾を得ること．
- PCIチームは招集されて20分以内の到着を目標とする．
- 心室細動，無脈性心室頻拍を繰り返すなど重症例には経皮的心肺補助循環や大動脈内バルーンパンピングを，徐脈には体外ペーシングを考慮する．
- 抗血小板剤2剤，すなわちアスピリン300mgと，チエノピリジン系抗血小板薬（現在，本邦ではクロピドグレル300mgまたはプラスグレル20mg）の投与を直ちに行う．
- 病変に対するバルーン拡張やステント留置の前に，血栓吸引を行うことで塞栓を予防しうる．
- 血管内イメージングなどを用いて，責任病変の血栓やプラークの評価を行った結果，末梢塞栓やno reflow現象が発生することが予想される場合は，末梢保護デバイスの使用が考慮される．しかしルーチンでの使用についてのエビデンスは証明されていない．
- ステント植込み後の抗血小板剤2剤併用療法の期間は，現在のところ標準的には1年間とされている．しかし心房細動など，抗凝固薬が必要となる場合はその短縮を考慮するべきである．生体吸収型スキャホールドや，生体吸収性ポリマーを用いた薬剤溶出性ステント植込み後においても，2剤併用期間を短縮できる可能性がある．
- 図1にST上昇型急性心筋梗塞の治療例，心電図経過を示す．
- 心電図におけるQ波の存在は，最近の報告によれば貫壁性の有無よりも，その広がりに影響されるとされている．異常Q波のある誘導でのT波の陽性化は心筋バイアビリティの存在を示唆する．一方，慢性期において前壁梗塞で異常Q波を認める誘導での陰性T波の持続は，壁全体が線維化した貫壁性梗塞と関連している．
- 血圧，脂質，糖尿病を管理し，喫煙者へは禁煙指導をする．
- β遮断薬，アンジオテンシン変換酵素阻害薬の投与を行う．

## ひとくちMEMO

- 禁忌のない限りすべての回復期患者を，包括的外来心臓リハビリテーションプログラムにエントリーする．

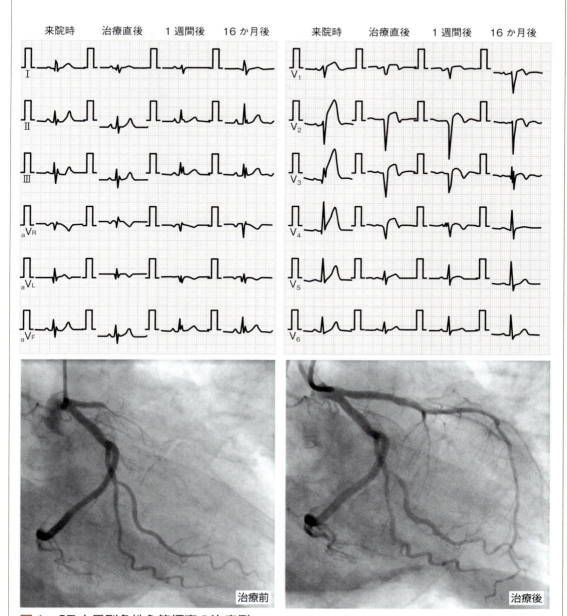

**図1　ST上昇型急性心筋梗塞の治療例**

60歳，男性．胸痛で来院し，心電図では$V_1$〜$V_4$誘導においてST上昇を指摘された．冠動脈造影では左前下行枝に完全閉塞があり，血栓吸引，フィルター留置のうえで，ステント留置を行い再灌流が得られた．治療前，治療後の冠動脈造影を示す．
心電図上，ST上昇は治療直後から大幅に改善している．異常Q波が残存したが，時間の経過に伴いR波の回復がみられる．

（帝京大学医学部内科学講座　鈴木　伸明）

# 異常心電図 ── 1 虚血性心疾患

## 2 狭心症
Angina pectoris

吉川 俊治・磯部 光章
Shunji Yoshikawa / Mitsuaki Isobe

- 狭心症とは「心筋における酸素の需要と供給が一過性に不均衡に陥ったため生じる胸部およびその隣接部の特有な不快感を伴う臨床症候群」である(Harrison, 1968 年).
- 階段昇降や重い荷物を持った時などの労作時に胸痛発作を生じる「労作狭心症」, 安静時に胸痛を自覚する「安静時狭心症」に分類される.
- 冠動脈硬化による器質的狭窄, 冠攣縮による冠血流低下が原因となる.

### 1. メカニズム

- 急性虚血は心筋活動電位を変化させる. 静止膜電位が浅くなり, 活動電位の振幅および立ち上がり速度は低下し, 活動電位持続時間は短縮する. 結果として, 虚血心筋と正常心筋の間に電位較差が生じ心筋障害電流が発生する.
- 心内膜下虚血による心筋障害電流は左室内側に向かうため体表面心電図では ST 下降として記録される. 冠攣縮は貫壁性虚血の原因となり, 心筋障害電流は左室外向きになるため体表面誘導では ST 上昇として記録される(図1).

### 2. 診断

- 胸痛発作時と非発作時に分けて心電図所見を検討する.
- ST 部分, T 波, U 波変化に注目する.
- 過去の心電図を入手可能であれば, 比較読影することが重要である.

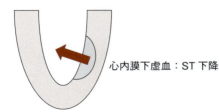
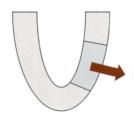

図1 障害電流の向きと ST 変化の関係
心内膜下虚血による障害電流は左室内側に向かうため体表面心電図で ST 下降として記録される.
冠攣縮は貫壁性虚血を生じ, 心筋障害電流は外向きになるため体表面誘導では ST 上昇として記録される.

異常心電図 ── 1 虚血性心疾患

# 2 狭心症 ── ①労作狭心症
Exertional angina

吉川 俊治・磯部 光章
Shunji Yoshikawa / Mitsuaki Isobe

- 階段昇降時や重い荷物を持った時など労作時に一致して狭心症発作を自覚する（表1）．
- 冠動脈硬化による心筋血流供給の減少と労作時の心筋酸素需要量増大との間の不均衡が原因となる．

## 1．診断

- 労作時胸痛に一致して可逆性ST下降を認めた場合は労作狭心症が疑われる．
- 強い心筋虚血を認める例では，安静時心電図でもST-T変化などの異常所見が出現する．
- 虚血性ST-T変化は心尖部の心筋虚血を反映するⅡ，Ⅲ，$aV_F$，$V_4$〜$V_6$誘導で特に認めやすい．
- ST下降は「上行傾斜型」「水平型」「下行傾斜型」パターンを示す．特に胸痛発作時や運動負荷で出現した水平型，下行傾斜型は虚血性変化として特異度が高い（図1）．
- T波は「平低化」「二相性変化」「陰転化」所見を示す（図2）．

### 表1 狭心症の分類（AHA 1975）

- 安定労作狭心症
- 不安定狭心症
  - ①新規労作狭心症
      労作時の胸痛発作が新たに始まったもの
  - ②変動型
      安定した労作狭心症であったものが，発作の頻度，強さ，持続時間が増強したもの
  - ③新規安静狭心症
      安静時の胸痛発作が出現したもの

- 陰性U波の出現を認めることがある（図3）．
- 心筋再分極異常を基礎に有する症例
  - 左室肥大
  - 左脚ブロック
  - 電解質異常
  - WPW症候群
  - 心室ペーシング施行中

では，それ自体でST変化を生じるため心電図の解釈は難しくなる．
- 安静時心電図が正常な症例では運動負荷心電図が診断に有用である（⇒S262頁，「運動負荷試験」を参照）．高齢者や整形外科疾患，閉塞性動脈硬化症合併など運動負荷が不可能な症例ではドブタミン負荷心エコー，薬剤負荷心筋シンチグラフィーなどの方法で心筋虚血の評価を行う．
- 上記諸検査で狭心症が疑われた症例は診断確定，治療方針決定のため冠動脈造影を行う．

## 2．メカニズム

- 冠動脈狭窄による心筋虚血は心内膜側から生じる．心内膜下虚血では心筋障害電流の向きが内膜側になり，体表面心電図ではST下降として記録される．

## 3．治療

- 胸痛発作時は安静とし硝酸薬舌下投与による症状緩和を図る．
- 胸痛発作軽減の目的で心筋酸素需要量を減少させるβ遮断薬，冠血流増加のために硝酸薬を投与する．スタチンは冠動脈疾患の一次予防，二次予防効果を有する．アスピ

リンは二次予防に有効である．
- 重症例では血行再建治療を検討する．解剖学的特徴や併存疾患を考慮し経皮的冠動脈インターベンション，冠動脈バイパス術のいずれかを選択する．

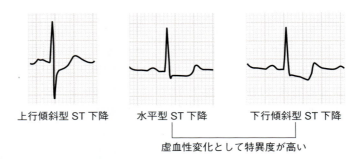

**図1　ST下降「上行傾斜型」「水平型」「下行傾斜型」のパターン**
胸痛発作時や運動負荷で出現した水平型，下行傾斜型ST下降は虚血性変化として特異性が高い．

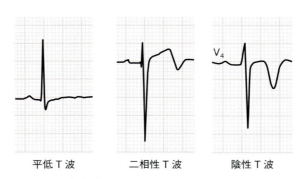

**図2　T波変化**
心筋虚血を反映して「平低T波」「二相性T波」「陰性T波」パターンを示す．

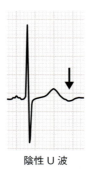

**図3　陰性U波**
陰性U波(矢印)を認めることもある．

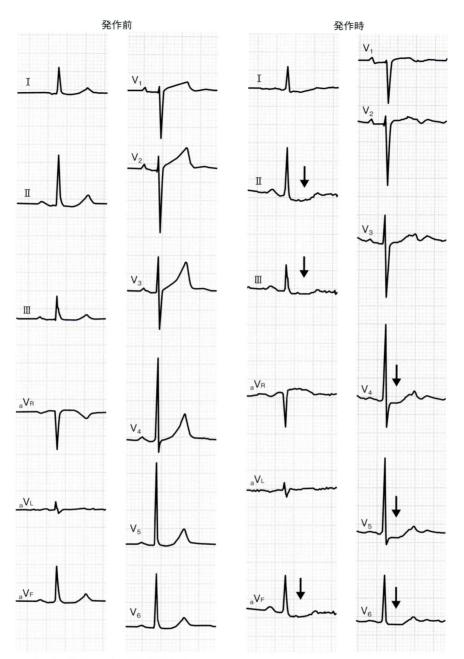

**図4 狭心症発作時の心電図**
Ⅱ，Ⅲ，aVF，V4〜V6 誘導で水平型 ST 下降を認めた．

# 2 狭心症 — ② 異型狭心症
Variant angina

吉川 俊治・磯部 光章
Shunji Yoshikawa / Mitsuaki Isobe

- 比較的太い冠動脈が一過性に異常収縮する状態を冠攣縮と呼ぶ.
- 異型狭心症は冠攣縮を原因とし,胸痛発作時に一過性ST上昇を認めることが特徴である.
- 欧米人と比べ日本人に多い.
- 夜間,早朝安静時に胸痛を自覚することが多い.
- 飲酒,喫煙習慣,脂質異常,糖代謝異常を有する頻度が高い.
- 比較的予後良好な疾患だが,放置した場合に心筋梗塞,心室不整脈や突然死など重篤な心臓イベントを生じる可能性があり軽視してはいけない.

## 1. 診断

- 診断のポイントは発作時心電図を記録することであるが,胸痛は夜間早朝に多いため外来での記録は必ずしも容易でない.
- 発作時記録のためHolter心電図が有用なことがある(図1).
- 異型狭心症の自然発作時の心電図を示す(図2).60歳代の男性.冠動脈造影検査直前に胸痛を訴えⅡ,Ⅲ,$_a$V$_F$誘導のST上昇所見を認めた.心電図変化は硝酸薬舌下投与で消失した.直後に施行した冠動脈造影では器質的狭窄を認めなかった.
- 病歴から異型狭心症が強く疑われるが発作時心電図を捉えらえない症例では,非薬物誘発試験(過換気負荷など),冠攣縮誘発試験(アセチルコリン負荷,エルゴノビン負荷)による冠動脈造影を行う.

## 2. メカニズム

- 冠攣縮が貫壁性虚血を生じた結果,心筋障害電流は外向きになるため体表面誘導ではST上昇として記録される.
- 冠攣縮部位には高率に冠動脈プラークが存在することが,血管内超音波を使用した研究で示されている.

## 3. 治療

- 発作時は症状緩和のため硝酸薬舌下投与を行う.
- 非発作時は冠攣縮を避けるための生活指導,薬物治療が重要である.
- 禁煙を指導する.飲酒で発作が誘発される症例では禁酒を指導する.
- 発作予防の薬物治療としてはカルシウム拮抗薬が著効する.
- 労作性狭心症の治療で頻用されるβ遮断薬は,異型狭心症では冠攣縮を増悪させるため使用しない.必要な場合は必ずカルシウム拮抗薬と併用する.

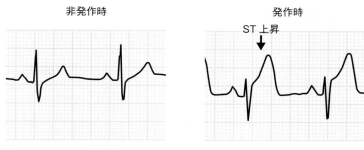

**図1 Holter心電図**
早朝に胸痛を自覚し，一過性ST上昇が記録された．

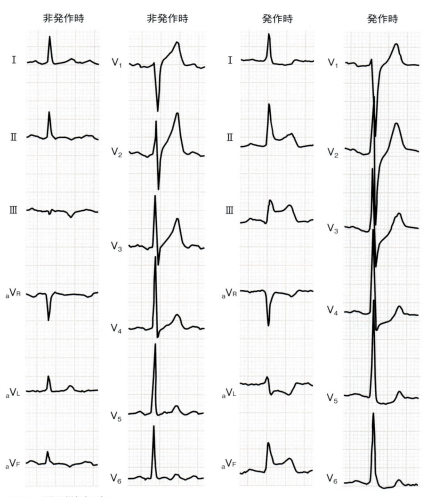

**図2 異型狭心症**
自然発作時の心電図．Ⅱ，Ⅲ，$_a$V$_F$誘導でST上昇を認めた．

異常心電図

## 2 心筋炎
Myocarditis

猪又 孝元
Takayuki Inomata

### 1. 心電図

- 感度が高く,かつ,簡便な診断法である.
- 心筋障害に起因する所見とリズム異常とに大別されるが,特異的な所見はない.
- 心筋炎での心電図所見が何たるかを識ることより,「何をもってして心電図をとろうと思うか」がもっと重要である.
- ST-T 変化が高率であり,異常 Q 波,低電位差あるいは R 波減高を認める.
- ST 上昇は心膜炎の合併を示唆し,$aV_R$ を除くほぼ全誘導で認めることが多く,鏡像変化を伴わない(図1).
- 限局性の ST 上昇を呈し,急性心筋梗塞と酷似する例がある.
- 心伝導障害としては,房室ブロックや脚ブ

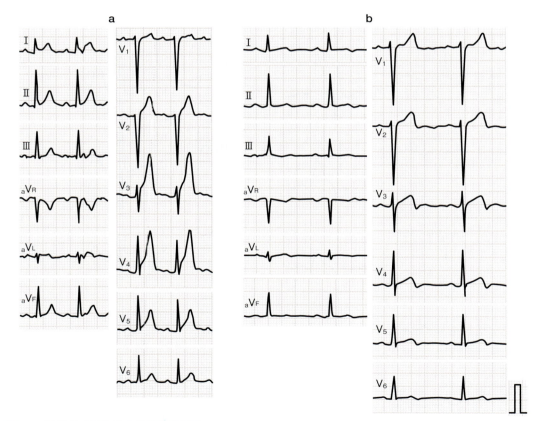

**図1 急性心筋炎での心電図所見**
呼吸困難にて発症し,Ⅰ,Ⅱ,$aV_L$,$aV_F$,$V_3$〜$V_6$ の多誘導で ST 上昇を認めた(a).経過観察のみですみやかに心機能は正常化し,1週間後の心電図では上昇した ST が基線に復し,一部に T 波の陰転化を認めた(b).

ロック，心室内伝導障害が多い．
- 心室頻拍や心室細動，心静止の出現（図2）は致死的であり，連続的な心電図モニターが必要である．
- 時間の経過とともに異常所見が明瞭になる場合があり，疑診例では心電図検査を繰り返す．
- QRS幅が徐々に拡大してきたら，劇症型に向かう悪化の兆しである．
- 慢性心筋炎に特徴的な心電図所見はなく，拡張型心筋症と鑑別がつかないことが多い．

## 2．診断

- 急性心筋炎は，「感冒」の一亜型である．
- 感冒様症状や消化器症状を前駆として，心症状をきたす．
- 初期心症状としては，ショックを含む心不全症状と不整脈による動悸や失神，長時間続く胸痛が多い．
- 血中心筋トロポニンが上昇する．
- 心エコー図では，心膜液貯留に加えて，炎症部位に一致した一過性の壁肥厚と壁運動低下が特徴的である．
- 「先の読めない」急性心筋炎の診療では，病初期にその可能性を念頭におけるかが勝負を決める．

## 3．病態

- 急性心筋炎はウイルス感染が多いとされるが，ホスト側の免疫機構や自己免疫機序が病態を修飾し，病型は無症候性のものから劇症型に至るまで広範囲にわたる．
- 軽度な初期症状でも急速に劇症型へ向かう例もある．
- 劇症型心筋炎は，補助循環が普及した現在でも救命率は高くない．

a 心静止

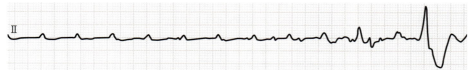

b 非持続性心室頻拍

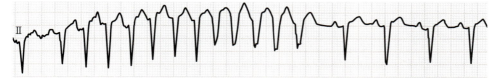

c 心室細動

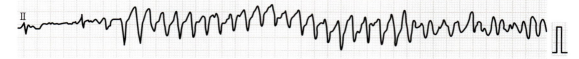

**図2 同一症例内にさまざまな不整脈所見を呈した急性心筋炎**
失神時に，完全房室ブロックによる心静止(a)をきたした．心伝導障害は数日で正常化したが，その後非持続性心室頻拍(b)を繰り返し，心室細動(c)にて電気的除細動が施行された．

# 異常心電図

## 3 心膜炎
Pericarditis

猪又 孝元
Takayuki Inomata

### 1. 心電図

- 発症から寛解までのどの時点にて記録されたかで，心電図所見は変化する．
- 発症初期は，ST上昇が特徴的である(図1)．
- 急性心筋梗塞との鑑別点として，①広範囲の誘導で出現，②上に凹のST形状，が挙げられる．
- $aV_R$および，時に$V_1$誘導でST下降を認めるが，心筋梗塞のように鏡像変化は前面に出ない．
- 心外膜の炎症が心外膜側の心筋層に波及することで，心筋梗塞と同じく障害電流パターンとしてST上昇が現れる．つまり，心膜炎は単独に現れず，程度の差はあれ心筋心膜炎の病態を呈する．
- 心筋の傷害量が少ないためか，ST上昇は心筋梗塞と異なり5 mmを超えることは稀である．
- 心膜炎では上昇したSTは1週間前後で基線に戻り，さらに2〜3週間かけてT波の陰転が続く．その後ゆっくりとST-Tは正常化していく．このような経過やその成立機序は，急性心筋梗塞の際の再分極パターンに似ている．
- 心膜炎は心房表面に波及することも多く，心房の障害電流により心房性T波(Ta波)もしくは心房性ST部分(STa)の偏位が生ずる．
- 急性心膜炎では，PR部分が1 mm以上下方に偏位することがあり，さらにST部分と相反する方向に偏位する．

### 2. 診断

- 急性心膜炎では，発熱および前胸部痛が持続性，かつ，体動や呼吸によりその程度が変化する．
- 特徴的な徴候と心電図所見から，典型的な急性心膜炎は比較的容易に診断できるが，心電図の診断のみに固執すべきではない．
- 心タンポナーデは緊急処置が必要であり，心ポンプ動態の把握には心電図は無力である．
- 心タンポナーデでは，心エコー図で心腔の虚脱が観察される．
- 心タンポナーデでは，身体徴候で頻脈・奇脈・頸静脈怒張が観察されるが，Kussmaul徴候は生じない．

### 3. 病態

- 心膜腔に炎症が生じることで，胸痛や心膜液貯留などをきたす疾患の総称である．
- 急性心膜炎は原発病変のみならず，急性心筋梗塞や急性心筋炎に合併する場合がある．
- 比較的慢性の経過では，悪性疾患(心膜転移)，膠原病，結核，甲状腺機能低下症など基礎疾患が隠れていないかを鑑別する．

3 心膜炎

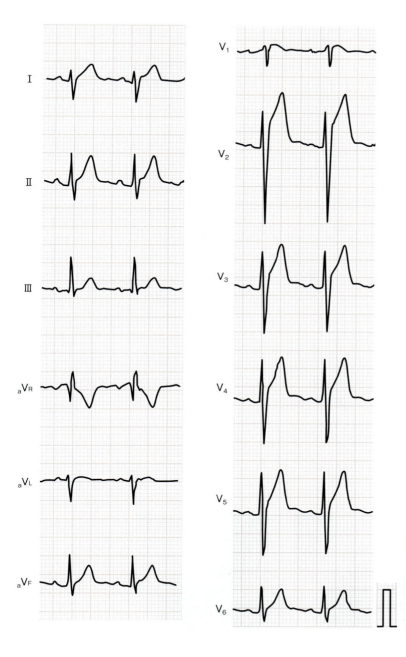

図1 急性心膜炎での急性期心電図所見

胸痛にて受診し，aVRを除くほぼ全誘導で上に凹のST上昇を認めた．II誘導でPR部分が1mm以上下方に偏位している．

異常心電図

# 4 たこつぼ心筋症
Takotsubo(ampulla) cardiomyopathy

明石 嘉浩
Yoshihiro Akashi

- 急性期に幅広い誘導でST上昇を認めることが多い.
- 急性心筋梗塞と心電図での鑑別にはコツがある.
- 高齢女性に多く発症し,男女比は1:8である.
- 冠動脈の支配領域を越えた壁運動低下を示す.
- 急性期は集中治療室にて経過観察を要する.

## 1. 診断

- 突然の胸痛や呼吸困難,心電図変化,心エコー所見,採血結果など,急性心筋梗塞ときわめて似ているが,冠動脈自体にプラーク破綻の所見がなく,単一冠動脈の血管分布を越えた左室壁運動異常を呈する(図1).
- 急性期は幅広い誘導でST上昇を認める(図2).
- 数週間で投薬なしでも心臓の動きは回復し,巨大陰性T波を示す(図2).
- $_aV_R$でST下降を認め,かつ$V_1$でST上昇がみられないときは,90%以上の感度・特異度をもって前壁中隔急性心筋梗塞と鑑別できる(陽性的中率はやや低い).

## 2. メカニズム

- カテコラミン過負荷に対する心臓カテコラミン受容体の反応と考えられている.
- カテコラミンを負荷試験や救急処置で使用した際にたこつぼ心筋症を発症したとする報告が数多くみられる.
- 左前下行枝近位部閉塞に伴う心電図変化は$_aV_R$誘導でST上昇を示すことが多いが,心尖部バルーニングをきたすたこつぼ心筋症では$_aV_R$誘導でのST下降がしばしばみられる.これは心尖部領域のST上昇の鏡面像と考えられている(図2).
- 虚血再灌流後にみられるT波陰転化と,たこつぼ心筋症でみられるT波とは明ら

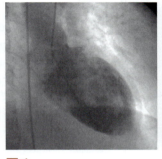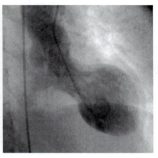

図1
左:左心室造影拡張期.右:左心室造影収縮期には心尖部の無収縮で心基部のみが収縮してみえ,いかにも壺のような形にみえることから名づけられた.

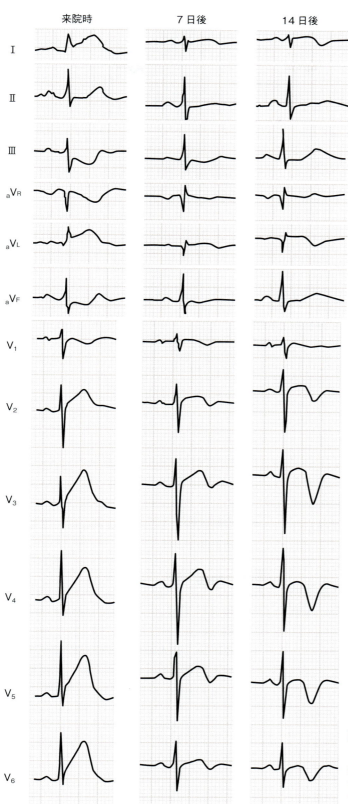

**図2 たこつぼ心筋症急性期と亜急性期の心電図**
来院時はI, aVL, V₂〜V₆でST上昇がみられ, 2週間後にはV₂〜V₆で陰性T波となっている.

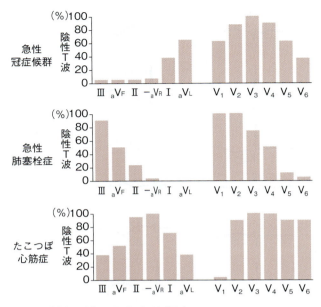

**図3 陰性T波のみられる頻度**
[Kosuge M, *et al*: Differences in negative T waves among acute coronary syndrome, acute pulmonary embolism, and Takotsubo cardiomyopathy. *Eur Heart J Acute Cardiovasc Care* 2012; 1: 349-357, Figure 1より許諾を得て転載]

かに陰転化を示す誘導に違いがある．図3に，Cabreraの配列に従って陰性T波のみられる誘導の頻度を示す．再灌流後の急性冠症候群では$V_3$で最も陰性T波がみられるが，たこつぼ心筋症では肢誘導に山があり，$V_2$〜$V_6$まで広範囲に陰性T波がみられる．図3に示す肺塞栓急性期の心電図では，右室負荷を反映する誘導において陰性T波が高頻度に出現している．

## 3. 治療

- 特効薬はない．
- 動物実験ではエストロゲン，$\alpha\beta$遮断薬，本邦未発売の強心薬レボシメンダン（levosimendan）などが効果的と証明されているが，ヒトでは証明されていない．
- 流出路圧較差を生じる症例には，$\beta$遮断薬が効果的である．

## 4. 予後

- 再発は約4％，予後不良例は約5％にみられる．
- 低血圧例，肺水腫例，流出路圧較差を有する例，右室の関与を認める例，心破裂例では予後が悪い．

# 5 心筋障害（非特異的ST-T変化）

Myocardial damage

明石 嘉浩
Yoshihiro Akashi

- 本来は器質的疾患が除外されたものであることが前提である．
- 除外されるべきものに虚血性心疾患，左室肥大，電解質異常，薬物中毒などが挙げられる．
- 生命予後には関係ないが，観察研究で心血管死亡リスクが高まるとも言われており，議論の余地がある．
- 非特異的ST-T変化がみられる心電図を図1〜3に示す．

## 1. 原因

- 自律神経機能変化
- 生理的要因
- 中高年女性
- スポーツ心臓
- 若年者
- 低体温
- 不明のものもある

## 2. 特徴

- 心臓の電気現象の一部をみている．
- 心筋の形態や血流分布の状態により波形が変わる．
- 心電図のみではわからないことが多いため，ほかの所見を含めた総合的な評価が必要である．
- 冠危険因子や遺伝的素因がある場合は各種検査を行い，除外診断を行うことが望ましい．

## 3. 診断

- 明確なものはない．
- 正常心電図と同等の意味で使用されることもある．
- 除外診断であり，あくまで主観的な診断である．
- 同一患者でも，みられるときとみられないときがある．

## 4. 鑑別診断（器質的疾患に伴うST-T異常など）

- 虚血性心疾患全般
- 心室肥大（右室・左室）に伴うストレインパターン
- 急性心膜炎
- 急性心筋炎
- 急性肺塞栓
- 急性大動脈解離
- 心筋症全般
- 弁膜症
- 徐脈（QT延長）
- 脚ブロック（右脚・左脚）
- ブルガダ症候群，J波症候群
- WPW症候群
- ジギタリス効果
- 低カリウム血症，低カルシウム血症，低マグネシウム血症（QT延長）

## 5. 治療

- 特になし．
- 器質的な疾患の場合は，その治療を行う．

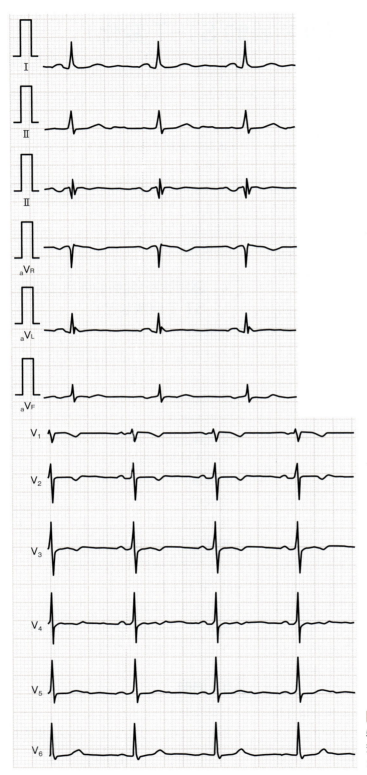

**図1**
57歳,女性.非特異的ST-T変化としてV₁〜V₄でのT波が平低から陰転化している.

5 心筋障害（非特異的 ST-T 変化）

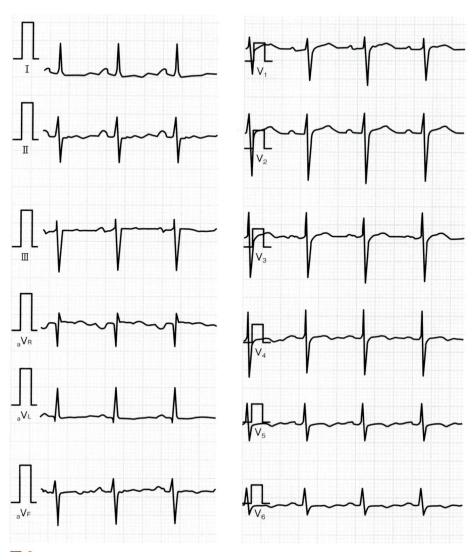

**図 2**
78 歳，男性．I，II，III，aV_L，aV_F の平低 T 波，V_4〜V_6 の陰性 T 波を認める．胸部誘導のスケールは半分である．

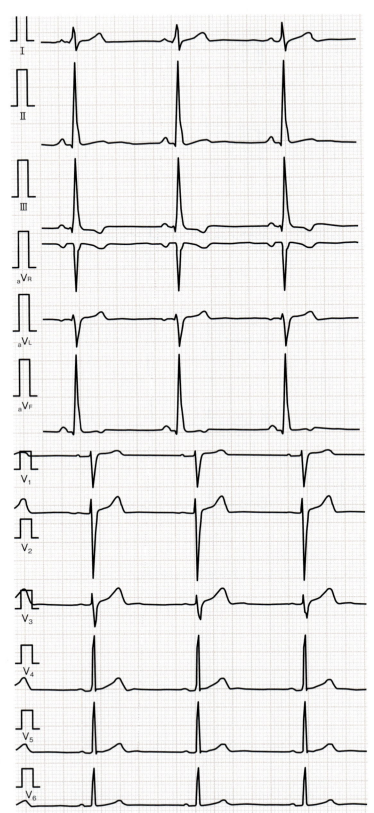

**図3**
24歳，男性．運動習慣あり．IIの平低T波，III，$_aV_F$で陰性T波を認める．胸部誘導のスケールは半分である．

# 6 心室肥大
Ventricular hypertrophy

関口 幸夫
Yukio Sekiguchi

- 心室肥大には求心性肥大と遠心性肥大とがあり，求心性肥大とは心室内腔が拡大せずに壁が肥厚し重量が増加した状態であり，遠心性肥大とは心室内腔が拡大し重量が増加した状態である．
- 通常用いられる心室肥大とは，心室壁が肥厚する求心性肥大を指すことが多い．ひとつひとつの心筋細胞が肥大することで心筋が厚くなり重量増加が生じる．
- 肥大する心室部位によって，右室肥大，左室肥大，そして両室肥大と呼ばれる．
- 心電図所見に加えて心臓超音波検査や心臓MRI検査が診断に有用である．
- 肥大心では拡張能の低下が生じるため，労作時の心拍数上昇や頻脈性不整脈により血行動態に悪影響を与えることがある．

## 1. メカニズム

- 正常心における心室内の初期興奮ベクトルは，まず中隔を左から右に向かうため，$V_1$誘導からみると興奮が近づいてくることになり小さなr波を形成する．一方の$V_5$誘導では興奮が遠ざかることになりq波を形成する（図1）．その後，心室興奮は左右両脚を下降しプルキンエ線維へと伝わるが，左室の起電力がより強いために左室方向へのベクトルが強くなる．このため，$V_1$誘導ではベクトルが相対的に遠ざかることになるため深いS波を形成し，$V_5$誘導では相対的なベクトルが近づくためR波を形成することになる（図2）．
- 左室肥大では，正常心よりもさらに左室方向へのベクトルが強くなるため，$V_1$誘導のS波はより深くなり，$V_5$誘導のR波はより高くなる（図3）．
- 右室肥大では，反対に右室の起電力が強くなるため相対的なベクトルは右室へと向かう．このため，$V_1$誘導のR波高は増高し，$V_5$誘導のS波はより深くなる（図4）．
- 時に左室肥大では左軸偏位となり，右室肥大では右軸偏位となる．
- 両室肥大では右室肥大と左室肥大の所見が混在する．右室肥大によって右側胸部誘導での心室興奮の起電力が増大する所見に加えて，左室肥大による左側胸部誘導でのR波高電位が記録される場合には両室肥大と診断する．具体的な心電図所見としては，$V_5$，$V_6$誘導のR波高電位に加えて$V_1$〜$V_3$誘導のR波増高，不完全右脚ブロックがみられる場合，左室肥大所見に加えて，$V_1$，$V_2$誘導でのストレイン型ST-T変化，右房負荷所見がみられる場合，などが挙げられる．
- 左室肥大は，高血圧性心疾患，大動脈弁狭窄，大動脈弁閉鎖不全，肥大型心筋症，心室中隔欠損症などの疾患によって生じる．一方，右室肥大は特発性肺動脈性肺高血圧症，慢性肺血栓塞栓症，心房中隔欠損症，心室中隔欠損症などの疾患によって生じ，両室肥大は連合弁膜症や肺高血圧を伴う心室中隔欠損症などの場合にみられる．

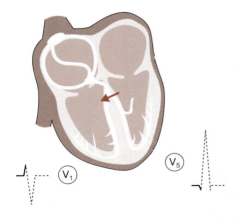

図1 正常心の心室初期興奮ベクトル

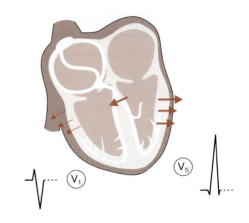

図2 正常心の心室興奮ベクトル

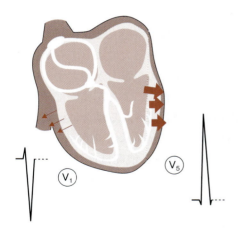

図3 左室肥大における心室興奮ベクトル

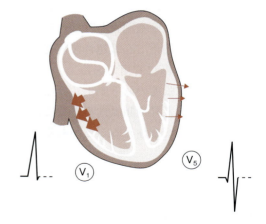

図4 右室肥大における心室興奮ベクトル

異常心電図 —— 6 心室肥大

# 1 左室肥大と拡大
Left ventricular hypertrophy/dilatation

関口 幸夫・磯部 光章
Yukio Sekiguchi / Mitsuaki Isobe

- 左室肥大(求心性肥大)は左室の圧負荷が，左室拡大(遠心性肥大)は容量負荷がそれぞれ原因となって生じる．
- いずれも左室の起電力が増加するために左室高電位となる．
- 左室高電位のみで左室肥大と診断することはできない．
- 再分極異常を伴うためST-Tの異常を伴う．

## 1. 診断

- ミネソタコードによる高電位の基準は
  - $V_5(V_6)$ 誘導のR波 > 26 mm　または，
  - I，II，III，$aV_F$ 誘導のいずれかのR波 > 20 mm　または，
  - $aV_L$ 誘導のR波 > 12 mm　または，
  - $V_1$ 誘導のS波 + $V_5(V_6)$ 誘導のR波 > 35 mm

  であり，これらの所見に加えて左室側誘導(I，$aV_L$，$V_5$，$V_6$誘導)のST-T変化や心室興奮時間延長(0.05秒以上)を伴う場合に左室肥大と判定する(図1)．
- 左室の圧負荷ではストレイン型と呼ばれるST-T低下を伴う陰性T波をきたす(図1a)．
- 一方，容量負荷の場合は，右側へ向かう中隔ベクトルが増大するために$V_5$，$V_6$誘導でq波がみられT波が増高する(図1b)．
- 左軸偏位がみられることがある．

## 2. 心筋症

- 左室壁の肥厚，左室拡大をきたす代表的な心筋症として，それぞれ肥大型心筋症と拡張型心筋症が挙げられる．
- いずれの心筋症においてもST-T変化を伴う左室高電位がみられることがあるが特異的な心電図所見はない．
- 心尖部肥大型心筋症ではこれらの変化に加えて$V_3$〜$V_5$誘導に巨大陰性T波を認めることが多い(図2)．
- 心室中隔肥大を呈する肥大型心筋症では，中隔ベクトルが増大するためQ波が出現し左室高電位を示さないこともある．

## 3. メカニズム

- 左室圧負荷による左室肥大(求心性肥大)は高血圧症，大動脈弁狭窄，肥大型心筋症などにより生じる(図3)．
- 左室容量負荷による左室拡大(遠心性肥大)は大動脈弁閉鎖不全や心室中隔欠損症などによって生じる(図4)．

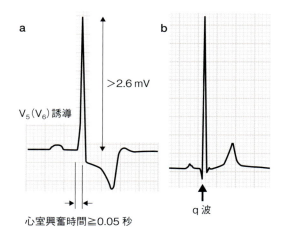

図1
a：左室圧負荷
b：左室容量負荷

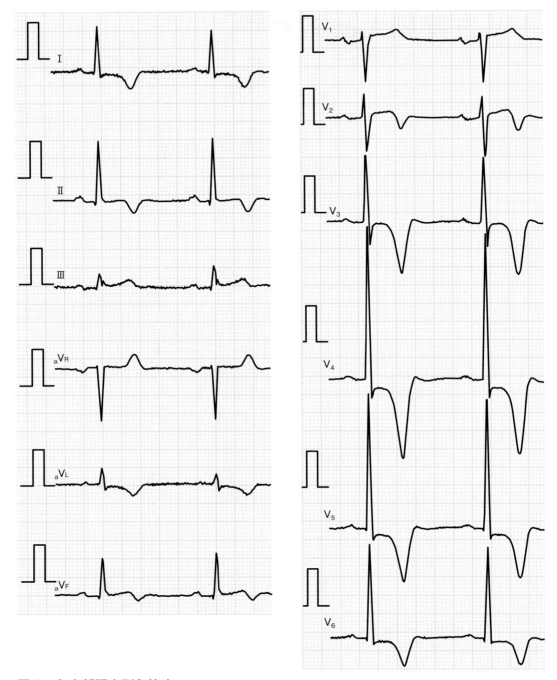

**図2 心尖部肥大型心筋症**
左室高電位（$V_5$ で 3.7 mV）と左側胸部誘導で巨大陰性 T 波を認める．

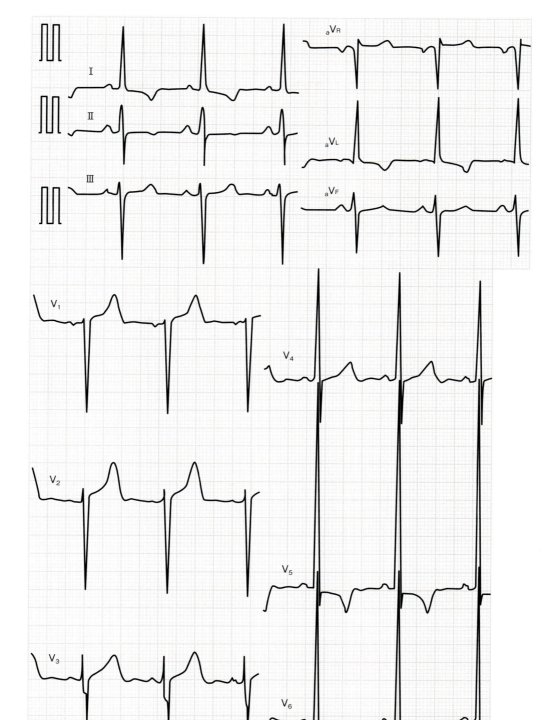

図3 左室圧負荷(大動脈弁狭窄例)

$_aV_L$,$V_5$,$V_6$誘導におけるR波高値はそれぞれ 1.7 mV,5.7 mV,4.3 mV であり高電位を認める.ST-Tはストレイン型であり左軸偏位を示す.

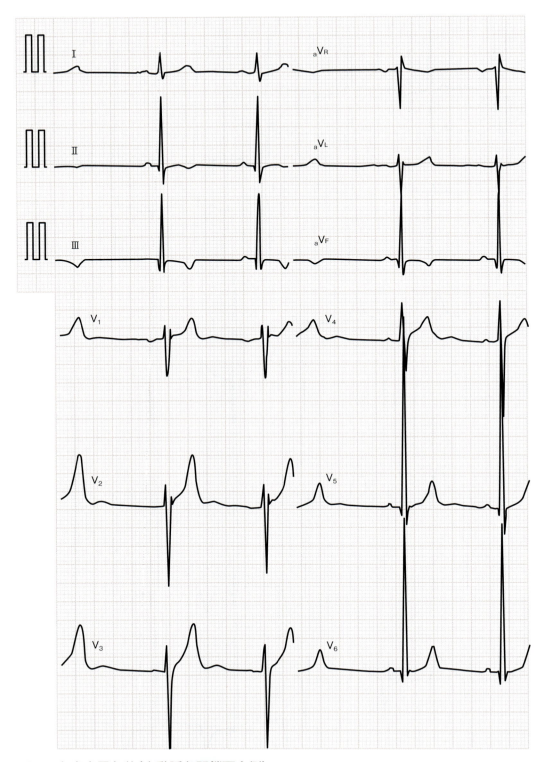

**図4 左室容量負荷（大動脈弁閉鎖不全例）**
$V_5$ 誘導と $V_6$ 誘導の R 波高はそれぞれ 5.2 mV, 4.1 mV と著明な高電位を示している．上記の誘導からは小さな q 波と陽性 T 波がみられる．

# 異常心電図 —— 6 心室肥大

## 2 右室肥大
Right ventricular hypertrophy

関口 幸夫
Yukio Sekiguchi

- 右室肥大となるには左室のベクトルを上回るだけの右室心筋量が必要となること，また基礎心疾患の影響を受けることから，心電図上の特異度は高いが感度はさほど高くない．
- 特発性肺動脈性肺高血圧症や，慢性肺血栓塞栓症，アイゼンメンジャー症候群など二次性肺高血圧症をきたす疾患で右室に高い圧負荷がかかる場合や，心室中隔欠損症や心房中隔欠損症など右室の容量負荷を生じる疾患にみられる．

### 1. 診断

- $V_1$，$V_2$誘導といった右側胸部誘導において高いR波がみられ，一方で左側胸部誘導に深いS波が形成されるのが特徴である．
- 右側胸部誘導のストレイン型ST-T変化，右軸偏位も重要な所見である．
- 以下の5つが有用な所見とされる．
  ① 右軸偏位
  ② $V_1$誘導のR/S比が1以上であり，そのR波高値が0.5 mV以上
  ③ $V_1$誘導の心室興奮時間が0.04秒以上
  ④ $V_1$誘導のストレイン型ST-T変化
  ⑤ $V_5$，$V_6$誘導の深いS波
  QRS幅が0.12秒以内の症例で①と②を満たす場合には右室肥大が強く示唆される（図1）．
- 上記の所見は右室の圧負荷疾患にみられるが（図2），右室容量負荷の場合では右側胸部誘導で不完全右脚ブロックパターンであるrsR′型がみられる（図3）．

### 2. メカニズム

- 右室肥大により心臓の起電力は右前方へ向かう．このため，右側胸部誘導では興奮ベクトルが近づいてくることになるためR波は増高し，一方の左側胸部誘導ではベクトルが遠ざかるためS波が深くなる．

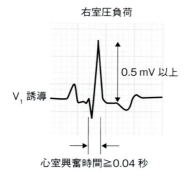
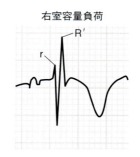

図1

## 3. 治療

- 原因となる疾患に対する治療を行うが，原疾患によって治療法が大きく異なるため，まずは心超音波検査などの検査法を併用しながら適切な診断を行う必要がある．

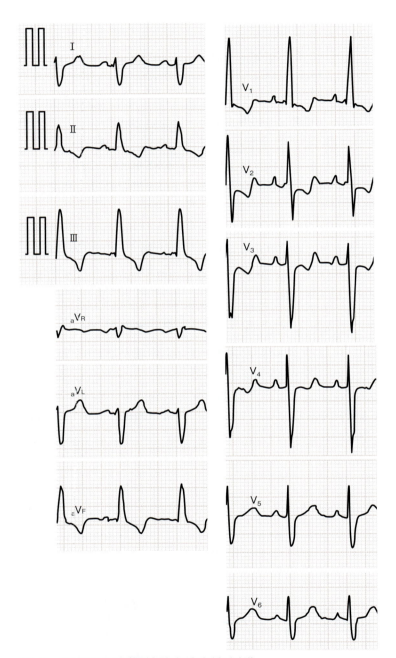

**図2　右室圧負荷（慢性肺血栓塞栓症例）**
右室圧が 95/7 mmHg と高値を呈している症例．
$V_1$ 誘導で高い R 波がみられ（1.7 mV），$V_5$ 誘導，$V_6$ 誘導の S 波は深い．
右側胸部誘導ではストレイン型 ST-T 変化がみられ，右軸偏位をきたしている．

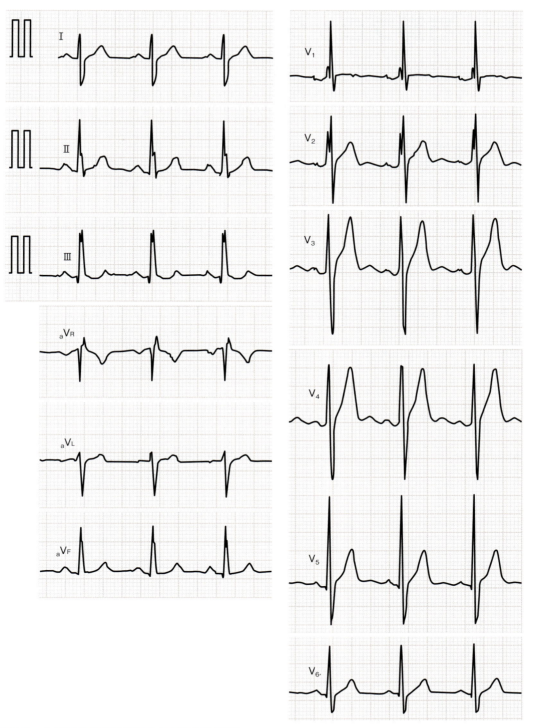

**図3　右室容量負荷（心房中隔欠損症例）**
$V_1$，$V_2$誘導で不完全右脚ブロックパターンである rsR′ 型がみられる．QRS 幅は 0.11 秒であり右軸偏位をきたしている．

異常心電図 —— 7 心室内伝導障害

# 1 右脚ブロック
Right bundle branch block（RBBB）

新田 順一
Junichi Nitta

- 心室内刺激伝導路は房室結節からヒス束を経て右脚と左脚に分かれ，それぞれ右室と左室へと走行し先端はプルキンエ線維で結合している．そのうち右脚の興奮伝導が障害されたものを右脚ブロックという（図1）．右脚本幹またはその分枝の障害のため心室内伝導障害が起こり右室の興奮に遅れが生じるものである．
- 右脚は左脚よりも解剖学的に細くて長いために伝導障害が生じやすい．
- 健常者でもしばしば認められる心電図異常である．

## 1．診断（図2）
- 幅広いQRSで$V_1$のQRS波形はrsR′型，T波は陰性
- I，$aV_L$，$V_5$，$V_6$のS波は幅広く，スラーや結節を伴い，T波は陽性
- QRS幅が0.12秒以上：完全右脚ブロック（complete right bundle branch block；CRBBB）
- QRS幅が0.10秒以上0.12秒未満：不完全右脚ブロック（incomplete right bundle branch block；IRBBB）

## 2．原因疾患
- 基礎疾患がなく病的意義のないものが多い
- 心房中隔欠損症や肺動脈弁疾患など右室の容量負荷を生じる疾患
- ブルガダ症候群，ブルガダ型心電図（$V_1$，$V_2$でST上昇）
- 不整脈原性右室心筋症
- 虚血性心疾患，高血圧性心疾患，リウマチ性弁膜症および肺性心など
- アミロイドーシスやサルコイドーシスなど刺激伝導系に障害を及ぼす全身性疾患

## 3．鑑別
- WPW症候群A型
- 右室肥大
- 高位後壁心筋梗塞

## 4．検査・治療
- 以前より指摘されていて，一度は心エコーなどが施行され異常がないことを確認されていれば，特に検査や経過観察も必要ない．
- 右脚ブロック自体病的意義はほとんどないが，初めての指摘であれば，心エコーなどで器質的心疾患の有無を評価し，異常を認める場合はその精査治療を行う．

## 7-1 右脚ブロック

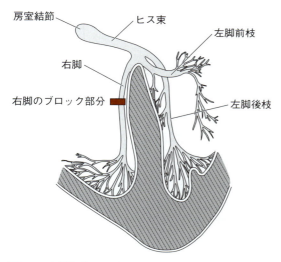

図1　右脚ブロック

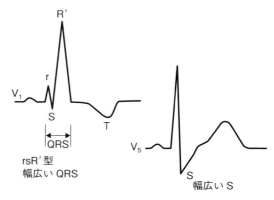

・0.12秒以上　完全右脚ブロック
・0.10〜0.12秒　不完全右脚ブロック

図2

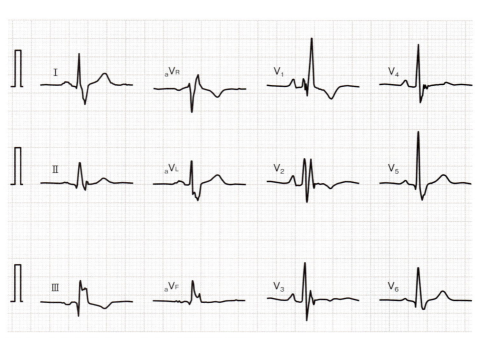

**図3　完全右脚ブロックの12誘導心電図**
QRS幅は0.14秒と広く，$V_1$，$V_2$のQRSはrsR'型でT波は陰性となり，Ⅰ，$aV_L$，$V_5$，$V_6$のS波は幅広くスラーを伴っており，典型的な完全右脚ブロックである．

異常心電図 —— 7 心室内伝導障害

# 2 左脚ブロック
Left bundle branch block（LBBB）

新田 順一
Junichi Nitta

- 心室内刺激伝導路は房室結節からヒス束を経て右脚と左脚に分かれ，左脚はさらに前枝と後枝に分かれ放線状に左室に広がる．この左脚の興奮伝導が障害されたものを左脚ブロックという（図1）．
- 右脚ブロックと異なり，左脚ブロックは左脚前枝と左脚後枝が障害されることによって生じるため，かなり広範な心筋障害を合併することが多く，原因検索のため精査が必要である．

## 1. 診断（図2）

- QRS幅が広く，$V_1$でS波の幅が広く深く，r波は小さく，ときにはQS型
- I，$aV_L$，$V_5$，$V_6$のQRSは上向きでR波は幅広く結節か分裂がみられる．T波は陰性または二相性
- $V_5$，$V_6$でq波は欠如
- QRS幅が0.12秒以上：完全左脚ブロック（complete left bundle branch block；CLBBB）
- QRS幅が0.10秒以上0.12秒未満：不完全左脚ブロック（incomplete left bundle branch block；ILBBB）

## 2. 原因疾患

- 心筋疾患，高血圧性心疾患，虚血性心疾患，弁膜症など
- アミロイドーシスやサルコイドーシスなど刺激伝導系に障害を及ぼす全身性疾患

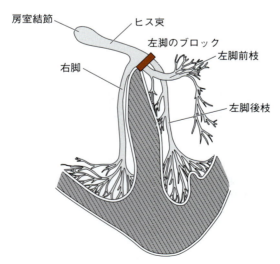

図1 左脚ブロック

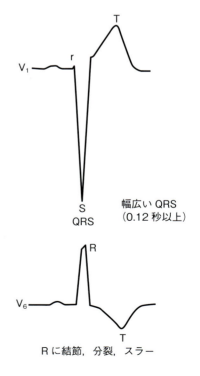

図2

## 3. 鑑別
- WPW症候群B, C型
- 右室ペーシングの心電図
- 左室肥大

## 4. 検査・治療
- 心エコーなどで器質的心疾患の有無を評価する．心不全の状態の評価にBNPやNT-proBNPの測定も役立つ．
- 心サルコイドーシスの診断にはPET-CTが有用である．
- 基礎心疾患を認める時はその精査治療が必要だが，左脚ブロックは右脚ブロックと異なりそれ自体心不全の誘因となるので，左室駆出率35％以下でQRS幅0.12秒以上の場合には，両室ペーシングによる心臓再同期療法の適応となる．

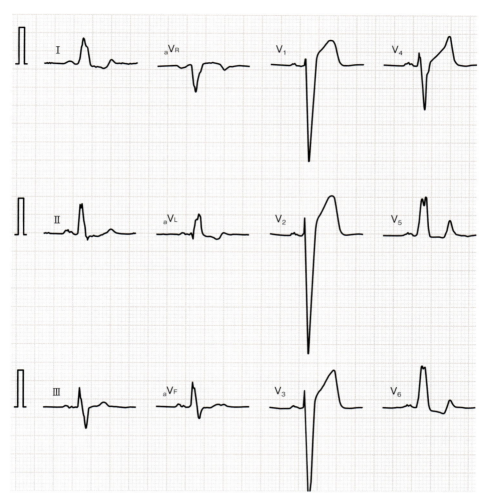

**図3　完全左脚ブロックの12誘導心電図**
QRS幅は0.14秒と広く，Ⅰ，aVL，V5, V6のQRSは上向きで結節を伴い，Tは陰性または二相性，V1, V2は小さなrに続き幅広い深いSがみられ，Tは陽性，V5, V6のqは欠如しており，典型的な完全左脚ブロックである．

異常心電図 — 7 心室内伝導障害

# 3 左脚分枝ブロック
Hemiblock

新田 順一
Junichi Nitta

- 刺激伝導系の左脚は主幹部に続き前枝と後枝に分枝する．前枝に伝導障害を生じたものを左脚前枝ブロック（left anterior hemiblock；LAH），後枝の伝導障害を左脚後枝ブロック（left posterior hemiblock；LPH）という（図1，2）．
- 前枝ブロックは単独でもしばしば認める．後枝ブロックは左脚後枝が厚い構造をしているため単独でみられることは少なく，2枝または3枝ブロック（本項末尾参照）と合併していることが多い．

## 1．診断

### (1) 左脚前枝ブロック（図1，3）
- 著明な左軸偏位（QRS軸は－30°以上）
- QRS幅＜0.12秒
- I誘導にq波があり，III誘導に深いS波（QIS III型）

### (2) 左脚後枝ブロック（図2）
- 著明な右軸偏位（QRS軸は＋110°以上）
- QRS幅＜0.12秒
- I誘導に深いS波があり，III誘導にq波（SIQ III型）
- 立位心，右室肥大などほかに右軸偏位を示す原因を認めない．

## 2．原因疾患

### (1) 左脚前枝ブロック
- 虚血性心疾患，左室肥大，肺気腫，心筋症
- 心内膜床欠損症，三尖弁閉鎖

### (2) 左脚後枝ブロック
- 虚血性心疾患，心筋症，心筋炎，高血圧性心疾患など広範に心筋障害を起こしうる疾患

## 3．鑑別

### (1) 左脚前枝ブロック
- 下壁梗塞，左室肥大，肺気腫，WPW症候群，横位心

### (2) 左脚後枝ブロック
- 右室肥大，立位心，肺性心，WPW症候群

## 4．検査・治療

- 左脚ブロックに準じて基礎心疾患の有無，刺激伝導系に障害を起こしうる全身疾患の有無を評価し，異常があればその原疾患の治療を行う．
- 2枝ブロックや3枝ブロックを合併する例ではHolter心電図も行い，房室ブロックの有無を確認する．

## 5．2枝ブロック（bifascicular block）および3枝ブロック（trifascicular block）

- 右脚と左脚の障害を示し，無症候性で基礎心疾患を有さない場合は比較的予後良好であるが，虚血性心疾患，心筋症および弁膜症を合併する場合は進行し完全房室ブロックに至ることも多く，原疾患の治療とともに経過観察が必要である．
- 2枝ブロックの心電図の型を以下に示す．
  ・左脚前枝ブロックを伴う右脚ブロック
  ・左脚後枝ブロックを伴う右脚ブロック
  ・右脚ブロックまたは左脚ブロックを伴う1度房室ブロック

## 7-3 左脚分枝ブロック

- 3枝ブロックの心電図は2枝ブロックに1度房室ブロックを合併したもので，左脚前枝ブロックを伴う右脚ブロックに1度房室ブロックを合併するものが多い．

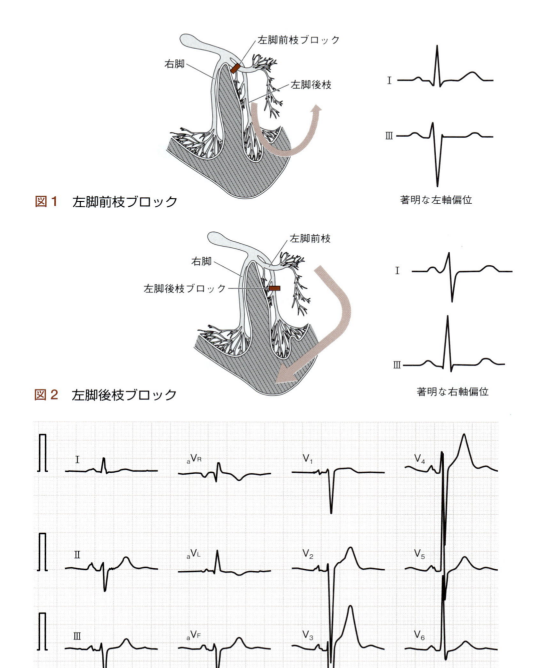

**図1** 左脚前枝ブロック

著明な左軸偏位

**図2** 左脚後枝ブロック

著明な右軸偏位

**図3** 左脚前枝ブロックの12誘導心電図

QRS幅は0.94秒，QRS軸は−62°と著明な左軸偏位を呈している．Ⅰ誘導にきわめて小さなq波と，Ⅲ誘導に深いS波があり，典型的な左脚前枝ブロックである．

# 異常心電図 —— 8 電解質異常

## 1 高K血症
Hyperkalemia

川端 美穂子・平尾 見三
Mihoko Kawabata / Kenzo Hirao

### 1. 病態

静止膜電位は主として細胞内外のカリウム(K)の勾配で決まる．血清K値の上昇により静止膜電位が浅くなる．

その結果，電位依存性ナトリウム(Na)チャネルが減少し，活動電位第0相の速度が遅くなる．心電図ではPR間隔(PR時間)延長，広いQRS幅としてみられる．

一方，Kチャネルは活性化され，第3相は短縮し，T波は増高，尖鋭化して幅が狭くなる．

### 2. 心電図の特徴

血清K値5.5〜6.5 mEq/L：増高し尖鋭化，幅が狭く，左右対称性の"テント状"T波．Ⅱ，Ⅲ，$V_2$〜$V_5$誘導でみられることが多い．

血清K値6.5〜9 mEq/L：P波平低化，幅広．PR間隔延長．QRS幅延長．

さらにK値が上昇すると，P波消失．R波減高，S波の深さ増大．

より高度の高K血症：幅広く，T波と融合した変形したQRS(サインカーブ状QRS波)．心室頻拍や心室細動，心室静止に陥り死に至る．

### 3. 原因疾患

腎不全：慢性腎不全では，高K血症と低カルシウム(Ca)血症を合併し，心電図も両者の所見を併せもつことが多い．

### 4. 鑑別診断

高K血症でみられるT波は，前壁心内膜下虚血，後壁梗塞，脳血管障害，左室拡張障害の症例，正常例においてもみられることがある．

### 5. 治療

- Ca剤の静脈注射(即効性．第一選択の治療)
- 重炭酸ナトリウムの静脈注射
- グルコース・インスリン療法
- イオン交換樹脂
- 血液透析療法
- 徐脈を伴う場合，体外式ペースメーカ

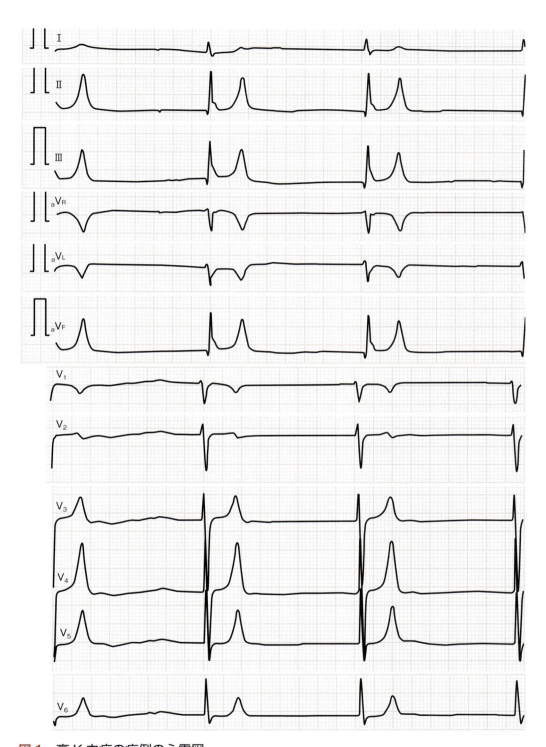

**図 1 高 K 血症の症例の心電図**
P 波は消失しており，心拍数 36/分の接合部補充調律である．Ⅱ，Ⅲ，aV_F，V_3〜V_6 誘導で高く狭い T 波がみられる．血清 K 濃度は 7.2 mEq/L であった．

# 2 低K血症
Hypokalemia

川端 美穂子・平尾 見三
Mihoko Kawabata / Kenzo Hirao

## 1. 病態

低カリウム（K）血症の場合には静止膜電位は深くなる．

Kチャネルは不活性化され，活動電位第3相は延長し，T波は平低あるいは陰性化する．

器質的心疾患やジギタリス中毒に低K血症を合併すると，より不整脈を起こしやすい．

## 2. 心電図の特徴

- U波増高：同一誘導のT波と同じあるいはT波より高い．$V_2$〜$V_4$誘導でみられることが多い．
- ST下降．
- T波平低化あるいは陰性T波：著明に増高したU波がT波と融合し，QT間隔（QU間隔）が延長しているようにみえる．

さらにK値が低下するとP波増高．Ⅱ，Ⅲ，$_aV_F$誘導でみられることが多い．またPR間隔延長．

より高度の低K血症では心室性および心房性の頻拍性不整脈，ならびに高度房室ブロックなどの不整脈の出現頻度が高まり，心室細動など致死的不整脈を生じる場合もある．

## 3. 原因疾患

- 細胞外のKが細胞内に移動（アシドーシスなど）
- Kの摂取減少
- Kの排泄増多（下痢，嘔吐，利尿剤投与，アルドステロン症など）

## 4. 鑑別診断

心筋虚血，心筋炎，心外膜炎，脳血管障害．

他のST下降をきたす疾患との鑑別はしばしば困難である．また，安静時にはSTが下降していなくても，運動負荷時にのみST下降をきたす場合もある．

## 5. 治療

- 低K血症の原因の治療
- 経口薬，点滴投与によりKの補充

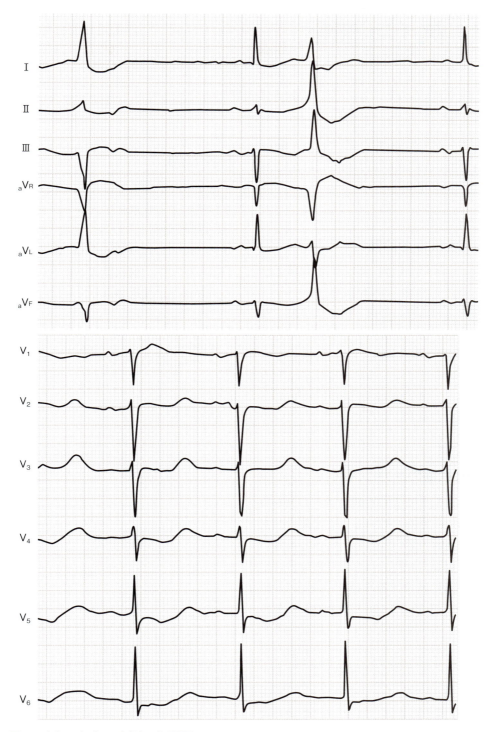

**図1 低K血症の症例の心電図**

心拍数56/分の洞調律および心室期外収縮の2段脈を認める．$V_2$〜$V_5$誘導で著明に増高したU波がみられ，ST下降，平低あるいは陰性T波と融合している．QU間隔は0.74秒であるが，T波とU波の区別が困難であり，QT間隔は測定困難である．PR間隔は0.24秒と延長している．血清K濃度は1.9 mEq/Lであった．

#  高 Ca 血症
Hypercalcemia

蜂谷 仁
Hitoshi Hachiya

- 高カルシウム（Ca）血症における心電図の特徴はQTc[QT間隔（QT時間）]短縮である（図1）．

## 1. 高 Ca 血症の診断

- 心電図においてはQT間隔の測定およびQTc（＝QT/√RR）への換算
- 腎濃縮障害が出現し多尿，脱水，口渇，さらに消化器症状，意識障害をきたしうる．
- 高Ca血症をきたす疾患の鑑別診断として副甲状腺機能亢進症，多発性骨髄腫などの悪性腫瘍，サルコイドーシス，ビタミンD過剰症などが挙げられる．

## 2. QTc 短縮のメカニズム

- 細胞は細胞膜を隔てて外側はプラス，内側はマイナスに分極している．また細胞膜表面には，外側内側のどちらにおいても負の電荷が分布しており，細胞膜外側においては膜蛋白質に結合する糖鎖が負電荷（表面電荷）となっている．Caイオンの濃度が高くなると，表面電荷に結合し，細胞外のマイナス電位が減少する．その結果細胞内電位がよりマイナス側（過分極側）にシフトする．収縮期過分極は，活動電位幅（QT間隔）短縮と捉えられる．以上のメカニズムにより，高Ca血症ではQT間隔が短縮する．

## 3. 治療

- 原疾患の治療
- 輸液による脱水補正，ループ利尿剤によるCa排泄促進
- 悪性腫瘍に伴う高Ca血症にはビスホスホネート製剤，病態によりカルシトニン，ステロイドが使用される．

● 文献

1) 古川哲史：目からウロコの心電図．ライフメディコム，2012；127-128．

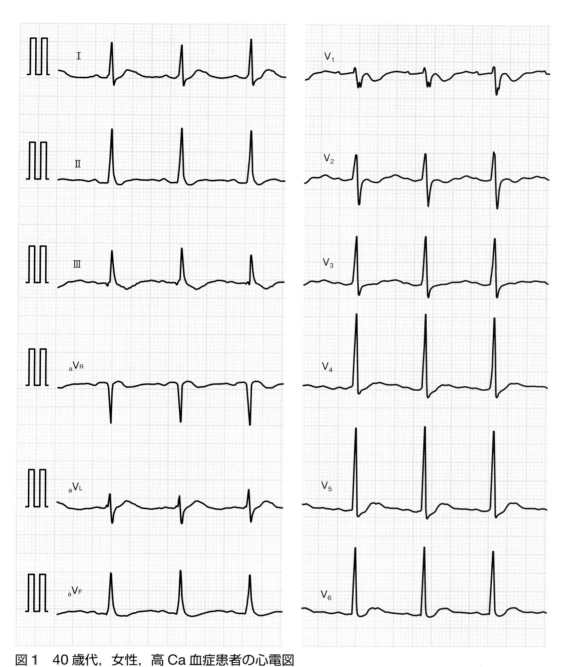

図1　40歳代，女性，高Ca血症患者の心電図
QTc 0.37であった．Ca値は15.1 mg/dL，原疾患は乳がん，多発骨転移であった．

# 4 低Ca血症
Hypocalcemia

蜂谷 仁
Hitoshi Hachiya

- 低カルシウム（Ca）血症における心電図の特徴はQTc［QT間隔（QT時間）］延長である（図1）．

## 1. 低Ca血症の診断
- 心電図においてはQT間隔の測定およびQTc（＝QT/√RR）への換算
- 低アルブミン血症のときは
  補正Ca濃度（mg/dL）
  ＝Ca濃度（mg/dL）＋［4－Alb（g/dL）］
  にて判定する．
- テタニー，Chvostek徴候（機械的刺激に対する顔面神経の過敏状態），Trousseau徴候（上腕部に血圧計マンシェットを巻き最大血圧よりやや低い圧で緊縛した際，異常感覚を伴い手が持続的筋収縮により特有な形を呈するもの）
- 低Ca血症をきたす疾患の鑑別診断として副甲状腺機能低下症，慢性腎臓病，下痢，ビタミンD欠乏症などが挙げられる．

## 2. QTc延長のメカニズム
- 細胞は細胞膜を隔てて外側はプラス，内側はマイナスに分極している．また細胞膜表面には，外側内側のどちらにおいても負の電荷が分布しており，細胞膜外側においては膜蛋白質に結合する糖鎖が負電荷（表面電荷）となっている．高Ca血症の場合（⇒S140頁）とは逆に，Caイオンは濃度が低くなると細胞内電位はプラス側すなわち脱分極側にシフトする．収縮期脱分極は活動電位幅（QT間隔）の延長と捉えられ，低Ca血症ではQT間隔が延長する．

## 3. 治療
- 原疾患治療
- 活性型ビタミンD$_3$製剤

● 文献
1) 古川哲史：目からウロコの心電図．ライフメディコム，2012：127-128．

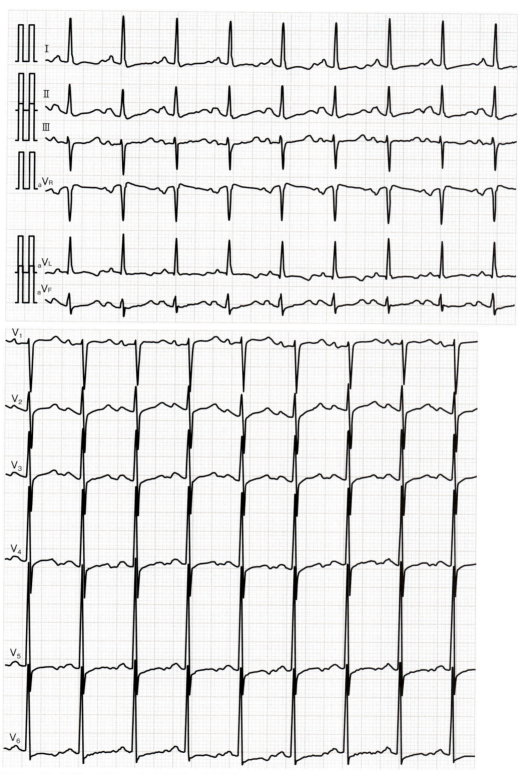

**図1 50歳代，低Ca血症患者の心電図**
QTc 0.48と延長している．Ca値は5.3 mg/dL（Alb 3.9 g/dL），原疾患は原発性副甲状腺機能低下症であった．

異常心電図

# 9 不整脈原性右室心筋症
Arrhythmogenic right ventricular cardiomyopathy (ARVC)

磯部 光章
Mitsuaki Isobe

- 右室の著明な拡大と心筋細胞の線維脂肪浸潤により右室の収縮拡張機能低下を生じる症候群で，しばしば致命的な心室頻拍を伴う心筋症である．
- 若年者や競技者における突然死の原因として重要である．
- 20〜30％は遺伝的背景があり，desmosome蛋白であるplakoglobinなどの遺伝子変異が同定されているが，70％には遺伝的背景がみられない．
- 診断は右室の機能，構造的変化，組織学的性状，再分極異常，脱分極・伝導異常，不整脈，家族歴の所見などから，McKennaの基準に沿って総合的になされる．
- 致死的不整脈や右心不全を伴い，予後は一般的に不良である．

## 1. 心電図診断

- 右脚ブロックを伴わない $V_1$〜$V_3$ でのT波の陰転化，$V_1$〜$V_3$ でのQRS幅＞110ミリ秒の延長，ε（イプシロン）波（右側胸部誘導QRS終末部の異常波形）がみられ，QT延長もみられる．完全または不完全右脚ブロックもみられることが多い（図1）．

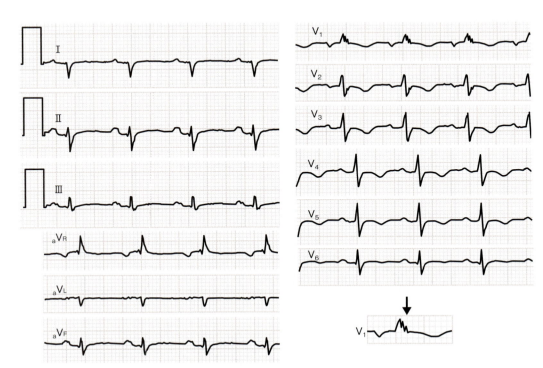

図1 不整脈原性右室心筋症：54歳，男性
右軸偏位，低電位差，右脚ブロック，$V_1$〜$V_5$ のT波陰転，$V_1$〜$V_3$ のQRSにε波（矢印）を伴っている．

- 加算平均心電図において心室内遅延電位（late potentials）は陽性を示すことが多い．
- 左脚ブロック型の心室頻拍をきたす（図2）．

## 2．診断

- 診断は心電図，MRI，心エコー，右室造影および，右室心内膜下心筋生検サンプルの病理所見から行われる．
- 形態的には右室の拡張，瘤形成，運動低下がみられ，病理組織で，右室心筋の線維化，脂肪細胞浸潤がみられる．

## 3．治療

- 特異的な治療はなく，不整脈に対して薬物，アブレーション，ICD装着が行われる．
- 心不全は対症的な薬物治療が行われる．心臓移植の対象となることもある．

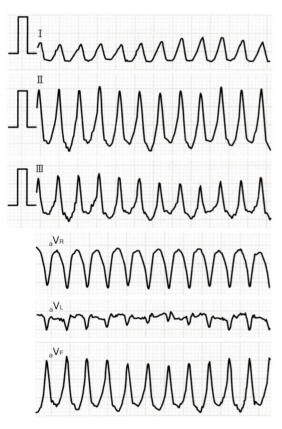
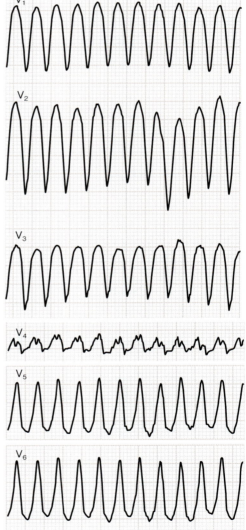

### 図2
前記患者でみられた心室頻拍発作．心拍数270回/分，下方軸，左脚ブロック型．

# 異常心電図

## 10 右胸心
### Dextrocardia

蜂谷 仁
Hitoshi Hachiya

- 肢誘導の左右電極付違い(図1:健常人心電図における上肢電極付違いの心電図.胸部誘導で$V_1$から$V_5$に向かってR波は増高している)と鑑別する必要がある(次項参照).

### 1. 診断

- 右胸心と肢誘導の左右上肢電極付違いでは,肢誘導において鑑別は不可能であるが,通常の胸部誘導を観察することで容易に鑑別できる.すなわち,電極付違いでは胸部誘導においては$V_4$から$V_5$($V_6$)でR波が高電位となる(図1)が,右胸心では$V_1$においてR波は他誘導に比し高電位であり,$V_3$から$V_6$に移行するにつれR波は著減していく(図2:通常の電極の付け方における心電図).

- 図3に右胸心患者において$V_1$,$V_2$を除く全電極を左右対称に付けかえた際の心電図を示す.すなわち$V_3$〜$V_6$は$V_{3R}$〜$V_{6R}$となる.

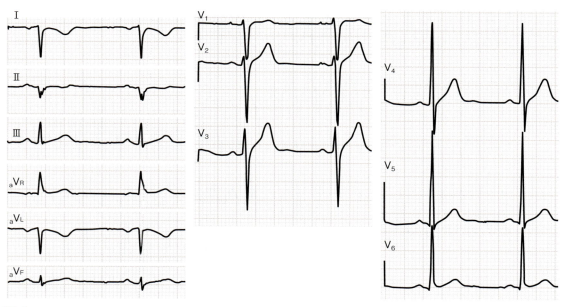

図1

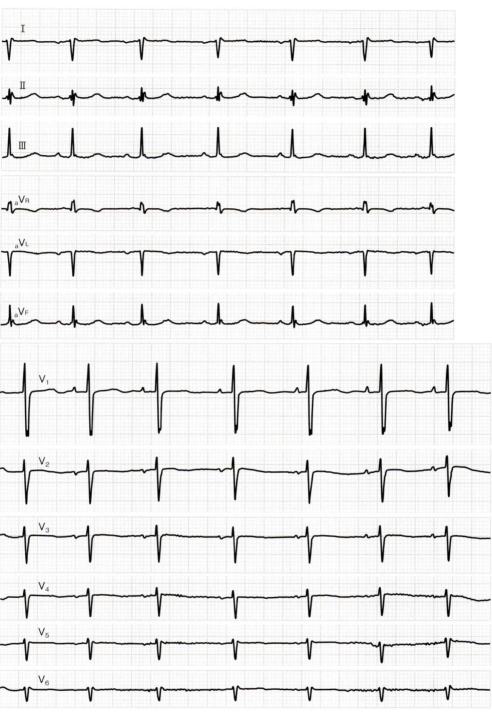

図2

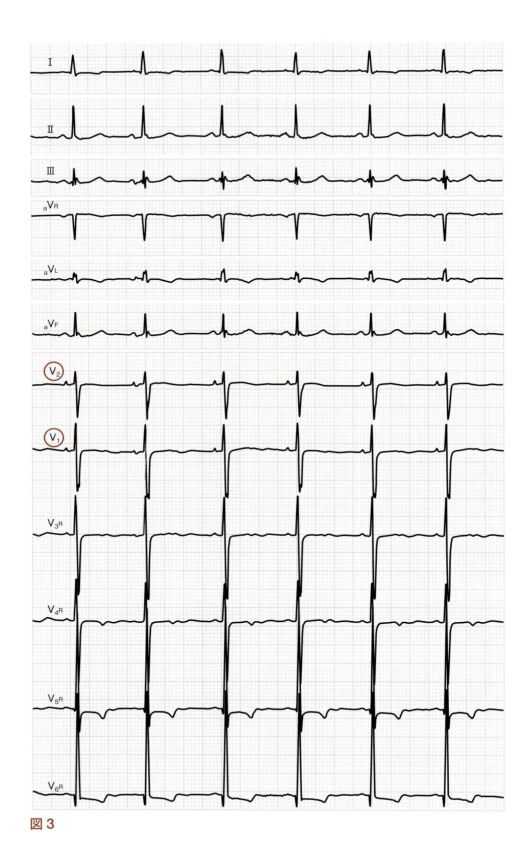

図3

# IV 章

## 調律の異常

## A. 不整脈をどう読んでいくか

# 1 不整脈基本解析のステップ
Approach to arrhythmia analysis

岩崎 雄樹・清水 渉
Yu-ki Iwasaki / Wataru Shimizu

## 1. 心電図波形のチェック

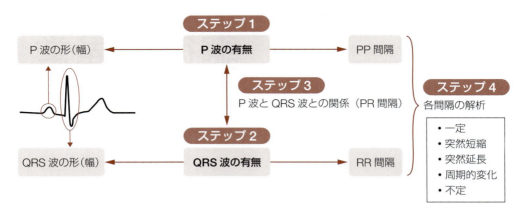

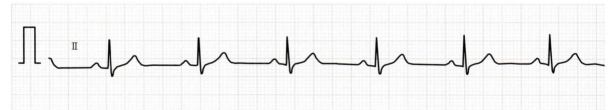

**ステップ1**
P波の有無を確認し，P波の形・幅を評価する

**ステップ2**
QRS波の有無を確認し，QRS波の形・幅を評価する

**ステップ3**
P波に引き続くQRS波を確認する

**ステップ4**
PP間隔（時間），RR間隔（時間），PR間隔（時間）を測定する

　計測は連続5心拍解析し，それぞれの間隔が，一定，突然短縮，突然延長，周期的変化，不定なのか判断する．
　実際の解析にはQT間隔（時間）も測定するが，ここでは割愛する．

## 2. 波形解析のポイント

- 正確な心電図の解析には，記録の質が重要であるため，筋電図やハムノイズが入らないように工夫して記録するよう心がける．
- 電子媒体での心電図記録であれば，オフラインで振幅や誘導の表示形式を変更できるため，目的に合わせて適宜設定を変更し測定するとよい．
- 誘導によってはP波が不明瞭であったり，QRS開始点も誘導によって異なることもある．QRS波の12誘導波形やデルタ波のon setや極性の判断が診断に重要なこともあり，不整脈の解析の時には，12誘導を同時に連続記録したものを用いるとよい．
- 記録された心電図で，リズムも一定でなく，さまざまな種類の波形が混在している場合には，まずP波を見つけるところから開始する．

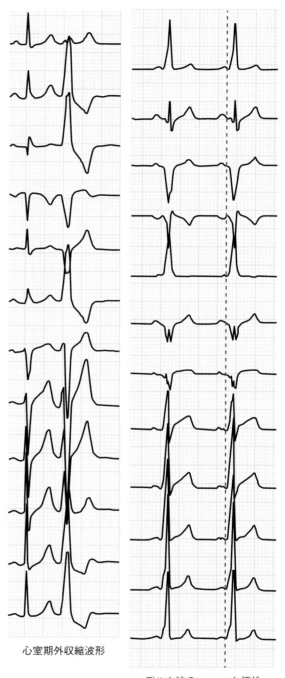

心室期外収縮波形

デルタ波のon setと極性

## 3. 波形解析の実際

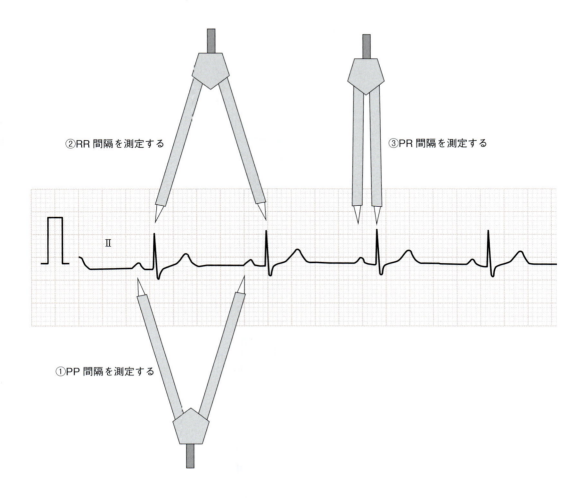

### ポイント

電子カルテの場合には，電子キャリパーでの計測も可能であるが，記録紙での正確な解析のためにはデバイダを用いるとよい．診療情報などの心電図は記録紙のことが多く，普段から記録紙での心電図計測に慣れておくとよい．

PP 間隔，PR 間隔，RR 間隔は最低でも 5 心拍以上の波形を解析する．

## 4. 心電図解析の実例

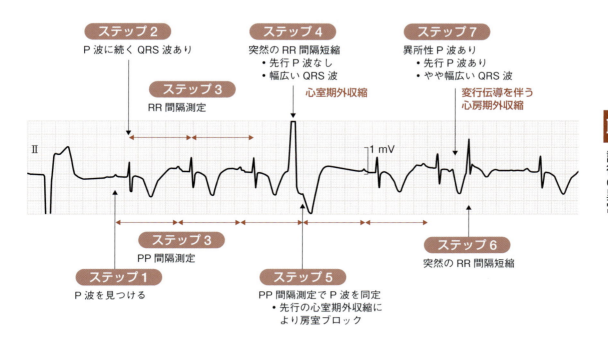

### ステップ1

まずP波を同定することから始める．特にさまざまな波形が混在する心電図は全体像を把握しにくいためP波の確認は重要である．

### ステップ2

P波に続くQRS波があるかを確認する．

### ステップ3

それぞれPP間隔，RR間隔を追っていく．その際にPR間隔が一定か否かを確認する．

### ステップ4

突然RR間隔が短縮し幅広いQRS波形が出現するが，先行するP波はなく，心室期外収縮と診断できる．

### ステップ5

心室期外収縮のQRS後方にP波を認識できる．これはPP間隔を追跡していくことで，認識しにくいP波も判別可能となる．

### ステップ6

再度，突然RR間隔が短縮し，やや幅広い正常のQRSとは異なるQRS波形が出現する．

### ステップ7

先行するP波が認められることより，心室内変行伝導を伴った心房期外収縮と診断できる．突然のRR間隔の短縮をみたら，先行するP波の存在を確認することが診断に重要となる．

## A. 不整脈をどう読んでいくか ── 2 基本調律は何か

# 1 P波がある場合
Basal rhythm with P wave

岩崎 雄樹・清水 渉
Yu-ki Iwasaki / Wataru Shimizu

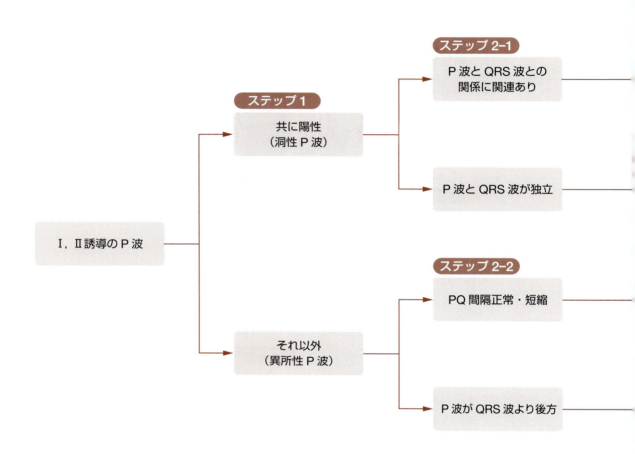

### ステップ1
**Ⅰ，Ⅱ誘導での陽性P波を確認する**

　正常洞調律は，通常Ⅱ誘導およびⅠ誘導で陽性P波となる．それ以外のP波形は異所性心房調律となる．

### ステップ2-1
**P波とQRS波の出現の間隔をみる**

　洞性P波の後に常に一定間隔でQRS波形が確認されれば正常洞調律であるが，QRS波が脱落するようならば鑑別を必要とする(⇒ S158頁参照)．

　P波の出現とQRS波の出現の間隔が無関係の場合には接合部補充調律となる．

　この際には，PP間隔とRR間隔はそれぞれ一定であるが，PR間隔は不定となる(完全房室ブロックもしくは洞徐脈で接合部調律が保たれている場合がある)．

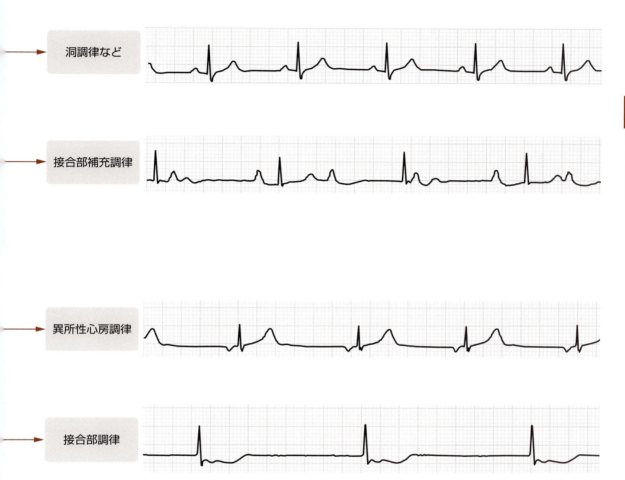

### ステップ 2-2

**異所性 P 波の場合，PQ 間隔に注目する**

　異所性心房調律で冠静脈洞周囲からの調律はⅡ誘導で陰性 P 波となることが多く，房室結節に近い場合には PR 間隔は短縮することがある．
　逆行性 P 波はⅡ誘導で陰性 P 波となることが多い．

　異所性心房調律周期が早い場合には心房頻拍と呼ばれる．
　接合部調律の周期が洞調律よりも早い場合で，かつ室房伝導がみられる場合には，QRS 波に引き続いて逆行性の P 波がみられる．
　接合部調律からの頻拍でも同様に逆行性の P 波がみられることがある．

## A. 不整脈をどう読んでいくか —— 2 基本調律は何か

# 2 P波がない場合
Basal rhythm without P wave

岩崎 雄樹・清水 渉
Yu-ki Iwasaki / Wataru Shimizu

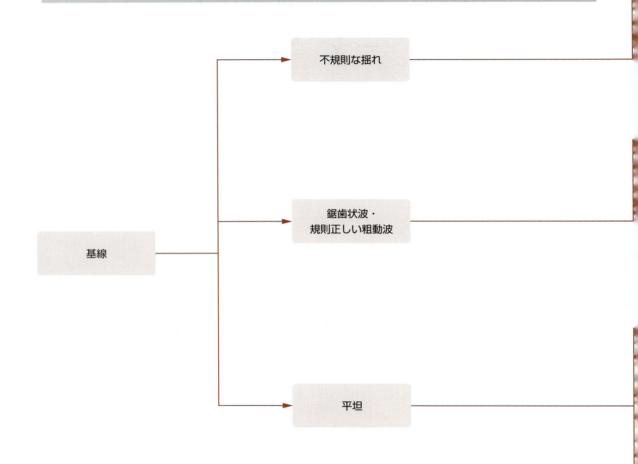

　P波が認められない場合には，細動波と呼ばれる不規則な揺れや鋸歯状波，そして全く平坦な基線の場合に分けられる．

　細動波であれば心房細動，鋸歯状波であれば心房粗動となる．P波がみられず基線が平坦の場合には，心房細動の罹患期間が長く永続性となっている例が考えられる．この場合，心房は電気的には興奮しており，平坦にみえても振幅を拡大することによって細動波がみられるようになることもある．一方，接合部調律は，心房静止で心房の電気的興奮がなくP波が欠如する場合と，接合部調律からの逆行性心房興奮がQRSに埋没してP波が判別できない場合の2パターンが考えられる（12誘導心電図から鑑別は困難）．

A-2-2 P波がない場合

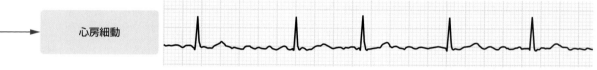
心房細動

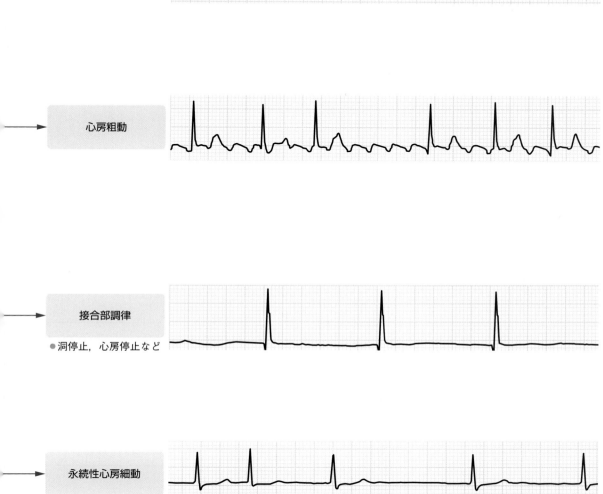
心房粗動

接合部調律
●洞停止，心房停止など

永続性心房細動

Ⅳ 調律の異常

# A. 不整脈をどう読んでいくか

## 3 P波とQRS波の関係（1：1に対応しているか）

Relationship between P wave and QRS complex

岩崎 雄樹・清水 渉
Yu-ki Iwasaki / Wataru Shimizu

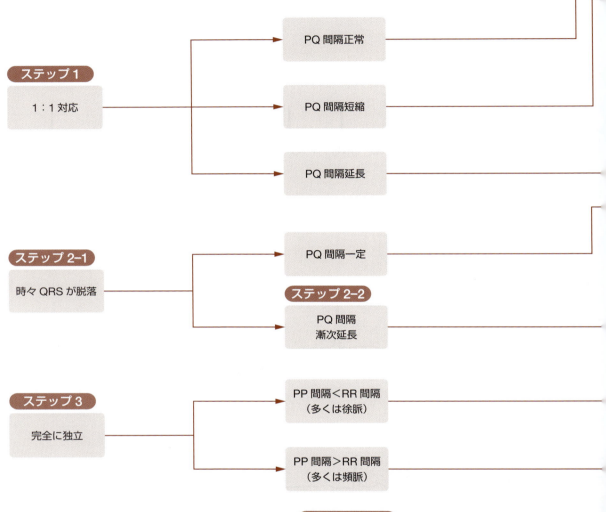

　正常P波が確認されれば，P波とQRS波の関係をみる．

### ステップ1

**P波とQRS波が1：1対応の場合**

　PQ間隔が正常であれば正常洞調律，PQ間隔が短縮していれば早期興奮症候群，PQ間隔が延長していれば1度房室ブロックとなる．

### ステップ2-1

**P波とQRS波の関係が1：1でなくQRS波が脱落する場合**

　PQ間隔が一定であれば房室ブロックとなる．突然QRS波が脱落すればMobitz II型の2度房室ブロック，P波2つに対してQRS波が1つ脱落していれば2：1房室ブロック，3：1以上でQRSが脱落していれば高度房室ブロックとなる．

A-3 P波とQRS波の関係（1：1に対応しているか）

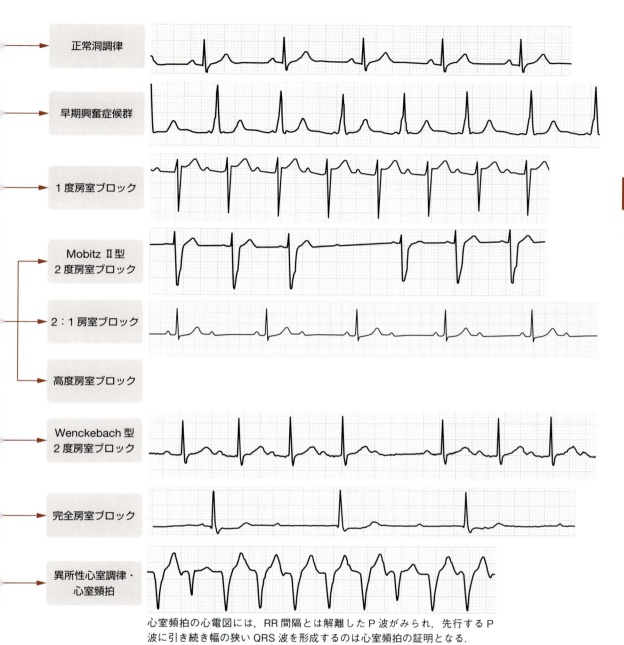

心室頻拍の心電図には，RR間隔とは解離したP波がみられ，先行するP波に引き続き幅の狭いQRS波を形成するのは心室頻拍の証明となる．

### ステップ 2-2
**PQ間隔が次第に延長してQRS波が脱落する場合**

Wenckebach型2度房室ブロックとなる．徐々にPQ間隔が延長してQRSが脱落する場合には，脱落する前後でのPQ間隔を比較するとわかりやすい．

### ステップ 3
**P波とQRS波の関係が全くなく完全に独立している場合**

完全房室ブロックもしくは心室頻拍となる．完全房室ブロックは徐脈であることが多く，心室頻拍は頻脈の場合が多い．

## A. 不整脈をどう読んでいくか

# 4 RR間隔が突然変動する場合
Abrupt changes of RR interval during sinus rhythm

岩崎 雄樹・清水 渉
Yu-ki Iwasaki / Wataru Shimizu

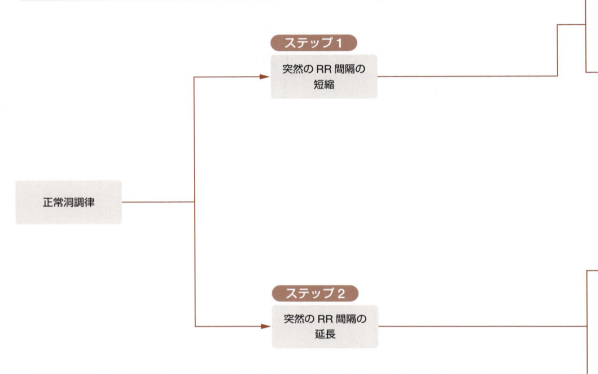

　正常洞調律では原則的にRR間隔は一定である．突然のRR間隔の変動を認める場合には何らかの不整脈を疑う．

### ステップ1
**突然RR間隔が短縮する場合**

　心房期外収縮・心室期外収縮が考えられる．
　QRS幅が広ければ心室期外収縮，QRS幅が狭く先行するP波がみられれば心房期外収縮となる．

### ステップ2
**突然RR間隔が延長する場合**

　洞停止，洞房ブロック，Mobitz II型2度房室ブロック，房室ブロックを伴う心房期外収縮などが考えられる．
　特に突然RR間隔が2倍となるときには，洞房ブロック，Mobitz II型2度房室ブロックが考えられる．
　RR間隔の間にP波がみられればMobitz II型2度房室ブロックであり，P波がなければ洞房ブロックとなる．
　また，異所性のP波がみられそれに続くQRS波形がみられずRR間隔が延長する場合には，房室ブロックを伴う心房期外収縮が考えられる．

A-4 RR間隔が突然変動する場合

心房期外収縮

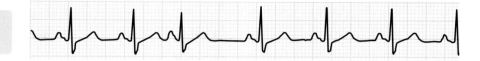

心室期外収縮

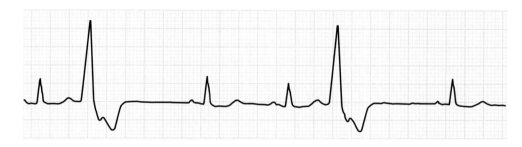

洞停止・洞房ブロック

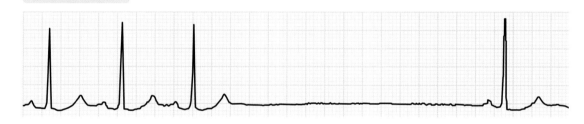

Mobitz II型 2度房室ブロック

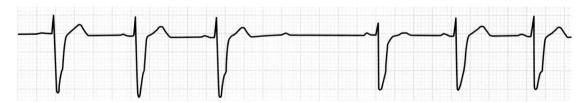

房室ブロックを伴う心房期外収縮

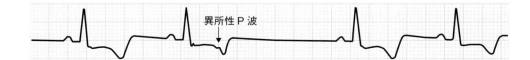

異所性P波

## A. 不整脈をどう読んでいくか

# 5 心拍数が50拍/分未満の場合
Bradyarrhythmia

萩原 かな子・清水 渉
Kanako Hagiwara / Wataru Shimizu

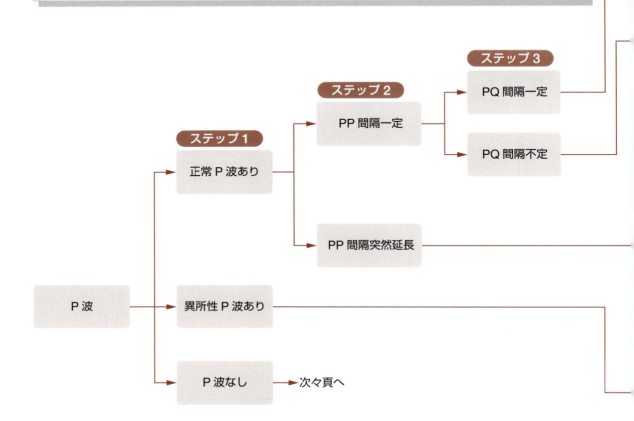

### ステップ1
**P波の有無とP波の波形を確認する**

①正常洞調律：Ⅱ誘導で陽性のP波を呈する．②異所性P波：洞調律中のP波とは異なるP波がみられる．③正常P波・異所性P波がみられない．

■解説　②の異所性P波がみられれば，異所性心房調律が考えられる．冠静脈洞から発生する異所性心房調律はⅡ誘導で陰性P波を呈する．QRS波の後方にP波がみられる場合には，接合部補充調律からの逆行伝導のP波と判断する．異所性心房頻拍に房室ブロックを伴う場合（PAT with block）はジギタリス中毒でみられることがある．

### ステップ2
**正常P波が認められる場合は次にPP間隔に注目する**

①PP間隔が一定．②PP間隔が突然延長．

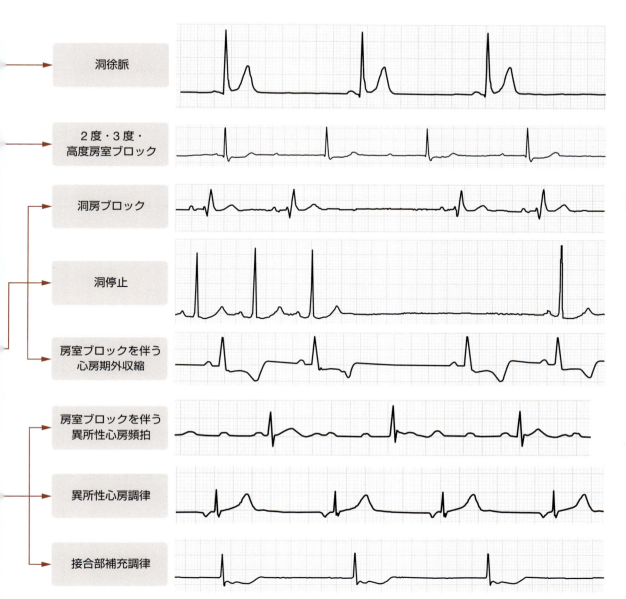

■ **解説** PP間隔が突然延長する場合には，洞房ブロック・洞停止・房室ブロックを伴う心房期外収縮が考えられる．心房期外収縮による心房興奮が房室伝導の絶対不応期にあたる場合，房室ブロックをきたす．

多くはT波に心房期外収縮のP波が重なっている．房室ブロックを呈する心房期外収縮が2段脈で出現する場合には，洞徐脈と間違われることがある．

### ステップ3

**PP間隔が一定であればPQ間隔に着目する**

PQ間隔が一定であれば洞徐脈，一定でなければ2度，3度もしくは高度房室ブロックとなる．

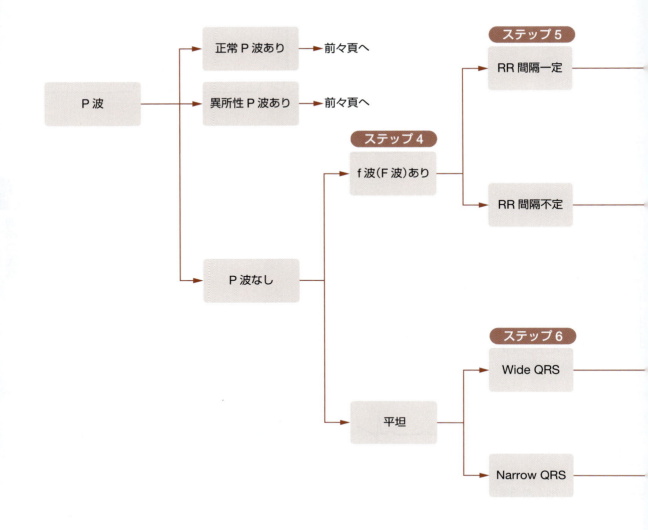

### ステップ4

**P 波がない場合，細動波（f 波），粗動波（F 波）を確認する**

---

①P 波がなく細動波（f 波）を認めれば心房細動，粗動波（F 波）を認めれば心房粗動である．もしくは，②心房静止で全く P 波や f 波などがみられない場合に分けられる．

■ **解説** 徐脈の場合には，細動波や粗動波の鑑別は容易である．心房細動の罹患歴が長く振幅がきわめて低い細動波となる場合には，心房静止との判断が難しいことがある．

### ステップ5

**f 波・F 波がみられた場合には，RR 間隔を測定する**

---

RR 間隔が一定であれば 3 度房室ブロックに心房細動（粗動）を合併，RR 間隔が不定であれば徐脈性心房細動（粗動）と診断される．

### 3度房室ブロックを合併した心房細動

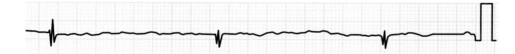

### 徐脈性心房細動

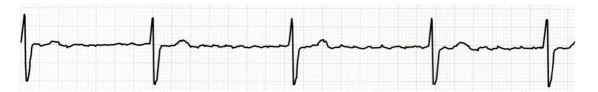

### 心室補充調律

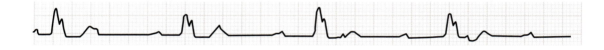

### 房室接合部調律

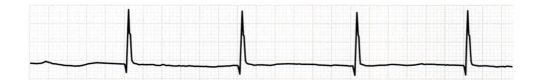

■ **解説** 心房細動で房室伝導能が低下した場合は徐脈性心房細動となるが，ブロックが進行し，3度房室ブロックになると房室結節以下の補充調律が出現するためRR間隔は一定となる．

### ステップ6

**基線が平坦な場合，QRS波の幅をみる**

心房静止となっている状態ではP波はみられず，補充調律の出現場所により，幅の広いQRS波形の心室補充調律，幅の狭いQRS波形の房室接合部調律に分類される．補充調律で逆行伝導によるP波がQRSに埋没している場合には12誘導心電図では鑑別が難しい．

A. 不整脈をどう読んでいくか ── 6 心拍数が 100 拍/分以上の場合

# 1 wide QRS 頻拍の鑑別診断
Differential diagnosis of wide QRS tachycardia

萩原 かな子・清水 渉
Kanako Hagiwara / Wataru Shimizu

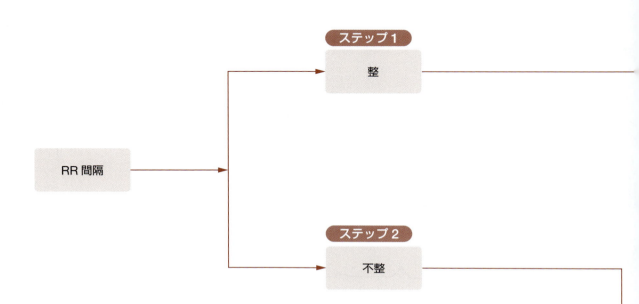

Wide QRS 頻拍は，臨床では心室頻拍と考え対応する．しかし上室頻脈に関連するものでも wide QRS を呈することがあり，鑑別を要する．

### ステップ1
**RR 間隔に注目し，RR 間隔が整であれば，心室頻拍を疑う**

Wide QRS 頻拍の中に RR 間隔とは解離した P 波がみられれば心室頻拍の確定診断となる．心室頻拍でも逆行の室房伝導があれば QRS 波と逆行性 P 波が固定されるため，P 波がみられないからといって心室頻拍を除外することはできない．

■解説　上室性の頻拍に関連する wide QRS 頻拍は，発作性上室頻拍（PSVT）または心房頻拍（AT）・粗動（AFL）の心室内変行伝導が考えられる．もともと脚ブロックを伴う例でこれらの上室頻拍が生じても同様に wide QRS となる．また，副伝導路を順行に伝導し，房室結節を逆行に伝導する逆方向房室回帰頻拍（逆方向 AVRT）でも wide QRS を呈する．洞調律中の QRS 波形の情報が診断の補助となる．

### ステップ2
**RR 間隔が不整の wide QRS 頻拍でも，まずは心室頻拍を考える**

■解説　特にリエントリーを機序としない，異常自動能亢進や撃発活動を機序とするもの

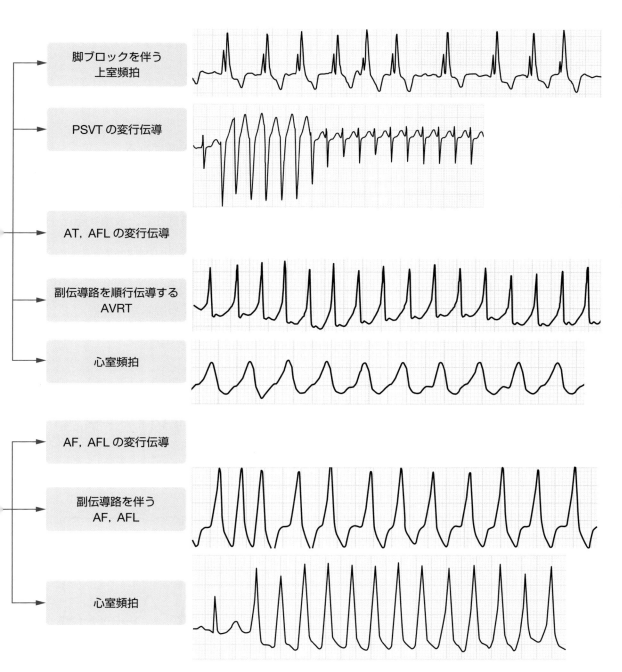

であればRR間隔は不整となることがある．心房細動（AF）や心房粗動で伝導比が一定でない例でもともと脚ブロックがありwide QRSとなっている場合や頻拍に伴う心室内変行伝導を生じた場合にもwide QRS頻拍となる．注意すべきは，副伝導路を有する例に心房細動が合併すると偽性心室頻拍を生じRR間隔が不整のwide QRS頻拍を呈するものである．誤って，カルシウム拮抗薬などの房室結節を抑制する薬剤を投与すると，副伝導路を介する伝導が亢進し致死性心室不整脈に移行することがある．

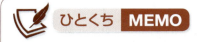

## torsade de pointes とは？

- torsade de pointes[1]は心室不整脈の一種である．
- torsade de pointes はフランス語で，日本語では多形性心室頻拍と呼ばれる．
- QT 延長の際に心室期外収縮が T 波の下行脚の部位で発生すると，R on T 波形から torsade de pointes が出現する．
- 心電図の等電位線を軸に QRS 波の振幅がねじれるような波形が特徴的で，放置すると心室細動に移行し突然死の原因となる（図1）．
- T 波頂点前後は心室筋の受攻期であり，心筋活動電位の再分極過程での電位のばらつきによるリエントリーが生じ心室細動などを生じやすいといわれている．
- 特に高齢者で torsade de pointes を確認した場合，房室ブロックや洞不全症候群による高度徐脈（図2），低カリウム血症などの電解質異常や QT 延長の原因となる薬剤を服

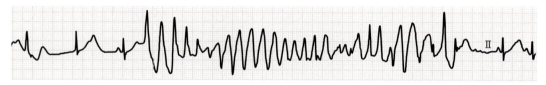

図1

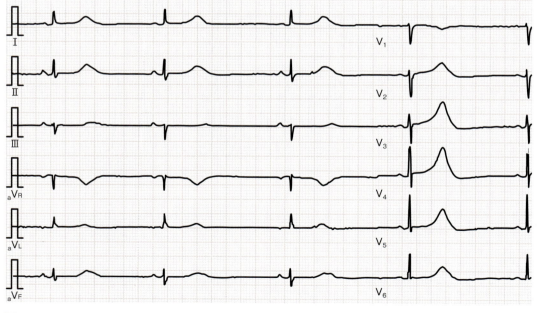

図2

用していないか確認することが必要である．

- 硫酸マグネシウムの静脈注射や体外式ペーシングによる頻拍ペーシングが有効である．

◉ 文献

1) Dessertenne F, Fabiato A, Coumel P：Un chapitre nouveau d'electrocardiographie：les variations progressives de l'amplitude de l'electrocardiogramme. *Actual Cardiol Angeiol Int*（*Paris*）1966；15：241-258.

（滋賀医科大学呼吸循環器内科　伊藤 英樹）

A. 不整脈をどう読んでいくか —— 6 心拍数が100拍/分以上の場合

# 2 narrow QRS 頻拍の鑑別診断
Differential diagnosis of narrow QRS tachycardia

萩原 かな子・清水 渉
Kanako Hagiwara / Wataru Shimizu

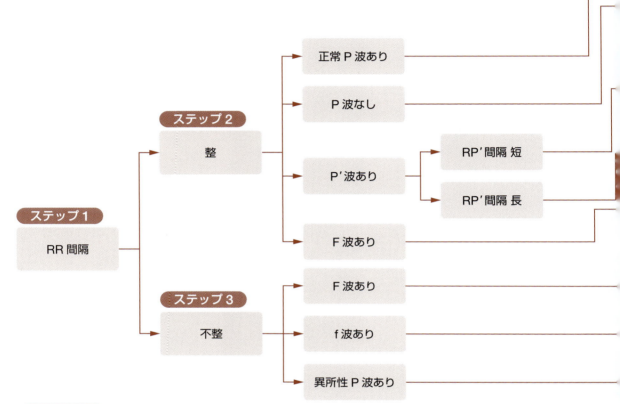

### ステップ1

心拍数100拍/分以上の幅の狭いQRS波形の頻拍(narrow QRS tachycardia)の鑑別には，RR間隔を測定し，整か不整かを判断する

### ステップ2

RR間隔が整であれば，P波の有無を同定し，P波がある場合にはQRS波との位置関係を判断する

QRS波に先行し，正常波形のP波であれば，洞頻脈と診断される．

明らかなP波が認められない場合には，QRS波に埋没している可能性があり，房室結節リエントリー頻拍(AVNRT)もしくは接合部異所性頻拍(junctional ectopic tachycardia；JET)が考えられる．

洞調律中のP波とは明らかに波形が異なるP波(P′波)を頻拍中に認める場合には，QRS波とP′波との位置関係を判断する．P′波がQRS波の直後にみられるようなRP′間隔が短い例では房室回帰頻拍(AVRT)，AVNRTもしくは心房頻拍(AT)が考えられる．また，正常洞調律中に，デルタ波が確認されていれば，頻拍の機序としてAVRTが強く疑われる．

一方で，P′波がQRSの前にみられるような

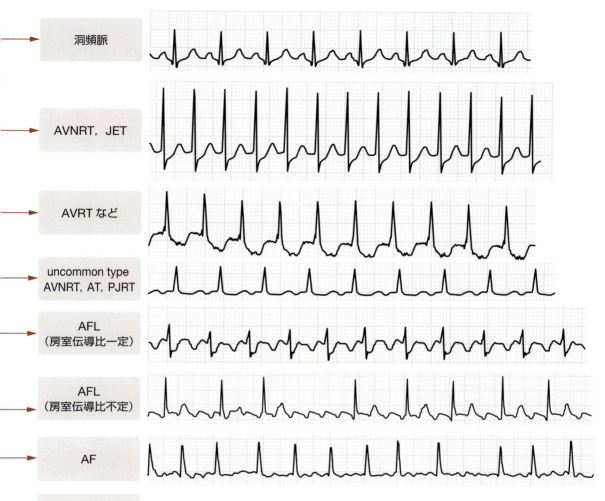

RP′間隔が長い例では，AT，非通常型のAVNRT，永続性接合部回帰頻拍（PJRT）が鑑別する不整脈として挙げられる．

P波ではなく，鋸歯状波（F波）がみられれば，房室伝導比が一定の心房粗動（AFL）と診断される．伝導比が2：1の場合には，明瞭なF波がみられないことがあり，カルシウム拮抗薬などの房室結節伝導を抑制する薬剤により診断できることが多い．

以上のように，12誘導心電図から幅の狭いQRS波形のRR間隔が規則正しい頻拍のおおよその機序は推定可能であるが，確定診断には，心臓電気生理検査が必要となることが多い．

### ステップ3

**RR間隔が不整の場合には，細動波（f波）もしくはF波の有無を確認する**

F波がみられれば，異なる房室伝導比が混在する心房粗動と診断できる．f波がみられれば頻脈性心房細動と診断できる．心房細動と心房粗動はお互いに移行することが多くみられ，f波とF波が混在する例もある．

P波の間隔が等しく，PP間隔が早い場合は，心房頻拍のWenckebach周期による房室伝導を呈するためにRR間隔が不整となることもある．

AFLと同様に房室伝導比不定のATでもRR間隔は不整となる．

A. 不整脈をどう読んでいくか

# 7 植込みデバイスのリズムをどう読んでいくか

Evaluation on pacing rhythm of device therapy

萩原 かな子・清水 渉
Kanako Hagiwara / Wataru Shimizu

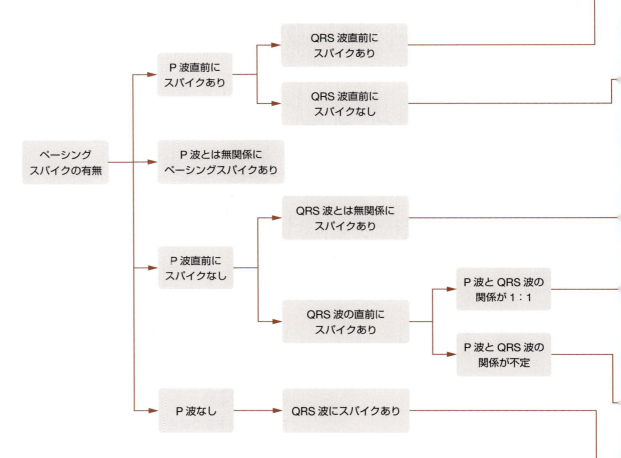

　ペースメーカリズムは，デバイスの情報や胸部X線写真などの情報が解析に有用であるが，心電図のみで判断しなければならない状況もあり，鑑別チャートを示す．

　ペーシングスパイクは誘導によって判断しにくいことがあり，12誘導心電図をよく観察し，P波およびQRS波とペーシングスパイクの関連を判断する．

　通常，心室リードは右室心尖部に留置されることが多く，左脚ブロック・上方軸パターンを呈する．両心室ペーシングでは，左室側壁にリードが留置されるため，QRS幅の狭い右脚ブロック波形を形成する．

　ペーシングスパイクに続くP波もしくはQRS波がみられない場合には，ペーシング不全が考えられる．P波の場合には波高が小さい誘導では判断しにくいことがあり，12誘導で確認する．

　ペーシング不全の例として挙げた心電図（**A**）では，ペーシングスパイクに引き続くQRS波がみられず，ペーシング不全と診断できる．さらに自己QRS波の後にもペーシン

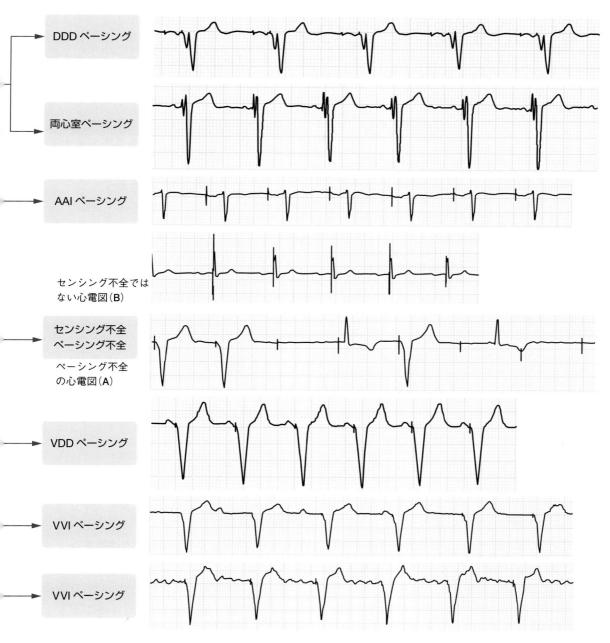

グスパイクが認められ，センシング不全も伴っている．

P波やQRS波形の直後にQRS波形がみられる場合にはセンシング不全が考えられる．ただしセンシング不全ではない心電図として挙げた心電図(B)にみられるように，QRS波内にペーシングスパイクがみられる場合には，正常の房室結節を介する心室興奮がペーシングリードに到達する前にペーシングが加わるのでセンシング不全ではない．

植込み型ペースメーカでVVIペーシングが選択されるのは徐脈性心房細動のみであるが，一時的ペーシングも基本的にVVIペーシングモードであり正常に機能しているかの判断に心電図検査は重要である．

A. 不整脈をどう読んでいくか

# 8 心室期外収縮の起源
Origin of premature ventricular contraction

岩崎 雄樹・清水 渉
Yu-ki Iwasaki / Wataru Shimizu

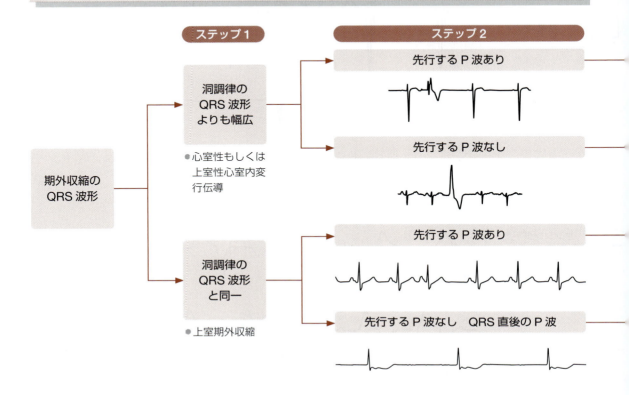

### ステップ1

洞周期とは異なるタイミングで出現するQRS波形である期外収縮のQRS波形を，正常洞調律のQRS波形と比較する

---

QRS波形が異なりかつQRS幅が広い場合は心室性もしくは，上室性の心室内変行伝導であり，洞調律と同じQRS波形であれば，上室期外収縮.

■**解説** 心室期外収縮は，作業心筋から生じることが多く正常の刺激伝導系を介さない興奮伝搬も含むため幅の広いQRS波形（wide QRS）となる.

### ステップ2

期外収縮の先行するP波の波形を確認する

---

　幅の広いQRS波形で，先行するP波がみられれば心房期外収縮の心室内変行伝導となり，P波がみられなければ，心室期外収縮となる.
　洞調律と同じQRS波形で，先行するP波がみられれば心房期外収縮であり，P波がみられなければ房室接合部からの期外収縮となる.

■**解説** 短い連結期で異所性P波が出現すると，ヒス束～プルキンエ線維の一部で不応期を脱していない場合，心室内変行伝導とな

## ステップ3

```
心房期外収縮の
心室内変行伝導

心室期外収縮 ──→ 右脚ブロック波形  左室起源
            └→ 左脚ブロック波形  右室起源

心房期外収縮

房室接合部からの
期外収縮
```

### ステップ4
上方軸であれば心尖部起源
下方軸であれば心基部起源

り幅の広い QRS 波形となる．

### ステップ3
**心室期外収縮のときは QRS 波形が右脚ブロック型か左脚ブロック型かを確認する**

心室期外収縮の QRS 波形が右脚ブロック型であれば左室起源であり，左脚ブロック型であれば右室起源が考えられる．

■ **解説** 左室起源であれば，左室から興奮が開始し，右室が最後となる右脚ブロック様の興奮パターンと類似する．右室起源であればその逆となる．

### ステップ4
**心室期外収縮の QRS 軸を確認する**

右室起源の場合，下壁誘導で上向きの QRS 波形であれば下方軸となり，右室流出路からの期外収縮であり，下壁誘導で QRS 波形が下向きであれば上方軸となり心尖部または右室流入路下壁からの期外収縮となる．左室起源の場合，左軸偏位であれば左脚後枝領域，右軸偏位であれば左脚前枝領域起源が予想される．

■ **解説** 右室・左室流出路は心室の中でも解剖学的に頭側に位置しており，QRS 波形は下方軸となる．

A. 不整脈をどう読んでいくか

# 9 心室期外収縮の性質
Characteristics of premature ventricular contraction

岩崎 雄樹・清水 渉
Yu-ki Iwasaki / Wataru Shimizu

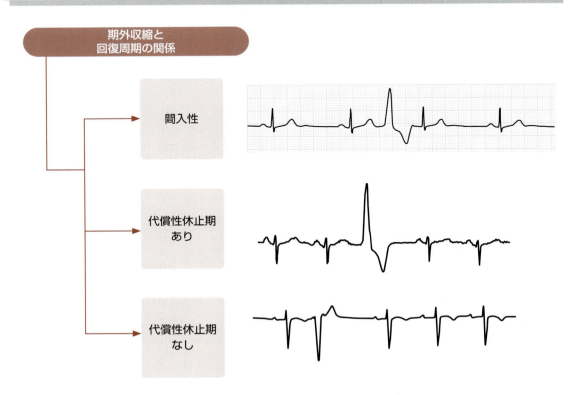

## 1. 期外収縮と回復周期の関係

室房伝導がない症例では，心室期外収縮が洞周期に影響を与えることはなく，正常QRSのRR間隔は一定のままとなる（間入性）．ただし，房室結節に不応期を残す場合には，洞結節からの興奮が房室ブロックとなるため，心室期外収縮を挟む正常QRSのRR間隔は洞周期の2倍となる（代償性休止期あり）．室房伝導がある症例では，心室期外収縮が洞周期をリセットするため，心室期外収縮と回復周期が洞周期と同じになる（代償性休止期なし）．

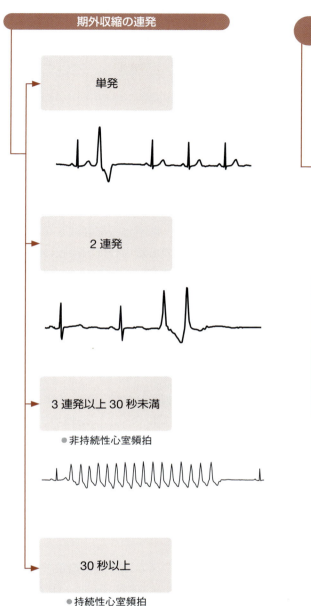
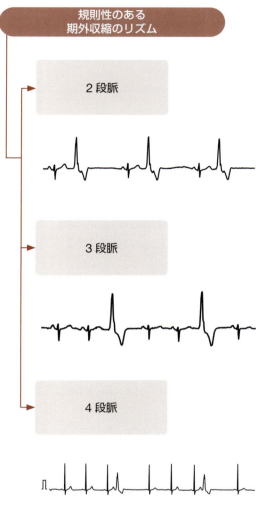

## 2. 期外収縮の連発

心室期外収縮が2拍連続して出現すると2連発と呼び，3連発以上（30秒未満）で非持続性心室頻拍となり，30秒以上持続すると持続性心室頻拍となる．

## 3. 規則性のある期外収縮のリズム

心室期外収縮が一度生じると一定の周期を繰り返すことがある．洞調律1回に対して期外収縮が1回のときを2段脈，洞調律2回に対して期外収縮が1回のときを3段脈と呼ぶ．2段脈が持続すると脈拍数が極端に遅く感じられてしまうことがある．

B. 不整脈心電図の実際 —— 1 洞リズムの異常

#  呼吸不整脈

Respiratory arrhythmia

二宮 雄一
Yuichi Ninomiya

- 洞周期の長さが変化するものを洞不整脈といい，変動幅が 0.12 秒以上ある場合と定義される．洞不整脈は，特に心拍数が低下した若年者あるいはジギタリス，モルヒネ投与後のような迷走神経緊張に続いて生じる．成人や糖尿病神経障害のような自律神経障害例にはあまりみられない．
- 洞不整脈には，呼吸性と非呼吸性がある．呼吸に同期して洞周期が変動するものを呼吸不整脈という．図1は，15歳の男性．RR間隔（RR時間）が吸気時に短縮，呼気時に延長している．吸気時の最短RR間隔は 0.77 秒，呼気時の最長RR間隔は 1.20 秒である．
- 呼吸不整脈は病的なものでなく，生理的なものである．呼吸不整脈には右心房壁にある圧受容体が関係する．この圧受容体は静脈還流量を常にモニターしているが，吸気時には静脈還流量が増加するので圧受容体が刺激される．この情報は迷走神経を介して延髄に送られ，これが延髄を介して迷走神経を抑制するため，洞結節に対する迷走神経の抑制効果が抑制され心拍数が増加する．
- 非呼吸性においては，呼吸周期に関係なくRR間隔（PP間隔）が変化することが特徴である．正常者でも睡眠中は迷走神経緊張状態となるので，洞徐脈と洞不整脈は出現しやすい．薬物の影響では，ジギタリス中毒などが原因として知られている．

## 1. 治療

- 呼吸不整脈は生理的なもので，大抵の場合，治療は不要である．運動や薬物による心拍数増加は，洞不整脈を軽減させることが多い．症状のある場合は洞徐脈の治療のように，鎮静剤，トランキライザー，アトロピン，エフェドリン，あるいはβ刺激薬投与で，動悸が軽減する場合がある．

## 2. 応用

- 洞結節からの刺激発生は，一定のようにみえても規則的ではなく，周期性のある「ゆらぎ」があることが知られている．また，洞結節の心拍数は交感神経系と迷走神経系の相互作用および体液性因子によって調節されている．よって，洞周期の変動は，自律神経活動や体液性因子の評価に利用される．
- 基本的なメカニズムは呼吸不整脈を利用したものである．心拍のRR間隔（PP間隔）の1拍ごとの変動を測定することにより心臓の自律神経緊張の評価が可能である．解析に先立ち期外収縮の補完やノイズ除去を確実に行うことが正確な評価のためには重要で，心房細動やペースメーカ調律では計測は不可能である．
- 洞周期の変動性低下は交感神経緊張の亢進と迷走神経緊張の減少によると考えられており，心不全や心筋梗塞症例における生命予後悪化との関連が報告されている．

B-1-1 呼吸不整脈

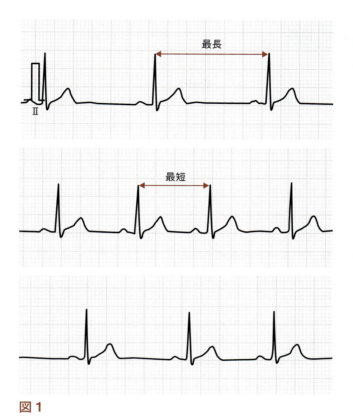

図1

B. 不整脈心電図の実際 —— 1 洞リズムの異常

# 2 洞頻脈
Sinus tachycardia

二宮 雄一
Yuichi Ninomiya

- 洞結節，房室結節，ヒス束，脚，プルキンエ線維は，それぞれ自動能をもっている．興奮の発生頻度は上位ほど早く，下位ほど遅い．心臓の調律が洞結節により支配され，洞結節が興奮刺激を生成し，それを房室結節，ヒス束，脚，プルキンエ線維からなる刺激伝導系を介して心室筋へと伝わっている状態を洞調律という．
- 正常の洞調律は，60～100/分である．
- 洞調律は，12誘導心電図では，I，II，$aV_F$は陽性，$aV_R$は陰性となる(図1，心拍数61/分の洞調律．筆者の心電図)．
- 洞結節レートは，年齢，性別，身体的活動などの多くの要素で変化する．大人と比較して，安静時，運動中共に幼児や子供の洞結節レートが速い．
- 洞結節レートは，自律神経刺激により容易に反応する．迷走神経優位となれば洞結節レートは減少し，交感神経優位となれば洞結節レートは上昇する．
- 心拍数100/分以上なら洞頻脈である．

## 1．診断

- 脈が非常に速くなっても，P波と先行T波とは，はっきり見分けられる(図2，心拍数141/分の洞頻脈．検査の結果，甲状腺機能亢進症と判明)．$aV_R$以外のすべての誘導でP波が陽性なら，洞頻脈である可能性が高い．ただし，洞結節リエントリー頻拍は，洞調律とP波の形態が同じであり注意が必要である．房室ブロックがなければ，P波は一定のPR間隔でそれぞれのQRSの前に認められる．
- 洞結節レートは100～180/分となる．最大心拍数は個人差があるが，年齢により減少する．
- 発作性上室頻拍と比較して，心拍数は徐々に上昇し，徐々に低下する．

## 2．原因疾患

- 発熱
- 甲状腺機能亢進症
- 貧血
- 不安
- 激しい運動
- 脱水
- 肺塞栓
- うっ血性心不全
- ショック
- アルコール，ニコチン，カフェイン
- シロスタゾール，テオフィリン，β刺激薬

## 3．治療

- 原因検索が最も重要である．原因があれば，その治療(脱水患者への輸液，発熱患者の解熱など)を行う．
- β遮断薬と非ジヒドロピリジン系カルシウム拮抗薬(ベラパミル，ジルチアゼム)は徐拍化に有用だが，薬剤によって徐拍化させる必要があることは稀であり，原因の除去が優先される．

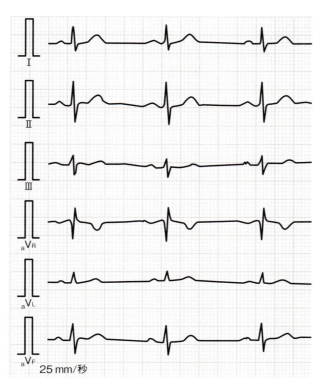

図1 正常洞調律

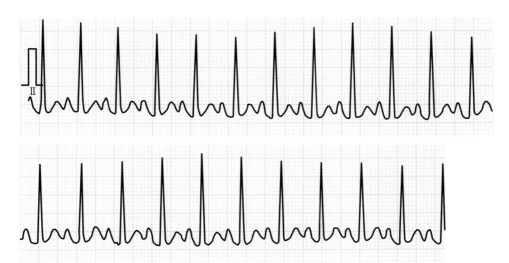

図2 洞頻脈

B. 不整脈心電図の実際 —— 1 洞リズムの異常

# 3 洞徐脈
Sinus bradycardia

二宮 雄一
Yuichi Ninomiya

- 正常の洞調律は，60～100/分である．
- 洞結節レートは，自律神経刺激により容易に反応する．迷走神経優位となれば洞結節レートは減少し，交感神経優位となれば洞結節レートは上昇する．
- 心拍数 60/分未満なら洞徐脈である．

## 1．診断

- 図1に心拍数 41/分の洞徐脈を示す．1対1の房室伝導．
- 正常な P 波形（Ⅰ，Ⅱ，$aV_F$ は陽性，$aV_R$ は陰性）．
- 1対1の房室伝導．
- 心拍数 60/分未満の徐脈．

## 2．原因

- 無症状の洞徐脈は，健康な若年成人，特にスポーツ選手にしばしば起こる．この場合，洞結節の器質的な障害ではなく，洞徐脈は機能性のものであり，運動などの負荷が加われば十分な心拍数の上昇が得られる．生理的な心拍応答が障害されている場合は，洞不全の分類（Rubenstein 分類）Ⅰ型に相当する．
- 症状のある洞徐脈は，薬剤によるものがほとんどである．
  - ・迷走神経作用薬
  - ・リチウム
  - ・アミオダロン
  - ・β遮断薬
  - ・カルシウム拮抗薬
  - ・αメチルドパやクロニジンなどの中枢性交感神経抑制薬
- 緑内障に対する β 遮断薬の点眼は，特に高齢者では，洞徐脈や房室ブロックを生じることがある．
- 加齢，虚血性心疾患（下壁心筋梗塞急性期など），迷走神経緊張状態，高カリウム血症，低ナトリウム血症，黄疸，脳圧亢進状態，重度の低酸素血症，粘液水腫（甲状腺機能低下症の症状），低体温，グラム陰性敗血症などでも洞徐脈を生じる可能性がある．

## 3．治療

- 薬剤などによる二次的なものでないことを確認する．原因があれば，その治療を行う．
- 心拍出量の低下あるいは徐脈による症状（倦怠感，心不全など）がなければ，治療は必要ない．むしろ，長い拡張時間は心室充満時間を増加させて，有益となることもある．
- 一時的には，アトロピンが効果的である．症状（倦怠感，心不全など）を繰り返すようなら，一時あるいは恒久ペースメーカが必要となることがある．一般に，副作用なく長期にわたって，心拍数を確実かつ安全に上昇させることができる薬剤はない．

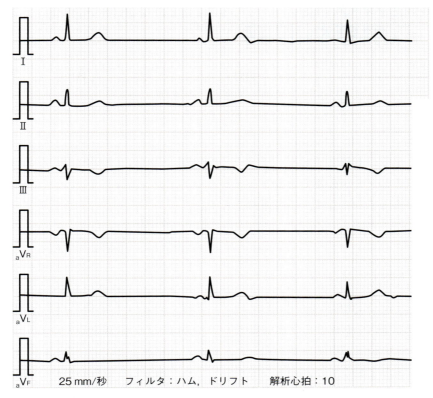

図1　洞徐脈（心拍数 41/分）

B. 不整脈心電図の実際 ── 2 頻脈性不整脈

# 1 期外収縮 ── ① 上室期外収縮／心房期外収縮

Supraventricular premature contraction (SVPC)/
Atrial premature contraction (APC)

三浦 史晴
Fumiharu Miura

- 上室期外収縮（SVPC）は日常臨床で，一番遭遇する機会が多い不整脈である．
- 基礎心疾患のチェックが必要である．
- 抗不整脈薬を使用する場合は，心房細動に準ずる．
- 近年，SVPC は，将来の心房細動になる予測因子であるという報告もある．

## 1. 診断

- 通常は，幅の狭い QRS 波形（洞調律の QRS と同様の波形）を形成する早期収縮である（図1）．しかし，出現するタイミングにより，変行伝導を起こすと，QRS の幅が広くなることや（図2），QRS 波形を形成しないブロックされた SVPC（図3）となることもある．起源によっては，P 波が先行しないこともある．
- 先行する P 波は，洞調律の P 波と異なることが多いが，T 波と重なることも少なくないため，1つの誘導だけでなく，いくつかの誘導を参考にして判断する必要がある（図3）．

## 2. メカニズムと病因

- 心房，房室接合部を起源とする早期収縮である．加齢とともに増加する．
- SVPC の誘因となる基礎疾患や病態は，表1に示した．
- 肺静脈や上大静脈など大血管を起源とすることは多く，そのような部位から発生する SVPC は，発作性心房細動のトリガーとなりうるので臨床的意義は大きい．

## 3. 治療

- 原則的に，基礎心疾患がなく，単発性で自覚症状も少なく，血行動態や心機能に影響を与えない SVPC は治療を必要としない．
- 表1のような基礎心疾患や病態がある場合は，その治療を優先する．
- 自覚症状が強い，自覚症状と一致している，連発して血行動態や心機能に影響を与える SVPC，心房細動・心房粗動のトリガーとなる SVPC は，治療を必要とする．このような SVPC に対する薬物治療は，心房細動の治療に準ずる．
- 交感神経系の関与が示唆される SVPC は，β遮断薬を考慮する．

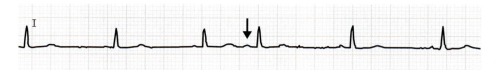

**図1 上室期外収縮（矢印）**
P波が先行し，通常のQRS波形と同じQRS波形を示す．

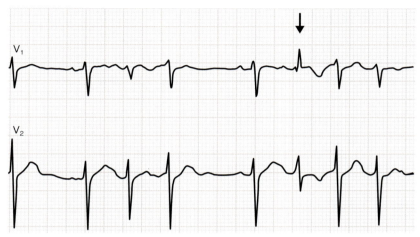

**図2 変行伝導を示す上室期外収縮**
先行するP波の連結期が短いとQRSの幅が広くなり（矢印），変行伝導を示すことがある．

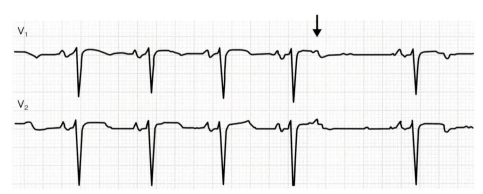

**図3 ブロックされた上室期外収縮**
SVPCがより早期に出現するとQRS波形を形成しない．徐脈の原因となることもある．T波とP波が重なるとP波がわかりにくいため，わかりやすい誘導を探す必要がある．

**表1 SVPCの誘因となる基礎疾患・病態**

| |
|---|
| ① 心臓弁膜症；僧帽弁狭窄症など　⑥ 甲状腺機能亢進症 |
| ② 虚血性心疾患；心筋梗塞，狭心症　⑦ 慢性閉塞性肺疾患 |
| ③ 先天性心疾患　⑧ 電解質異常 |
| ④ 心筋症；拡張型心筋症，肥大型心筋症など　⑨ 発熱，感染症，ストレスなど |
| ⑤ 心筋炎 |

## B. 不整脈心電図の実際 ── 2 頻脈性不整脈

# 1 期外収縮 ── ②心室期外収縮
Ventricular premature contraction (VPC)

三浦 史晴
Fumiharu Miura

- 心室期外収縮（VPC）は上室期外収縮とならび，日常診療で遭遇する機会の多い不整脈である．
- 上室期外収縮同様，自覚症状・基礎疾患がなく，血行動態や心機能に影響のないものは治療を必要としない．
- 特殊なものとして，心室細動・心室頻拍などの致死的な不整脈のトリガーになるVPCは臨床的意義が大きい．
- 症状が強い場合や，VPCが多発し血行動態の悪化・心機能低下を起こす場合はカテーテルアブレーションの対象となることもある．

## 1．診断

- 幅の広いQRSを形成する早期収縮である（図1）．通常は，T波は，QRS波の極性と反対に向く．VPCの形態により，単形性，多形性と分類され，出現頻度により，単発性，多発性と分類される．
- 特にT波と重なって出現するR on Tは，致死的不整脈に移行する．

## 2．病因

- 基礎疾患の検索が重要であるが，基礎心疾患がない場合は，特発性心室期外収縮とも言われる．
- VPCの波形により，その機序が推定される．右脚ブロック＋左軸偏位の場合は，左脚後枝領域のリエントリーが推測され，左脚ブロック＋右軸偏位の場合（図2）は，右心室流出路領域の自動能亢進やトリガードアクティビティーによることが推測される．
- 基礎心疾患として，心筋梗塞などの虚血性心疾患，心筋症，心筋炎，弁膜症などのあらゆる心疾患で認めることが多い．

## 3．治療

- 基本的に，基礎心疾患がなく，自覚症状もない，単発性VPCは治療しない．
- VPCが多発し，心機能低下やBNP上昇をきたすものは，治療を必要とする．
- VPCの波形により，右脚ブロック＋左軸偏位の場合は，ベラパミルを中心としたCaチャネル遮断作用を主作用とする薬物を，左脚ブロック＋右軸偏位のVPCは，β遮断作用をもつプロパフェノンを使用する．
- 治療を行う場合は，心機能，肝機能，腎機能のチェックが必要である．心機能の低下がある場合は，陰性変力作用のない抗不整脈薬を選ぶ必要がある．
- 心筋梗塞の急性期では，従来リドカインが使用されてきたが，リドカインの使用には否定される報告もされており，アミオダロン，ニフェカラントを使用する．
- VPCが多発し，BNP上昇や心機能低下を認める場合は，カテーテルアブレーションも有効である場合がある（図2）．
- 近年では，心室細動のトリガーとなるVPCに対するカテーテルアブレーションの報告もある．

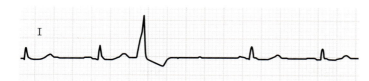

**図1 心室期外収縮**

幅の広いQRS波形と陰性T波を伴う．逆行性のP波を伴うこともある．

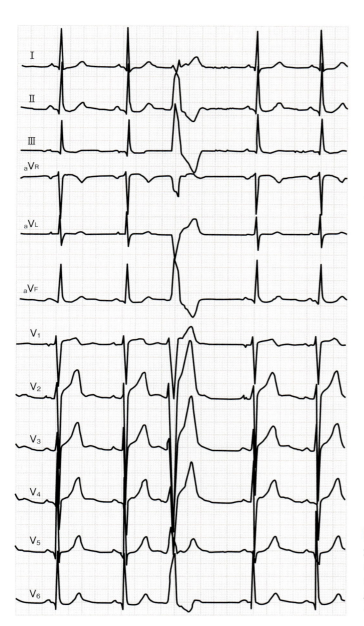

**図2 右心室流出路起源のVPC**

左脚ブロック，上方軸（Ⅱ，Ⅲ，aV$_F$で上向き）のVPCは，カテーテルアブレーションも有効なので，自覚症状が強い場合や，BNPが上昇している場合は，アブレーションも考慮する．

# 心房細動
Atrial fibrillation

速水 紀幸
Noriyuki Hayami

## 1. 特徴
- 加齢に伴い増加する．原則高齢者の不整脈．
- 無症候性の発作が多く，症状で発作の有無を量ることはできない．
- 持続時間などにより発作性・持続性・長期持続性・永続性と分類されるが，予後・治療方針は基本的に同じである．

## 2. 診断
- P波がなく，細動波（f波）と呼ばれる高頻度の小さな基線の揺れがみられる（図1）．
- RR間隔（RR時間）が1拍ごとにランダムに変動し，同一のものがみられない．瞬時心拍数（60秒を1拍ごとのRR間隔で割ったもの）をプロットすると，心房細動では線が消失する（図2）．
- ときに細動波の振幅が非常に小さく，すべての誘導で等電位線がみえる症例がある．このときでもRR間隔がランダムに変動している場合は心房細動と推定される．
- 明らかな細動波がみられるのにRR間隔が一定である場合は，房室ブロックの合併を考える．

## 3. メカニズム
- 左心房から続く肺静脈内心筋細胞（myocardial sleeve）から発生する高頻度興奮がトリガーとなる．
- 肺静脈内心筋細胞や心房に伝導遅延やリエントリー回路ができて，心房細動が持続しやすくなる．

## 4. 予後
- 心房による血液の駆出が消失する．また，心拍数が上昇して血液の充満期が短くなる．このため心不全を起こしやすくなる．
- 心房細動が直接死因となることは稀である．
- 左房内血栓ができやすくなり，これによる塞栓症，特に脳塞栓が予後を左右する．
- 心房細動による脳塞栓（心原性脳塞栓症）は広範囲に及ぶものが多く，しばしば死因となる．

## 5. 治療
- 塞栓症予防，心拍数コントロール，洞調律維持が三本柱．
- 心房細動による全身塞栓症のリスク層別化のために，$CHADS_2$スコアが広く用いられている（表1）．日本循環器学会のガイドラインでは1点以上なら抗凝固療法の推奨である．
- 抗凝固療法に使用する薬剤は，ワルファリン，非ビタミンK拮抗性経口抗凝固薬（ダビガトラン，リバーロキサバン，アピキサバン，エドキサバン）がある．腎排泄性，服用回数，価格などが異なり，患者背景などを考慮して使用する．
- ワルファリンはPT-INR 2〜3（70歳以上では1.6〜2.6）にコントロールする．
- 心拍数が高いために症状を有する症例には，ビソプロロールなどのβ遮断薬を投与

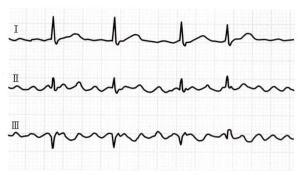

**図1　心房細動の心電図**
細動波(f波)がみられる．RR間隔がバラバラであることも重要な特徴である．

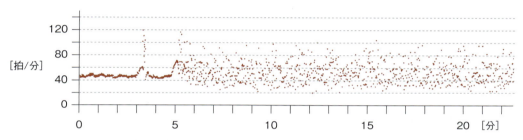

**図2　心房細動発生時の瞬時心拍数のプロット**
心房細動発生後(横軸5分以降)はRR間隔がランダムに変化するため，「線」が消失する．

表1　CHADS₂スコア

|  | 危険因子 |  | 点数 |
|---|---|---|---|
| C | Congestive Heart Failure | 心不全 | 1 |
| H | Hypertension | 高血圧 | 1 |
| A | Age ≧ 75 | 年齢 ≧ 75 | 1 |
| D | DM | 糖尿病 | 1 |
| S₂ | Stroke/TIA | 脳梗塞，一過性脳虚血発作 | 2 |

脳梗塞や一過性脳虚血発作の既往は2点，それ以外を1点として，合計する．

する．ベラパミルも効果はある．心拍数を正常にする必要はなく，症状が軽減すれば十分である．
- ジギタリスは心拍数コントロールの効果を期待できない．強心作用を期待するなら投与してもよい．
- 洞調律維持を考えるならカテーテルアブレーションが推奨される(特に発作性心房細動)．
- 抗不整脈薬による洞調律維持は確実性に欠け，抗凝固療法の併用が必須である．

## B. 不整脈心電図の実際 ── 2 頻脈性不整脈

# 3 心房粗動
Atrial flutter

村川 裕二
Yuji Murakawa

- 規則正しい"のこぎり"状の心房波を認める.
- 上室性の不整脈としてはありふれている.
- 高齢, 器質的心疾患, あるいは心房の手術瘢痕は発生頻度を高める.

## 1. 診断

- P波はみられない. 等電位線を欠く.
- 基線が鋸歯状に240〜340/分の頻度でゆれる(図1). 鋸歯状波, あるいは粗動波(F波)と呼ばれる.
- ときに心房細動か心房粗動かがはっきり区別しにくい. 心房粗細動という言葉も用いられる.

## 2. メカニズム

- 典型例は右房内のリエントリーによる(図2).
- 興奮波は右房の前面(自由壁)を下行し, 心房中隔や左房では上行するタイプが多い. 心尖部からみると三尖弁輪を反時計回転する.
- 三尖弁輪と下大静脈開口部とに挟まれた解剖学的峡部がこの回路の形成に関わっている.
- 下壁誘導で下向きの振れのF波を認めるものは通常型とよばれる. これ以外を希有型, 非通常型という. あくまで心電図上の診断であり, メカニズムと厳密に対応するものではない.
- 下向きか上向きかは容易に判断しにくく, 説得力のある定義ではない. 心房粗動と診断できるだけで十分.

## 3. 房室伝導比

- 心房と心室の興奮比率(房室伝導比)は4:1や2:1が多い. 房室伝導比が4:1なら心拍数70〜90/分と症状や血行動態として許容できる心拍数になる. 図1の房室伝導比は一定ではない.
- 2:1では, 心拍数140〜180/分になり, 動悸を自覚しやすい.
- 抗不整脈薬投与により粗動周期が延長すると, 房室伝導比が1:1となることがある(図3). 危険な状態である.

## 4. 治療

- 抗不整脈薬による洞調律化やその維持はしばしば困難.
- 房室伝導を抑制するβ遮断薬やベラパミルでレートコントロールによる対処も可能である.
- 房室伝導比が亢進し, 血行動態の破綻のおそれがあれば, 直流通電を要する.
- カテーテルアブレーションで90%を超える根治率が期待される.

B-2-3 心房粗動

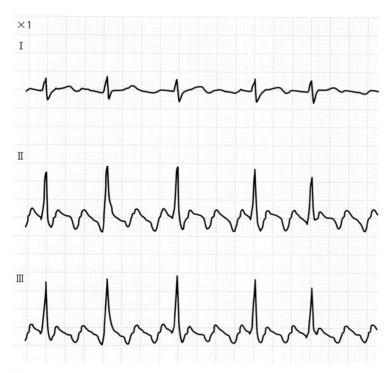

図1

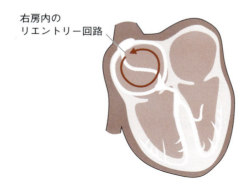

図2

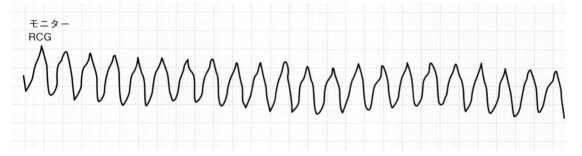

図3

## B. 不整脈心電図の実際 — 2 頻脈性不整脈

# 4 発作性頻拍 — ① 上室頻拍
Paroxysmal supraventricular tachycardia

上田 明子
Akiko Ueda

- 上室性の不整脈としてはありふれており，基礎心疾患のない幅広い年齢にみられる．
- 患者自身が，頻拍の開始と停止のタイミングをはっきり自覚することが多い．
- 頻拍の起こり始めは血圧が低下することがあり，立ちくらみ，失神をきたす可能性がある．

## 1. 診断
- 心拍数が150〜200/分で規則正しい，QRS幅の狭い（QRS幅120ミリ秒以下），発作性の頻拍である．
- P波はQRS後半成分やT波に重なり不明瞭なことがある．

## 2. メカニズム（図1）
- 約90％は，房室間に存在する副伝導路を介した房室リエントリー頻拍や，房室結節リエントリー頻拍である．
- 房室リエントリー頻拍は，房室結節を順行性（心房→心室）に伝導し，副伝導路を逆行性（心室→心房）へ伝導し興奮が旋回する正方向性のものが多い．心電図では，QRS波の後ろに逆行性の陰性P波が見えることが多い（図2）．
- 房室結節リエントリー頻拍は，房室結節遅伝導路を順行性（心房→心室）に，房室結節速伝導路を逆行性（心室→心房）に旋回する通常型が多い．心房と心室に，同じようなタイミングで興奮が伝導するため，P波はQRS波形後半に含まれ不明瞭になることが多い（図3）．
- 心房内リエントリーあるいは自動能亢進により発生する心房頻拍や，房室接合部頻拍など稀な不整脈の場合もある．
- 心房頻拍時のP波が，洞調律時と異なっている（図4）．P波の形態が，頻拍の起源部位の同定に有用なこともある．

## 3. 治療
- 頻拍発作を停止させることと，発作間欠期の再発予防を個別に考える．
- 稀であるが，頻拍発作中の血行動態が不安定で緊急で頻拍を停止させる必要がある場合は，直流電流を使用する．
- 房室リエントリー頻拍，房室結節リエントリー頻拍は，回路内に房室結節を含むため，房室伝導を抑制する手技や薬剤での停止が可能である．
- 息をこらえる，顔面を冷水にひたす，頸動脈洞マッサージなどの手技は，迷走神経緊張を高め房室伝導を抑制するため，発作の停止に有効なことがある．
- ATP急速静注あるいはベラパミル，ジルチアゼムの静注により，高率に発作の停止が可能である．
- 心房頻拍は，ATPやベラパミルの投与により房室伝導比が低下し，P波形が明瞭になり診断に至る場合がある．心房頻拍には，ナトリウムあるいはカリウムチャネル遮断作用をもつ抗不整脈薬が有効なことが多い．

- 発作の予防にはβ遮断薬やベラパミルなどのカルシウム拮抗薬の内服が有効である．発作頻度が低い場合は，発作時のみこれらの薬剤を頓服で使用することもある．
- カテーテルアブレーションにより高率に安全に根治が可能である．

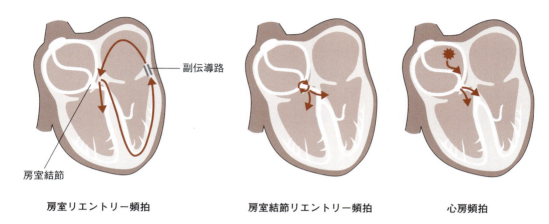

**図1** 発作性上室頻拍のメカニズム

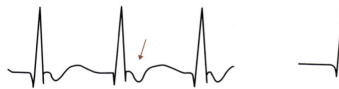

**図2** 房室リエントリー頻拍
QRS波の後ろに逆行性の陰性P波が観察される．

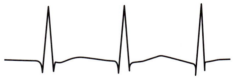

**図3** 房室結節リエントリー頻拍
幅の狭い規則正しいQRS波が観察されるが，P波はみられない．

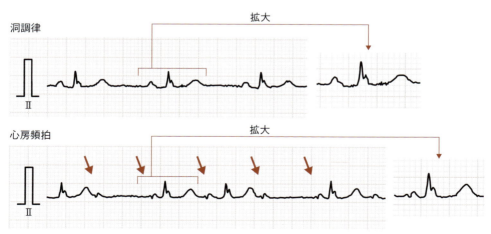

**図4** 心房頻拍

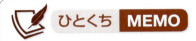

## 心房期外収縮が多いと危険か？

- 陳旧性心筋梗塞後に心室期外収縮の頻度や非持続性心室頻拍を認めることは予後に関連する．
- 器質的心疾患が明らかでない母集団について，2分間の心電図記録中に心室期外収縮や心房期外収縮を認めることの臨床的意義が検討されている（Cheriyath P, et al：*Am J Cardiol* 2011；107：151-155）．
- 対象は1987年から1989年に心電図が記録された14,574人．心血管系の既往のない人たち．2002年まで追跡された．
- 心臓突然死は130人，冠動脈疾患は1,657人に生じた．虚血性心疾患による死亡は288人．心臓突然死に関して心室期外収縮は危険率2.09で有意な予後予測因子だった．
- 一方，心房期外収縮の危険率は1.15．しかし，心室と心房の期外収縮をまとめて解析すると危険率は6.39まで高まった．心房期外収縮も予後に多少は関与することがうかがわれる．
- 入院を要した虚血性脳血管障害の連続265人のHolter心電図記録では非心原性脳卒中患者における1日200個以上と定義した心房期外収縮多発は32/163（20％）．病態不明の脳梗塞と，発作性心房細動の既往のある脳梗塞ではそれぞれ13/24（54％）と18/37（48％）と高値を示した（Todo K, et al：*Eur Neurol* 2009；61：285-288）．
- 心房期外収縮の多発は潜在的な心房細動のリスクと心原性脳梗塞のリスクを表しているようだ．

（帝京大学医学部附属溝口病院　村川 裕二）

B. 不整脈心電図の実際 ── 2 頻脈性不整脈

# 4 発作性頻拍 ── ②心室頻拍
Ventricular tachycardia

上田 明子
Akiko Ueda

- 基礎心疾患がない特発性心室頻拍と，心筋梗塞や心筋症などの基礎心疾患を背景に発生する心室頻拍がある．
- 血行動態が不安定化し，失神や突然死の原因となりうる，緊急性の高い不整脈である．

## 1. 診断
- 幅の広いQRS波形で規則正しい頻拍である．
- P波が確認できる場合，房室解離が認められることが多い(図1)．
- QRSの融合収縮がみられることがある．

## 2. メカニズム
- 特発性心室頻拍のうち，右脚ブロック・左軸偏位型QRS波形の心室頻拍は，左脚後枝領域のリエントリーを機序とする(図2)．
- 特発性心室頻拍のうち，左脚ブロック・右軸偏位型QRS波形の心室頻拍は，右室流出路，あるいは大動脈冠尖や左室流出路の異常自動能や撃発活動を機序とするものが多い(図3)．
- 基礎心疾患を有する例における心室頻拍のほとんどは，心筋内の瘢痕と，周囲に残存する生存心筋領域を基質とするリエントリーを機序とする．
- 虚血や電解質異常，自律神経緊張が，頻拍の発生しやすい環境をもたらすことがある．

## 3. 治療
- 心室頻拍は，突然死をきたすことのある重症不整脈であり，緊急の対応が必要である．
- 頻拍中，意識障害を認めたり，血圧を触知できないショック例では，直ちに直流通電が必要である．停止できない場合やすぐに再発する場合は，アミオダロン，ニフェカラント，リドカインなどの静注後，再度直流通電を試みる．
- 頻拍中の血圧が保たれている場合は，アミオダロンやニフェカラントの静注を行い停止を試みる．
- 右脚ブロック・左軸偏位型の特発性心室頻拍が疑われる場合は，ベラパミル静注が奏効することが多い．
- 左脚ブロック・右軸偏位型の特発性心室頻拍は，β遮断薬や，カルシウム拮抗薬，ナトリウムチャネル遮断薬を試みる．
- 活動性の虚血や，電解質異常のある場合は，それに対する治療を並行して行う．
- 基礎心疾患に伴う心室頻拍の再発予防には，アミオダロン，ソタロールなどのカリウムチャネル遮断薬のほか，β遮断薬，ベプリジルなどを使用する．また，再発率が高いためカテーテルアブレーション，植込み型除細動器植込みの併用を検討する必要がある．
- 特発性心室頻拍は，アブレーションによる根治が高率に可能であり，カテーテルアブレーションを勧める．

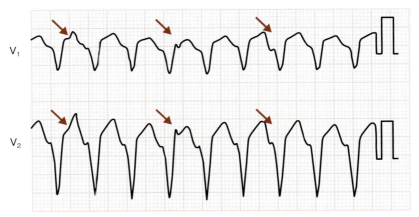

**図1 心室頻拍でみられる房室解離**
幅の広い QRS 波の頻拍中に，解離した P 波（矢印）が観察される．

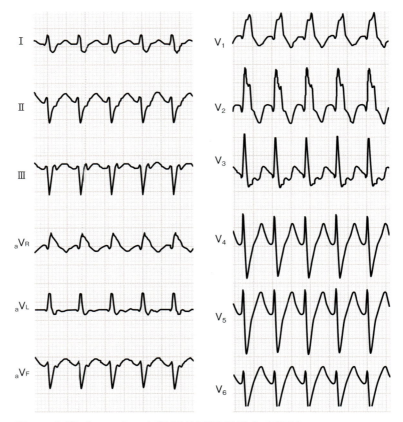

**図2 右脚ブロック・左軸偏位型特発性心室頻拍**

B-2-4 発作性頻拍―②心室頻拍

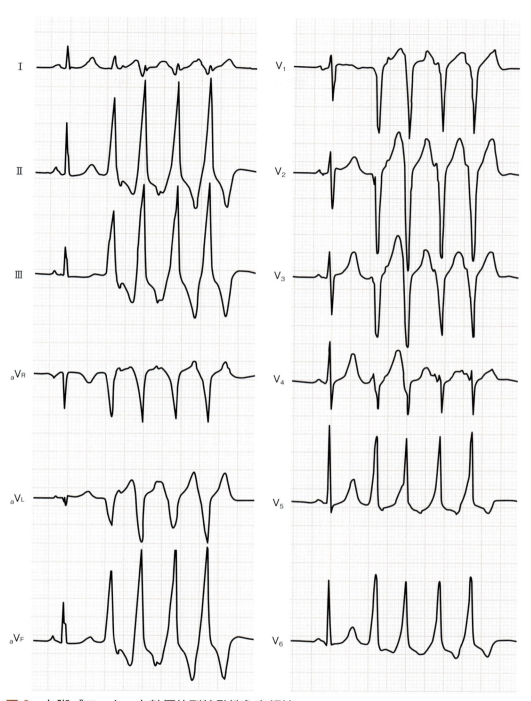

図3 左脚ブロック・右軸偏位型特発性心室頻拍

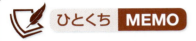

## 上室頻拍とまぎらわしい心室頻拍

- 心室頻拍(VT)のなかにはQRS幅が比較的に狭く，上室頻拍とまぎらわしいケースがある．特に，脚枝間リエントリーによる特発性心室頻拍は，右脚ブロックを伴う発作性上室頻拍と間違われやすいので注意を要する．

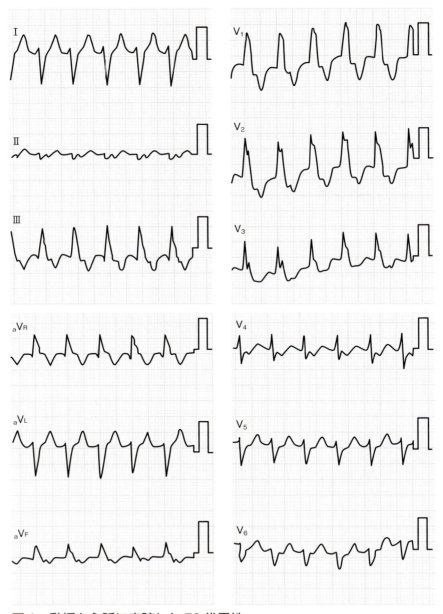

**図1** 動悸を主訴に来院した70代男性

- 図1は動悸を主訴に来院した70代男性の心電図である．
  Brugadaの心室頻拍鑑別のアルゴリズム[1]に当てはめてみよう．
  1) 胸部誘導でRSパターンがない――――――――――Yes → VT　　No → 2)へ
  2) 胸部誘導でRS間隔が最大のもの> 100ミリ秒――Yes → VT　　No → 3)へ
  3) 房室解離がある――――――――――――――――Yes → VT　　No → 4)へ
  4) QRS波の形態的基準を検討（誌面の都合上，元文献を参照してください）

- 1)はRSパターンがあり，2)に進む．RS間隔（QRSの立ち上がりからS波のピークまで）はぎりぎり100ミリ秒のようにも見えるため，VTと診断することもできる．ただし計測の仕方の影響もあるので，RS間隔が100ミリ秒より短いと判断すると3)に進んでしまう．房室解離は明らかでなく，4)の形態パターンは，$V_1$では右脚ブロック様であるが，$V_6$はR波が小さく，かつS波が深く（R/S比< 1.0），したがって右脚ブロックは否定され，VTの診断となる．

- ほかにも診断基準はいくつかあり[2]，自分のメモなどに持っておこう．しかしどれも100％ではなく，検者間で測定に差があったりする．

- よく使われる鑑別法としてATPの急速静注がある．これはATPによる一過性の房室ブロックを診断に応用するものである．上室頻拍の房室回帰頻拍，房室結節リエントリー頻拍は，ATP静注で停止することができる．この場合は治療にもなる．心房頻拍，心房粗動の場合には，ATP感受性心房頻拍であれば停止するが，そうでなければ一過性房室ブロックの結果，P波や鋸歯状波が明瞭となり，診断が容易となる．心室頻拍の場合はATP感受性でなければ停止しない．

● 文献

1) Brugada P, Brugada J, Mont L, et al：A new approach to the differential diagnosis of a regular tachycardia with a wide QRS complex. *Circulation* 1991；83：1649-1659.
2) Vereckei A, Duray G, Szénási G, et al：Application of a new algorithm in the differential diagnosis of wide QRS complex tachycardia. *Eur Heart J* 2007；28：589-600.

（虎の門病院循環器センター内科　三谷 治夫）

# 4 発作性頻拍 ― ③ 異所性心房頻拍
Ectopic atrial tachycardia

上田 明子
Akiko Ueda

- 洞結節以外の心房筋が，洞結節より早いタイミングで興奮することで頻拍が発生する．
- 複数個所の心房筋から発生する場合，P波形の異なる多源性心房頻拍となる．
- 房室伝導比が2:1以上の場合は，P波の形状が認識しやすくなる．
- 体位，呼吸や嚥下などで発生することがあり，自律神経の関与が考えられている．
- 基質的心疾患に伴わないものも多いが，薬物（ジギタリスなど）や心膜炎などの炎症，アルコールなどが原因で発生する場合がある．

## 1．診断

- 心房レートは100～200拍/分のQRS幅の狭い頻拍である．
- 房室伝導比はさまざまである．
- 房室伝導比が1:1の場合は，その他の上室頻拍（PSVT）との鑑別が難しい場合がある．
- 房室伝導を抑制するATP，ベラパミル，β遮断薬などの薬剤を使用し，伝導比が低下すると，明瞭なP波が確認でき，診断が確定することがある（図1）．

## 2．メカニズム

- 洞結節以外の心房筋の自動能亢進，あるいは撃発活動を機序とすることが多い．
- 好発部位として，分界稜，肺静脈，房室弁輪，冠静脈洞，心耳などが挙げられる（図2）．
- 限局した心房筋のリエントリー（ミクロリエントリー）が原因の場合もありうる．心電図からのみで機序を同定することは困難なことが多い．

## 3．治療

- 背景に心不全や心膜炎，電解質異常などがある場合は，これらの治療，補正を行う．
- 一部の心房頻拍は，ごく少量（2～4 mg）のATPで停止する．
- ほとんどの心房頻拍は，房室結節伝導を抑制するATP，ベラパミルやジルチアゼムといったカルシウム拮抗薬，β遮断薬などの薬剤では停止しないが，房室伝導比が低下するため，心拍数は低下する．
- 心房頻拍そのものを停止させるには，ナトリウムチャネルやカリウムチャネル遮断作用のある抗不整脈薬の使用が有効である．
- 再発予防には，β遮断薬や，ナトリウムチャネルやカリウムチャネル遮断作用のある抗不整脈薬を使用する．
- カテーテルアブレーションによる治療が有効なことが多いが，機序や起源部位によっては困難な場合もある．

2：1 心房頻拍

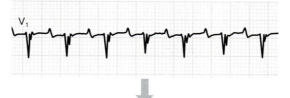

2：1〜4：1へ房室伝導比が低下

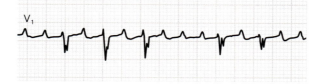

**図1　心房頻拍**
2：1の心房頻拍に対し，薬物を使用し房室伝導比が低下した．
P波が明瞭に観察される．

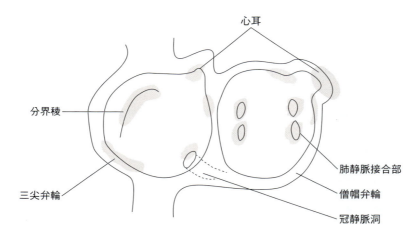

**図2　心房頻拍の好発部位**

B. 不整脈心電図の実際 — 3 徐脈性不整脈

# 1 房室ブロック — ① 1 度房室ブロック
First-degree atrioventricular block

長瀬 宇彦・加藤 律史
Takahiko Nagase / Ritsushi Kato

## 1. 房室ブロックの概要

- 心房−心室間の刺激伝導系の伝導障害を房室ブロックという.
- 房室ブロックを認めた場合は重症度評価を行い,ペースメーカ移植術の適応があるかどうかを判断することがキーポイントである.
- ペースメーカ移植術の適応は,房室ブロックによる徐脈に伴う症状があるかどうか,房室ブロックの部位が判断に重要である(表1).心臓電気生理学的検査(図1)も有用である.
- ペースメーカ移植術は房室ブロックが不可逆性,再発性,かつ治療上必要な薬剤などで房室ブロックをきたしうる場合に適応となる.房室ブロックの原因はさまざまであり(表2),一過性の心筋虚血など,房室ブロックの原因が可逆性の場合は,原因の除去・治療が重要であり,ペースメーカ移植術は不要なこともある.

### 表1 恒久的ペースメーカ移植術の適応

Class I：
1. 徐脈による明らかな臨床症状を有する第2度,高度または第3度房室ブロック
2. 高度または第3度房室ブロックで以下のいずれかを伴う場合
    (1) 投与不可欠な薬剤によるもの
    (2) 改善の予測が不可能な術後房室ブロック
    (3) 房室接合部のカテーテルアブレーション後
    (4) 進行性の神経筋疾患に伴う房室ブロック
    (5) 覚醒時に著明な徐脈や長時間の心室停止を示すもの

Class II a：
1. 症状のない持続性の第3度房室ブロック
2. 症状のない第2度または高度房室ブロックで,以下のいずれかを伴う場合
    (1) ブロック部位が His 束内または His 束下のもの
    (2) 徐脈による進行性の心拡大を伴うもの
    (3) 運動または硫酸アトロピン負荷で伝導が不変もしくは悪化するもの
3. 徐脈によると思われる症状があり,他に原因のない第1度房室ブロックで,ブロック部位が His 束内または His 束下のもの

Class II b：
1. 至適房室間隔設定により血行動態の改善が期待できる心不全を伴う第1度房室ブロック

[日本循環器学会：不整脈の非薬物治療ガイドライン(2011年改訂版)http://www.j-circ.or.jp/guideline/pdf/JCS2011_okumura_h.pdf(2015年6月閲覧)より引用]

## 2. 診断

- 12誘導心電図上，PR間隔（PR時間）が0.2秒より延長している（図2a）．

## 3. 臨床像

- 器質的疾患，房室伝導遅延をもたらす薬剤性に伴うもの以外にも，若年健常者にもみ

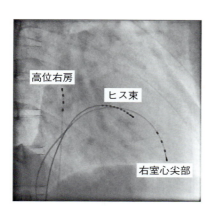
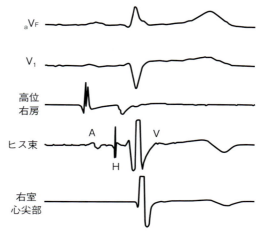

**図1　心臓電気生理学的検査（ヒス束心電図）**
房室ブロックの診断ではヒス束に留置した電極カテーテルにてAH間，BH［ヒス束電位間（稀にヒス電位が分裂して2つ認められる，ヒス束のブロックの場合，この分裂した2つのヒス束電位が1つとなり房室ブロックとなる］，もしくはHV間，どの部位での房室ブロックかの鑑別がペースメーカの適応決定のうえで有用である．
A：心房波，H：ヒス電位，V：心室電位

**表2　房室ブロックの原因**

- 先天性房室ブロック：
  心内膜床欠損，修正大血管転位など

- 後天性房室ブロック
  特発性：Lev病，Lenègre病
  二次性：虚血性心疾患
  　　　　心筋症，心筋炎（リウマチ熱，ジフテリア，ウイルスなど）
  　　　　薬剤性（ジギタリス，抗不整脈薬，β遮断薬，Ca拮抗薬*など）
  　　　　膠原病（SLE，皮膚筋炎など）
  　　　　サルコイドーシス
  　　　　腫瘍（中皮腫，横紋筋腫など）
  　　　　外傷（外科的，カテーテルアブレーションなど）

- 機能的房室ブロック：
  迷走神経過緊張

*非ジヒドロピリジン系；ベラパミル，ジルチアゼムなど
（Kocovic DZ, Friedman PL: Atrioventricular nodal block. ed Podrid PJ, In *Cardiac Arrhythmia*, Williams & Wilkins, Baltimore, 2005：1039-1050より改変）

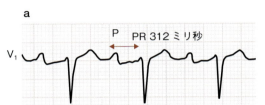

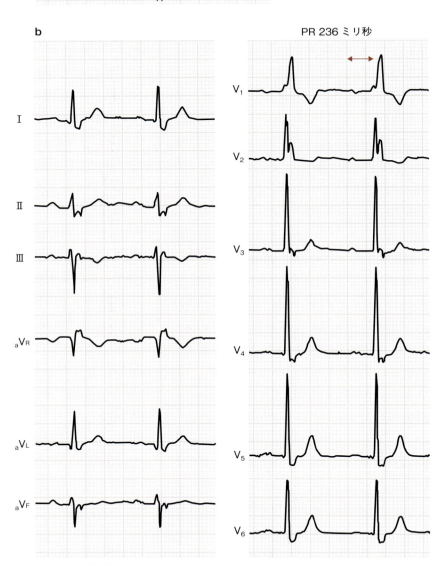

**図2 1度房室ブロック**
a：PR間隔は312ミリ秒と一定でかつ延長している．
b：PR間隔は236ミリ秒と延長し，右脚ブロック・左軸偏位を伴う3枝ブロックを呈している．

られ，必ずしも病的な異常とは限らない．自律神経の影響も受ける．
- 一般的に1度房室ブロックのみでは症状を認めることは少ない．
- 心臓電気生理学的検査上はヒス束より上位［心房-ヒス束電位（AH）間］での延長を認めることが多い．

## 4．治療

- 症状を伴わない1度房室ブロックは治療の適応はない．
- 器質的心疾患に伴う1度房室ブロックでは，β遮断薬，非ジヒドロピリジン系カルシウム拮抗薬（ベラパミル塩酸塩）やジギタリス製剤といった房室伝導を抑制する薬剤を使用する時は，房室ブロックの増悪をきたさないかどうかにも注意する必要がある．
- 失神・めまいといった徐脈症状を認める1度房室ブロックでは，稀にブロック部位がヒス束以下の可能性があり，この場合は2度以上の房室ブロックへの進展に注意が必要で恒久的ペースメーカ移植術の適応となることがある．また，顕著な1度房室ブロックの場合（通常0.3秒以上）には，心室興奮のすぐ後の十分な心室拡張の前に心房興奮が生じ，胸部不快や心不全症状をきたすことがある．このような場合，特に心機能がもともと不良な場合にはペースメーカ移植術が考慮されることがある．
- また，心電図を判読するうえで，1度房室ブロックのみに気を取られてはならない．1度房室ブロックが心臓の器質的な伝導障害であった場合，軸偏位・脚ブロックを伴う1度房室ブロック，つまり，2枝もしくは3枝ブロックが日常臨床で少なからず存在する（図2b）．この場合，失神などの症状がある場合，Holter心電図などで2度以上の発作性房室ブロックが認められれば，ペースメーカ移植術を検討する必要がある．

B. 不整脈心電図の実際 — 3 徐脈性不整脈

# 1 房室ブロック — ② 2度(Mobitz Ⅰ型・Wenckebach型)房室ブロック

Second-degree atrioventricular block of Wenckebach/Mobitz I type

長瀬 宇彦・加藤 律史
Takahiko Nagase / Ritsushi Kato

## 1. 診断

- 近年は2度"Wenckebach型"房室ブロックと呼ぶことのほうが一般的である.
- PP間隔(PP時間)は一定であるが,PR間隔が徐々に延長し,QRS波の脱落を生じる房室ブロックを指す(図1).RR間隔はPR間隔が延長するのに対し,逆に短縮することがある.

## 2. 臨床像

- 多くは若年健常者や夜間安静時にみられ,自律神経の影響を受ける.治療を要する病的意義は少ない.
- 多くは房室結節内でのブロックである.
- 自律神経の影響による場合はアトロピン硫酸塩,イソプロテレノールでブロックの改善を認めることもある.
- しかし,高齢者に認めることがある日中に生じる2度Wenckebach型房室ブロックの場合は器質的な伝導障害である可能性もあり,症状の有無に留意し,またHolter心電図などで徐脈の有無に留意する.

## 3. 治療

- 若年健常者や,夜間安静時にみられる無症候性の2度Wenckebach型房室ブロックは経過観察のみでよい.
- しかし,比較的稀ではあるが,2度Wenckebach型房室ブロックでも,失神・めまい・息切れなどの徐脈症状を有する場合,電気生理学的検査でブロック部位がヒス束以下であった場合は,ペースメーカ移植術の適応となる.

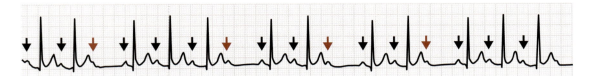

**図1 2度(Mobitz Ⅰ型またはWenckebach型)房室ブロック**
PP間隔は一定で,PRが徐々に延長し,いずれQRS波が脱落する.その次の心拍は再び短いPR間隔で房室伝導を認める.色矢印はQRSを伴わないP波.

B. 不整脈心電図の実際 ── 3 徐脈性不整脈

# 1 房室ブロック ── ③ 2度（Mobitz Ⅱ型）房室ブロック

Second-degree atrioventricular block of Mobitz II type

長瀬 宇彦・加藤 律史
Takahiko Nagase / Ritsushi Kato

## 1. 診断
- 一定のPR間隔（PR時間）の房室伝導の後，突然QRS波が脱落する（図1）．その次の心拍は一定のPR間隔で再度心房から心室への伝導を認める．

## 2. 臨床像
- 多くは病的な房室伝導障害であり，ペースメーカ移植術の適応となる．
- 徐脈に伴うめまい，息切れを呈することがある．

- ブロック部位はヒス束以下の伝導障害であることもある（図2）．

## 3. 治療
- 薬剤，心筋虚血（狭心症・急性心筋梗塞）などの一過性の原因があれば，原因に対する治療を行う．Mobitz Ⅱ型房室ブロックが再発する可能性がある場合，不可逆的である場合はペースメーカ移植術を行う．
- 発作性の房室ブロックしか認めず，普段は房室伝導が認められる場合もペースメーカ移植術の適応となることに留意が必要であ

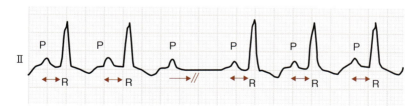

**図1　2度（Mobitz Ⅱ型）房室ブロック**
PP間隔は一定で，一定のPR間隔の後，突然QRS波が脱落する．その次の心拍は再び一定のPR間隔で房室伝導を認めることが多い．

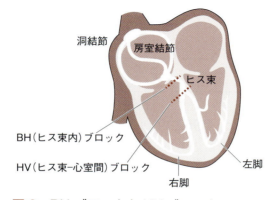

**図2　BHブロックとHVブロック**

る．これは，高度・3度房室ブロックでも同様である．
- 2：1房室ブロックの場合は，ペースメーカ移植術の必要のない2度Wenckebach型房室ブロックか，ペースメーカ移植術適応があるMobitz Ⅱ型の鑑別に苦慮することがある(図3)．その際は徐脈に伴う症状の有無や，QRSの形状，心臓電気生理学的検査でのブロック部位が心房-ヒス束電位(AH)ブロックか，ヒス束以下のブロック(図2)かどうかの確認がペースメーカ移植術の適応決定の参考になる．
- 2度Wenckebach型房室ブロックとMobitz Ⅱ型房室ブロックの鑑別には，房室ブロック前後のPQ間隔の比較が重要である．2度Wenckebach型房室ブロックであればPQ間隔が房室ブロック後に短縮しているのに対し，Mobitz Ⅱ型房室ブロックであればPQ間隔は変化しない(図4)．

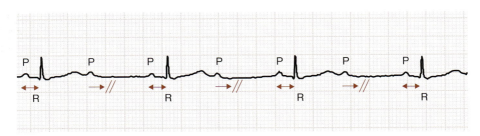

図3　2：1房室ブロック

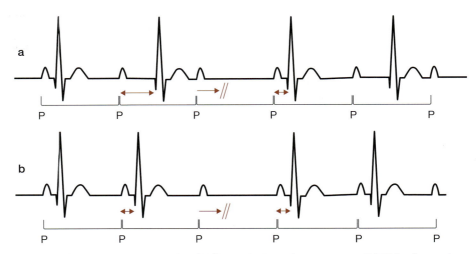

図4　2度Wenckebach型房室ブロックと2度Mobitz Ⅱ型房室ブロックの鑑別法

a：2度Wenckebach型房室ブロック．房室ブロックの前後の心拍を比較するとPQ間隔は房室ブロック前に比べ房室ブロック後の心拍のPQ間隔は短縮している．
b：2度Mobitz Ⅱ型房室ブロック．房室ブロックの前後の心拍を比較するとPQ間隔は房室ブロック前と房室ブロック後の心拍のPQ間隔は変化していない．

B. 不整脈心電図の実際 —— 3 徐脈性不整脈

# 1 房室ブロック —④高度房室ブロック
Advanced(high-grade) atrioventricular block

長瀬 宇彦・加藤 律史
Takahiko Nagase / Ritsushi Kato

## 1. 診断
- 2拍以上連続してP波の後にQRS波が脱落する房室ブロックを指す（図1）．PR間隔（PR時間）は一定であることが多い．P波の脱落の割合により3：1房室ブロック，4：1房室ブロックなどと呼ばれることもある．

## 2. 臨床像
- 通常病的な房室伝導障害でありペースメーカ移植術の適応となりうる．
- 失神やめまいなどの徐脈に伴う症状や心不全症状を呈することも多い．

## 3. 治療
- 一過性の原因による可逆的な房室ブロックでない限り，ペースメーカ移植術の適応となる．
- ペースメーカ移植術植込み術まで時間を要する場合は，一時的ペースメーカを留置する必要がある．

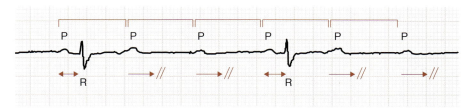

**図1 高度房室ブロック**
PR間隔は一定であるが，2拍以上連続してQRSが脱落する．PP間隔は一定であることが多い．房室伝導比により，この例では3：1房室ブロックとも呼ぶ．

# 1 房室ブロック — ⑤ 3度房室ブロック
Third-degree atrioventricular block

長瀬 宇彦・加藤 律史
Takahiko Nagase / Ritsushi Kato

## 1. 診断

- 房室伝導が完全にブロックされるため，一定のPP間隔（PP時間）とRR間隔（RR時間）を呈するが，PR間隔（PR時間）は不規則になる（房室解離を呈する）（図1）．

## 2. 臨床像

- 完全房室ブロックと同義であり，臨床現場では完全房室ブロックと呼ぶことが多い．
- 房室ブロックのなかで最も重度の房室ブロックであり，徐脈・心停止に伴う失神，息切れ・下腿浮腫などを伴う心不全を認めることも多い．しばしば緊急で受診，入院となる．
- 房室解離を呈し，心室興奮は補充収縮（escape beat）に依存する．より下位からの補充収縮の場合，その頻度は遅く，かつQRS幅が拡大する．つまり，3度房室ブロックでも脈が遅く，QRS幅が拡大していた場合はより重症と認識する必要がある．
- 心房細動に3度房室ブロックが合併した場合，一見徐脈性心房細動にもみえるが，急に徐脈でRR間隔が一定となり，QRS幅が拡大していた場合は心房細動に完全房室ブロックが合併している所見であり，ペースメーカ移植術の必要性を検討する必要がある（図2）．
- 3枝ブロックの場合，発作性に完全房室ブロックが出現する可能性にも配慮する必要がある（図3）．

## 3. 治療

- 失神，心不全などの徐脈に伴う症状を有する完全房室ブロックは緊急入院の適応となる．ペースメーカ移植術までの間，一時的ペースメーカ留置も検討する．
- 一過性の原因で生じた完全房室ブロックでない場合，通常恒久的ペースメーカ移植術の適応となる．

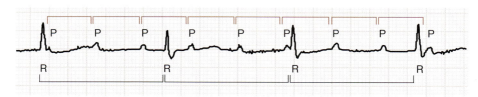

**図1 3度房室ブロック**
PP間隔とRR間隔が独立している，つまり房室解離を呈する．

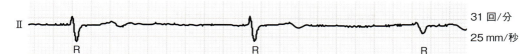

**図2　心房細動を合併した3度房室ブロック**
3拍目のQRSの形が異なるが，補充収縮の部位が違う部位から出ている，もしくは補充収縮に心室期外収縮が合併したものと考えられる．

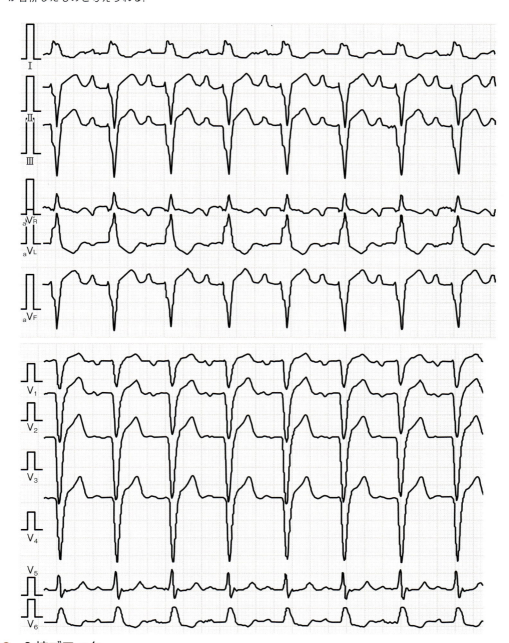

**図3　3枝ブロック**
PR：239ミリ秒，QRS：153ミリ秒，軸：−74°であり，1度房室ブロックに加え，完全左脚ブロック，すなわち3枝ブロックの所見を認める．このような心電図を確認した場合，発作性に完全房室ブロックが出現することがあり，注意する必要がある．

B. 不整脈心電図の実際 ── 3 徐脈性不整脈

# 2 洞不全症候群
Sick sinus syndrome

荷見 映理子
Eriko Hasumi

## 1. 概念
- 洞結節の器質的障害やさまざまな外因による洞結節自動能の抑制，伝導機能低下を起因とした不整脈の総称である．
- 慢性・高度の徐脈は心拍出量低下から労作時息切れ，全身倦怠感，運動耐容能の低下などの心不全症状が起こる．
- 長い洞停止によりめまいや失神などの脳虚血症状（Adams-Stokes 発作）が生じる．

## 2. 病因・病態
- 病因として内因性と外因性の洞機能障害がある（表1）．
- 内因性の洞機能障害の原因としては，病理学的には洞結節やその周囲組織の線維化，洞結節細胞の減少・萎縮，脂肪変性などの器質的変性が報告されている．
- 障害部位が洞結節の場合は洞徐脈や洞停止，結節周囲組織の障害の場合は洞房ブロック，障害が心房まで至ると心房細動や心房粗動，心房頻拍を合併する徐脈頻脈症候群を呈する．
- 虚血性心疾患，心筋症，先天性心疾患，代謝性心疾患，心筋炎，膠原病，心臓術後などの基礎疾患によるものが挙げられるが，特発性が多い．加齢による変性が主たる原因とされる．
- 外因性因子としては，自律神経活動，電解質異常，内分泌異常，薬剤などが挙げられる．

表1 洞不全症候群の原因

| 内因性洞機能障害 | 外因性洞機能障害 |
|---|---|
| ・特発性：洞結節線維化，洞結節細胞変性<br>・虚血性心疾患<br>・心筋症<br>・先天性心疾患<br>・代謝性心疾患：アミロイドーシス，サルコイドーシス，ヘモクロマトーシス，腫瘍<br>・弁膜疾患<br>・感染・炎症性心疾患：心筋炎，心膜炎<br>・心臓手術術後<br>・膠原病：リウマチ，全身性エリテマトーデス（SLE），強皮症<br>・遺伝性不整脈：SCN5A 変異，HCN4 変異 | ・薬剤：抗不整脈薬，β遮断薬，カルシウム拮抗薬，ジギタリス<br>・電解質異常：高カリウム血症<br>・内分泌異常：甲状腺機能低下症<br>・副交感神経緊張亢進：交感神経緊張低下，血管迷走神経性失神，神経調整性失神（心抑制型），頸動脈洞症候群，状況失神（咳，排尿，胃腸蠕動刺激，運動後，食後）<br>・脳圧亢進 |

表2 Ferrer分類とRubenstein分類

| Ferrer分類 | Rubenstein分類 |
|---|---|
| 1 持続的で,高度,予期しない徐脈 | I 原因不明の心拍数が50/分未満の持続性洞徐脈 |
| 2 補充収縮を伴わない短い洞停止,または補充収縮を伴う比較的長い洞停止 | II 洞停止または洞房ブロック |
| 3 補充収縮を伴わず,心停止(心室不整脈が続くことあり)が生じる長い洞停止 | III IまたはIIの洞徐脈であり,少なくとも1回は発作性上室頻拍または心房粗細動を呈したことがある |
| 4 ジギタリスによるものでない,心室応答の遅い慢性心房細動 | |
| 5 除細動後に洞調律に復帰しない心房細動 | |
| 6 薬剤によらない洞房ブロック | |

- 失神の原因として最も多いのが神経調節性失神であり,若年者で発生頻度が高い.若年者のケースでは洞結節の器質的異常を有さないことが多い.

## 3. 診断

### (1) 症状

- 主な自覚症状としては,めまい,失神,全身倦怠感,労作時息切れである.
- 持続性洞徐脈の場合,心拍出量低下により全身倦怠感や息切れなどの心不全症状が生じる.
- めまいや失神は洞停止による脳虚血が原因である.
- 徐脈頻脈症候群では頻拍発作時の動悸に続く,めまい・失神が特徴的な症状である.

### (2) 心電図

- 発作時心電図から分類されるFerrer分類とRubenstein分類がある(表2).
- 心電図所見から分類されたRubenstein分類は,病態と相関しており,臨床の場で広く用いられている(図1).

### (3) Holter心電図,モニター心電図

- Holter心電図,モニター心電図は発作時心電図所見と症状の相関を確認するために有用である.
- 持続性洞徐脈では,Holter心電図で1日の総心拍数や運動時の心拍数上昇を評価する必要がある.
- 心不全症状を伴ったり,運動時の心拍数上昇がみられず,運動耐容能低下がある場合はペースメーカ植込みの適応となる.
- めまいや失神のみられない場合でも,心拍数低下により心不全が合併するリスクがあるため,心不全症状や脳性ナトリウム利尿ペプチド(brain natriuretic peptide;BNP)の上昇などがないか注意して診療を行う.

### (4) 運動負荷試験

- 正常洞機能では,運動負荷により安静時の30%以上の心拍数増加が認められるが,洞機能低下がある場合は運動負荷による心拍数増加が乏しい.
- 運動中に有意な心拍数上昇がないと,呼吸苦,易疲労感,運動耐容能低下が生じる.
- 運動中の心拍数上昇の有無で,安静時の洞徐脈が生理的か病的なものかの鑑別が可能である.

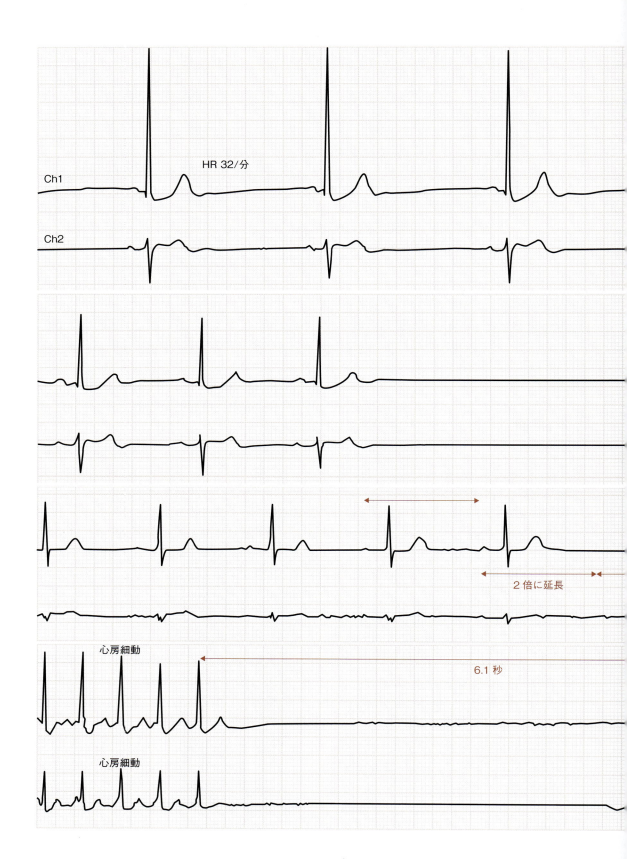

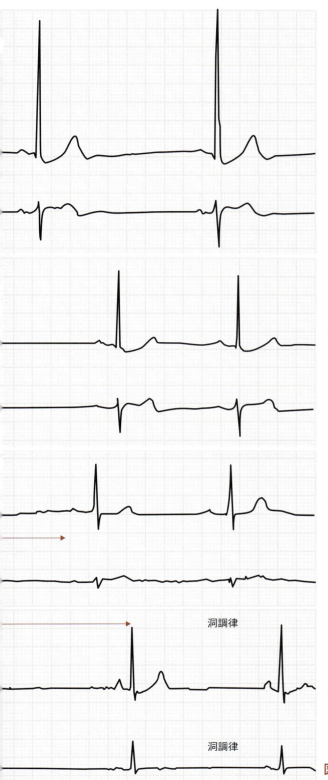

図1 Rubenstein 分類にみられる心電図パターン

### (5) 薬物負荷試験
- 副交感神経の影響を薬理学的に遮断し，洞機能低下が自律神経による機能的なものか器質的異常かの鑑別をする．
- 次の所見がある場合，内因性洞機能不全を疑う．
  ① アトロピン負荷：0.02～0.04 mg/kg を静注し，心拍数増加が 25% 以下または心拍数 90/分以下
  ② イソプロテレノール（β刺激薬）負荷：1～3 μg/分を持続静注投与し，25% 以上の心拍数増加がみられない
  ③ 自律神経遮断試験：アトロピン 0.04 mg/kg とプロプラノロール（β遮断薬）0.2 mg/kg を静注投与して洞結節固有心拍数を測定し，正常値［心拍数（/分）＝ 117.2 − 0.53 ×年齢］に満たない場合

### (6) 電気生理検査(electrophysiology study；EPS)
- 失神・めまいなどの症状があり，非侵襲的な検査でも心電図所見と症状の関連が明らかでない場合には，EPS による洞結節機能評価（洞結節回復時間，洞房伝導時間，固有心拍数）が有効である．

## 4. 治療

### (1) 原因疾患・増悪因子の特定と治療
- 原因疾患や増悪因子が特定された場合は，それらに対する治療や原因の是正・除去が先決である．外因（β遮断薬，ジギタリス，電解質異常など）の除去により徐脈が改善する例をしばしば経験する．

### (2) 薬物治療
- 緊急時やペースメーカ治療までの一時的な治療として投与されることがある．
- 一過性洞徐脈に対してはアトロピン静注やイソプロテレノール持続静注投与が行われる．
- シロスタゾール（プレタール®）やテオフィリン（テオドール®）が平均心拍数の増加と RR 間隔（RR 時間）の短縮に有効であるという報告があり，失神を伴わない場合は使用されることもあるが，効果は安定したものではない．
- 徐脈頻脈症候群の場合で，発作性心房粗細動・心房頻拍停止時に洞停止となる症例の場合，カテーテルアブレーションで頻拍発作を根治すると，洞停止が生じなくなることが多い．
- 発作性心房細動・粗動を伴う徐脈頻脈症候群の場合は，脳梗塞予防として抗凝固療法を併用する．

### (3) ペースメーカ治療
- めまい・失神，心不全症状があり，徐脈との関連が明らかな場合はペースメーカの絶対適応である．
- 日本循環器学会のガイドラインにペースメーカ植込みの適応が示されている（表3）．
- 外因性因子が徐脈の原因であっても，薬剤中止や電解質是正，内分泌疾患治療でも改善がない場合はペースメーカ植込みの適応となる．
- 低左心機能例では，β遮断薬や抗不整脈薬による徐脈が生じた場合でも，薬剤中止が困難であり，ペースメーカが必要となることが多い．
- 洞停止や洞徐脈であっても，無症状であればペースメーカ植込みの適応はない．
- 心抑制型神経調節性失神で，洞徐脈や洞停止による失神を繰り返し，薬剤抵抗性の症例ではペースメーカの適応となる症例がある．

**表3 洞不全症候群に対するペースメーカの適応**

| Class I |
|---|
| 1. 失神，痙攣，眼前暗黒感，めまい，息切れ，易疲労感等の症状あるいは心不全があり，それが洞結節機能低下に基づく徐脈，洞房ブロック，洞停止あるいは運動時の心拍応答不全によることが確認された場合．それが長期間の必要不可欠な薬剤投与による場合を含む |

| Class IIa |
|---|
| 1. 上記の症状があり，徐脈や心室停止を認めるが，両者の関連が明確でない場合 |
| 2. 徐脈頻脈症候群で，頻脈に対して必要不可欠な薬剤により徐脈を来たす場合 |

| Class IIb |
|---|
| 1. 症状のない洞房ブロックや洞停止 |

［日本循環器学会：不整脈の非薬物治療ガイドライン(2011年改訂版) http://www.j-circ.or.jp/guideline/pdf/JCS2011_okumura_h.pdf(2015年6月閲覧)より引用］

- 頸動脈洞症候群では，反復する心抑制型失神に対してペースメーカが適応となる．
- ペースメーカモードに関しては，房室伝導が正常であればAAIモードで生理的なペーシングが得られる．
- 長期経過で房室伝導障害が生じる可能性があり，dual chamberペースメーカが選択されることが多い．最近では自己脈の房室伝導をモニターし，自己房室伝導を優先させて心室ペーシングを抑えるというモードが選択される．
- 房室ブロック時にAAIとDDDモードをスイッチさせるものや，心室自己心拍優先機能などを有するものがある．

B. 不整脈心電図の実際 —— 4 特殊な症候群

# 1 QT延長症候群
Long QT syndrome

伊藤 英樹
Hideki Itoh

- QT間隔(QT時間)の計測にはRR間隔(RR時間)で補正されたQTcを用いる(Bazettの式　QT/√RR).
- QTcが440〜460ミリ秒以上の場合,特に男性では450ミリ秒以上,女性で460ミリ秒以上の場合QT延長症候群を疑う.
- T波の波形異常(平坦T波,ノッチのあるT波など)を伴うことも多い.
- 遺伝子型によって,性別は予後を規定する因子のひとつである.

## 1. 診断
- 心電図QT間隔,臨床症状,家族歴をもとに診断される(表1).
- 安静時にQT延長を認めなくても運動負荷やアドレナリン負荷によってQT延長が顕性化することがある(図1).
- 遺伝子変異が同定された場合は,臨床症状にかかわらず確定診断となる.
- 遺伝子変異が同定されてもQT延長を認めない症例もある.

## 2. メカニズム
- 心筋細胞の活動電位が長くなることが原因である.
- 心筋細胞のイオンチャネルに関連した遺伝子変異が約6〜7割に同定される.
- カリウムチャネルの遺伝子変異の場合,チャネルの機能低下により再分極に時間がかかることが原因となる.
- ナトリウムチャネルの場合,チャネルが開いたままとなるため再分極に時間がかかる.
- 遺伝的な要因がなくても,低カリウム血症,高度徐脈,QT延長をきたす薬剤などの後天的な要因で発症することもある.

## 3. 治療
### (1) 急性期の治療
- 硫酸マグネシウムの静脈投与が有効である.
- 徐脈がある場合は,頻拍ペーシングが有効である.
- 後天的な要因があれば,それらの因子を補正する.

### (2) 発作予防
- 遺伝子型が同定された場合は,各サブタイプに有効な治療法を選択する.
- β遮断薬の内服が発作予防に有効である.
- 特に運動や水泳で発作を生じるタイプ1にはβ遮断薬は著効する.
- 睡眠中に発作を認めるタイプ2などでは植込み型除細動器が必要になることもある.
- 心筋ナトリウムチャネルに関連した遺伝子変異によるタイプ3ではメキシレチンなどのI群抗不整脈薬が有効なことがある.

## 表1 QT延長症候群の診断基準

| 1. 心電図所見 | |
|---|---|
| A. QTc間隔（Bazettの式で算出）* | |
| ≧ 480 ミリ秒 $^{1/2}$ | 3点 |
| 460〜479 ミリ秒 $^{1/2}$ | 2点 |
| 450〜459 ミリ秒 $^{1/2}$（男性） | 1点 |
| B. 運動後のQTc ≧ 480 ミリ秒 $^{1/2}$ * | 1点 |
| C. 多形性心室頻拍† | 2点 |
| D. 交代性T波 | 1点 |
| E. 3誘導以上でのnotch T波 | 1点 |
| F. 徐脈 | 0.5点 |

| 2. 臨床症状 | |
|---|---|
| A. 失神† | |
| ストレス時 | 2点 |
| 非ストレス時 | 1点 |
| B. 先天性聾 | 0.5点 |
| 3. 家族歴 | |
| A. QT延長症候群の家族歴†† | 1点 |
| B. 30歳未満の突然死†† | 0.5点 |

3.5点以上：確実，1.5〜3点：疑い，1点以下：可能性は低い．
＊：QT延長の誘因がない状態で計測．
†：同時に加算しない．
††：同一症例で両方を加算しない．
（Schwartz PJ, Crotti L：QTc behavior during exercise and genetic testing for the long-QT syndrome. *Circulation* 2011；124：2181-2184 より）

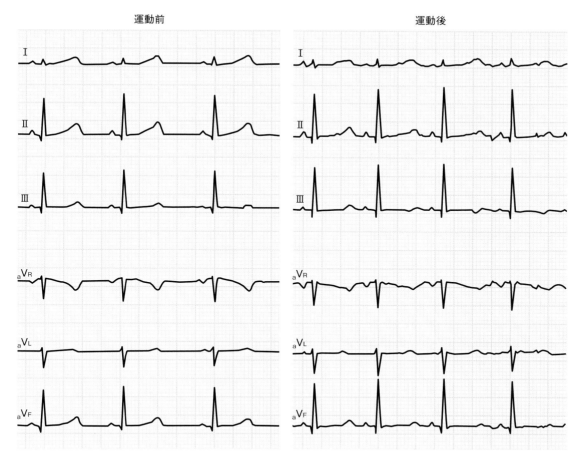

### 図1　QT延長症候群の運動前後の心電図
本症例は運動中の失神発作を経験しており，運動前は496ミリ秒であったQTc間隔は，運動後に550ミリ秒まで増強し，T波とP波が連続してみえる部分もある．

B. 不整脈心電図の実際 —— 4 特殊な症候群

# 2 WPW症候群
Wolff-Parkinson-White syndrome

網野 真理・吉岡 公一郎
Mari Amino / Koichiro Yoshioka

- 心房と心室の間に本来の房室結節とは別に副伝導路が存在する．
- 心房興奮が副伝導路を伝導すると心室には早期に興奮が伝わるため，早期興奮症候群と呼ばれる．
- 早期興奮症候群にはケント束，ジェームス束，マハイム束などと称される副伝導路が存在し，そのなかでも最も代表的な疾患がケント束を有するWPW症候群である．
- 特徴的な心電図変化として，心室の早期興奮によりPQ間隔（PQ時間）は短縮しデルタ波を形成する．ケント束経由の興奮と正常伝導路経由の興奮が心室で合流し，幅広いQRS波を形成する（図1）．
- 顕性WPW症候群は6〜40/10,000人，突然死発症率は0.02〜0.15%/年，心室細動の発症率はその3〜4倍程度と報告されている．

## 1. 心電図診断

- PQ間隔の短縮（0.12秒以内）
- デルタ波の出現
- 幅広いQRS波（0.12秒以上）

## 2. $V_1$誘導における心電図波形

- A型：左心系に副伝導路が存在し，左室が右室より先に興奮するため，$V_1$誘導では右脚ブロックに近い上向きかつ高いR波が発生する（図2）．
- B型：右心系に副伝導路が存在し，右室が左室より先に興奮するため，$V_1$誘導では左脚ブロックに近いrSパターンが発生する（図3）．
- C型：中隔に副伝導路が存在し，$V_1$誘導でQSパターンが発生する．

## 3. 分類

- 洞調律時の心電図におけるデルタ波の有無から，顕性（古典的）WPW症候群，間欠性WPW症候群，潜在性WPW症候群に分類される．
- 顕性WPW症候群では常にデルタ波が認められるが，間欠性WPW症候群では間欠的にデルタ波が出現する．潜在性WPW症候群では，副伝導路の伝導が心室から心房のみであり，洞調律時にはデルタ波が認められない．確定診断には心臓電気生理学検査を行う．

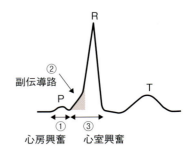

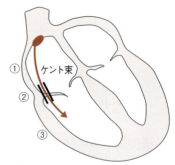

図1

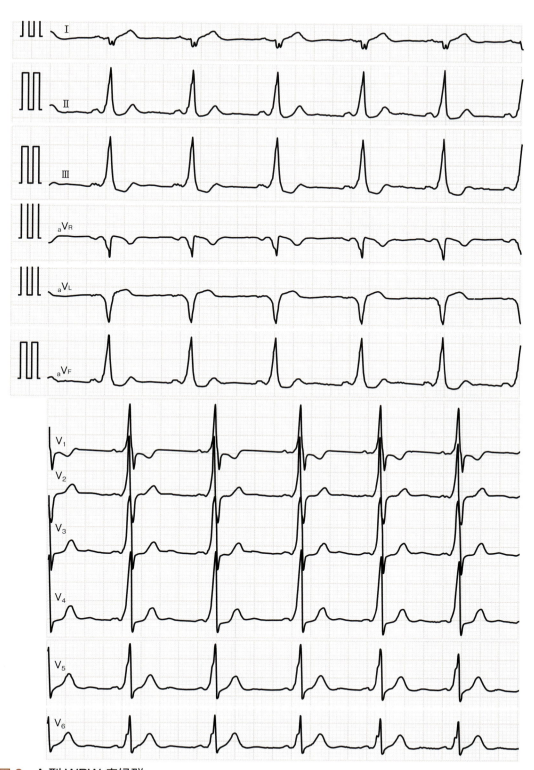

図2 A型WPW症候群

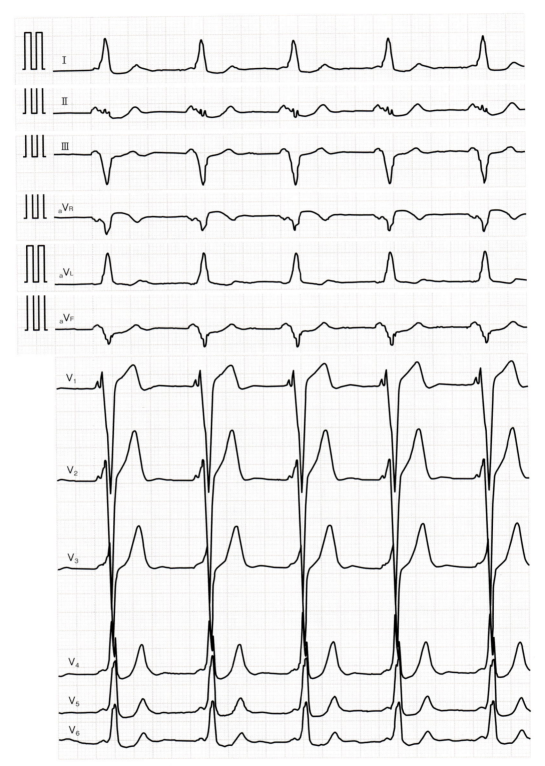

図3 B型WPW症候群

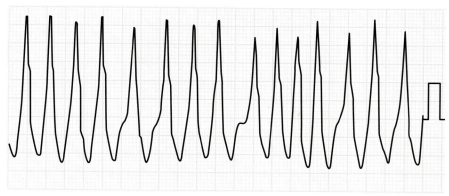
図4 偽性心室頻拍

- 複数の副伝導路例も稀ではなく，その場合にデルタ波は不明瞭となり診断が困難となることもある．

## 4．原因疾患
- 器質的心疾患のない先天性異常であることが多い．
- 心疾患の合併頻度は低いが，Ebstein奇形，心筋症，弁膜症，心房中隔欠損症，心室中隔欠損症，大血管転位などを合併することがある．

## 5．合併不整脈
- 房室回帰頻拍：副伝導路を逆伝導する正方向房室回帰頻拍(narrow QRS tachycardia)と，順伝導する逆方向房室回帰頻拍(wide QRS tachycardia)がある．
- 心房細動：心房の無秩序な興奮が副伝導路から心室に頻回に伝わるため，心室興奮の数が多くなり一見，心室頻拍様の心電図を呈する(図4)．これは偽性心室頻拍と呼ばれ，ときに心室細動に移行するため，可及的すみやかに停止させる必要がある．
- 突然死のハイリスク基準は，心房細動時のRR間隔が250ミリ秒以下，電気生理学検査による副伝導路の有効不応期が250ミリ秒以下とされる．

## 6．治療
- 無症候性であれば基本的に治療の必要性はない．しかし，パイロットや公共交通機関の運転手など，発作により多くの人命に関わる可能性がある場合は積極的加療が薦められる．
- 有症候例における第一選択は，カテーテルアブレーションによる根治治療である．顕性WPW症候群での成功率は95％，再発率5.0％，合併症は1.0〜2.0％である．
- 頻拍発作時に血行動態の破綻の恐れがあれば，直流通電によるカルディオバージョンを施行する．
- 心房細動/心房粗動合併例でカルシウム拮抗薬(ベラパミル)やジギタリスを使用すると，副伝導路の順伝導を促進し心室拍動数が過度に上昇するため使用禁忌である．
- 頻拍発作に対する薬物療法では，副伝導路の不応期を延長させることを目的とし，ナトリウムチャネル遮断薬(プロカインアミド，ジソピラミド，プロパフェノン，フレカイニドなど)の緩徐静注を行う．

# 3 ブルガダ症候群
Brugada syndrome

宮本 康二
Koji Miyamoto

## 1. 概要

- ブルガダ症候群は，主に夜間睡眠中や安静時に心室細動を生じ突然死の原因となりうる症候群で，心電図の右側胸部誘導（$V_1$〜$V_3$）でcoved型，もしくはsaddle back型と表現される特徴的なST上昇を示す．

## 2. 心電図・疾患の特徴

- ブルガダ症候群の標準12誘導心電図では，右側胸部誘導（$V_1$〜$V_3$）で特徴的なST上昇波形がみられる．ST上昇波形には上向きに凸でドーム様のcoved型と，下向きに凸で馬鞍様のsaddle back型の2種類がある．ブルガダ症候群の心電図波形をみることは決して稀ではなく，検診受診者のなかでも0.1〜0.7％程度に本症候群の心電図波形を認める．
- ブルガダ症候群におけるST上昇のパターンや程度は個々の患者によって異なり，また同一患者でも経時的に変化する．そこでブルガダ症候群の心電図を顕在化させる手段が必要となり，ナトリウムチャネル遮断薬を用いた薬物負荷試験（図1）や標準12誘導心電図の胸部誘導（$V_1$〜$V_3$）を通常よりも高位の肋間（第2や3肋間）で記録するなどの方法がある．
- またブルガダ症候群患者で運動負荷試験を行うと，運動中にはST部分が下降するが，運動後徐々にST部分が上昇する所見が得られることがあり，本症候群のST上昇が自律神経の影響を受けることを示唆している（図2）．
- ブルガダ症候群では一部の家系でナトリウムチャネル電流（$I_{Na}$）遺伝子の*SCN5A*の異常などが報告されているが，その遺伝子診断率は高くはない（15〜30％）．ブルガダ症候群患者は若年から中年の男性に多く（男女比10：1），男性ホルモンの関与が示唆されている．

## 3. 症状・治療

- 既述したようにブルガダ症候群は，心室細動による突然死を生じうる．心イベント（心室細動）発生のリスクが高いと考えられる症例に対しては原則としてICD（植込み型除細動器）の植込みが必要となる．
- 現在の日本のガイドラインでは，心停止蘇生例や臨床的に心室細動や多形性心室頻拍が確認されている症例ではClass I（有益であるという根拠があり，適応であることが一般に同意されている）のICD適応となっている．coved型ST上昇を有する症例で，失神の既往，突然死の家族歴，電気生理検査での心室細動の誘発，の3つのうちの2つを満たす例がClass IIa（有益であるという意見が多いもの）のICD適応となる．
- ブルガダ症候群の心室細動に対する薬物治療としては，キニジン，シロスタゾールおよびベプリジルなどが予防薬として用いられることがあるが，その効果は十分でない．なお心室細動が繰り返し起きている場合には，β受容体刺激薬のイソプロテレノールの持続静注が有効である．

B-4-3 ブルガダ症候群

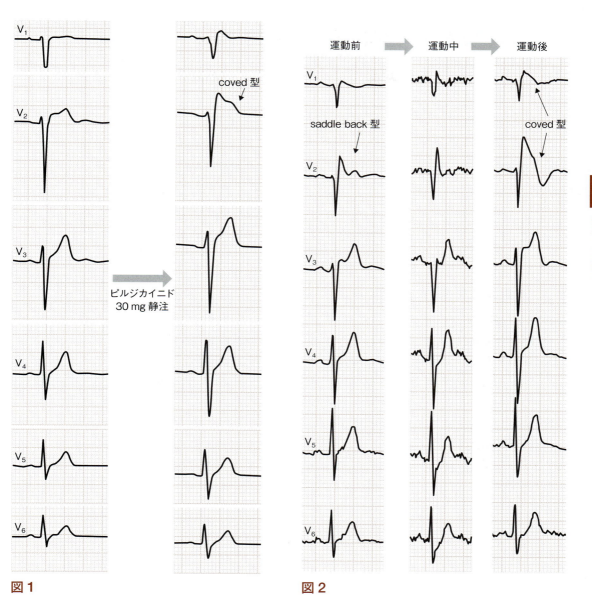

図1

ピルジカイニド
30 mg 静注

coved 型

図2

運動前 → 運動中 → 運動後

saddle back 型

coved 型

Ⅳ 調律の異常

B. 不整脈心電図の実際 ── 4 特殊な症候群

# 4 早期再分極症候群
Early repolarization syndrome

宮本 康二
Koji Miyamoto

## 1. 概要
- 早期再分極症候群は，心電図上でQRS波の終末部にJ波を認め，心室細動を生じて突然死の原因となりうる症候群である．

## 2. 心電図・疾患の特徴
- 標準12誘導心電図の下壁誘導（II，III，$aV_F$誘導）と前側壁誘導（I，$aV_L$，$V_4$〜$V_6$誘導）のうち2誘導以上で，QRS波の終末部に1 mm以上のJ波増高とST上昇を認める．J波はノッチまたはスラー波形となっている（図1）．J波自体は健常者でも1〜5％に認められ，特に若年男性に多い．
- なお，早期再分極症候群，ブルガダ症候群，低体温や急性虚血に伴う心室細動などを含んだJ波症候群という疾患概念も提唱されている．

## 3. 症状・治療
- 心室細動（図2）による突然死を生じうる．図1，2は37歳男性の本症候群患者の標準12誘導心電図の$V_5$，$V_6$誘導所見および，失神にて病院搬送後に認めた心室細動・除細動のモニター心電図である．心停止や，心室細動の既往を有する例では，原則としてICD（植込み型除細動器）の植込みが必要となる．
- 薬物療法としてキニジンやイソプロテレノールが有効との報告がある．

## 4. 疫学
- J波自体は健常者でも認められ，特に若年男性に多い．春田らの日本人での検討によると，早期再分極型心電図をもつ症例では突然死のリスクが高く（ハザード比1.83，95％信頼区間1.12〜2.97，$p = 0.02$），またノッチとスラー波形が併存している例（ハザード比2.09，95％信頼区間1.06〜4.12）や下壁誘導と側壁誘導の両方で早期再分極型心電図が認められる例（ハザード比2.50，95％信頼区間1.29〜4.83）で突然死のリスクが特に高かったと報告されている．

B-4-4　早期再分極症候群

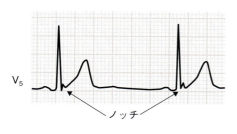
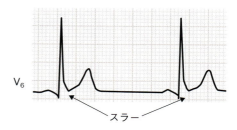

図1

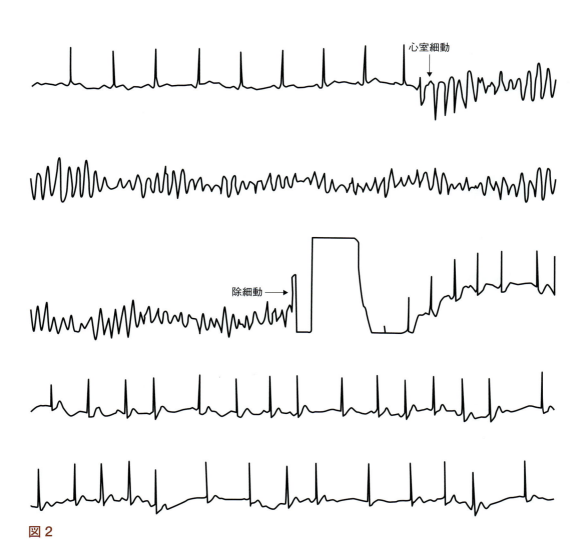

図2

B. 不整脈心電図の実際 ── 4 特殊な症候群

# 5 QT 短縮症候群
Short QT syndrome

宮本 康二
Koji Miyamoto

## 1. 概要

- QT 短縮症候群は，心電図上 QT 間隔（QT 時間）が短く，心室細動・心室頻拍や発作性心房細動などを生じ，突然死や失神の原因となりうる症候群である．

## 2. 心電図・疾患の特徴

- 心電図上 QT 間隔が短縮し，また T 波が高く対称性で，ST 部分を認めないことが多い．図1 は 16 歳，男性で失神歴および家族例（父親の突然死）をもつ本症候群患者の標準 12 誘導心電図所見である．QTc 324 ミリ秒と著明な QT 短縮を認めている．表1 に QT 短縮症候群の診断基準を示す．
- QT 短縮症候群は先天性と後天性（二次性）があり，後天性の原因として，電解質異常（高カリウム血症，高カルシウム血症），心筋虚血，発熱，アシドーシス，薬剤などがある．
- QT 延長症候群などと同様にイオンチャネル異常が原因の遺伝性不整脈疾患の 1 つであるが，遺伝子診断率は低い．
- QT 短縮症候群にはこれまでに 6 個の原因遺伝子が報告されている．QT 短縮症候群 1 型，2 型，3 型の原因遺伝子は QT 延長症候群 2 型，1 型，7 型とそれぞれ共通している．これらの遺伝子は，QT 延長症候群ではカリウム電流が減少する機能喪失型の変異の結果 QT が延長しているが，QT 短縮症候群ではカリウム電流が増加する機能獲得型の変異の結果 QT 時間が短縮する．
- なお QT 短縮症候群の電気生理学的特徴として，心房および心室の有効不応期が著

表1 QT 短縮症候群の診断基準

| 1. 心電図所見 | 3. 家族歴 |
|---|---|
| A. QTc<br>　　＜370 ミリ秒：1 点<br>　　＜350 ミリ秒：2 点<br>　　＜330 ミリ秒：3 点<br>B. J 波と T 波の頂点までの距離 ＜120 ミリ秒：1 点 | A. 1，2 親等の QT 短縮症候群：2 点<br>B. 1，2 親等の突然死（基礎疾患なし）：1 点<br>C. 乳幼児突然死症候群：1 点 |
| 2. 臨床症状 | 4. 遺伝子 |
| A. 心停止：2 点<br>B. 多形性心室頻拍，心室細動：2 点<br>C. 原因不明の失神：1 点<br>D. 心房細動：1 点 | A. 遺伝子変異の同定：2 点<br>B. 不確定な遺伝子変異の同定：1 点 |

4 点以上：確実，3 点：疑い，2 点以下：可能性あり
＊心電図所見で 1 点以上（QTc ＜ 370 ミリ秒）は必須

(Gollob MH, Redpath CJ, Roberts JD：The short QT syndrome：proposed diagnostic criteria. *J Am Coll Cardiol* 2011；57：802-812 より）

明に短縮しており，またプログラム心室刺激による心室細動の誘発率は高い．

## 3. 症状・治療

- 突然死や失神，心房細動による動悸などの症状を生じうる．突然死や失神の平均発症年齢は20〜30歳代と報告されている．心停止や，心室細動・多形性心室頻拍の既往を有する例では，原則としてICD（植込み型除細動器）の植込みが必要となる．薬物療法として，QT間隔を延長させるキニジンなどの有効性が報告されている．

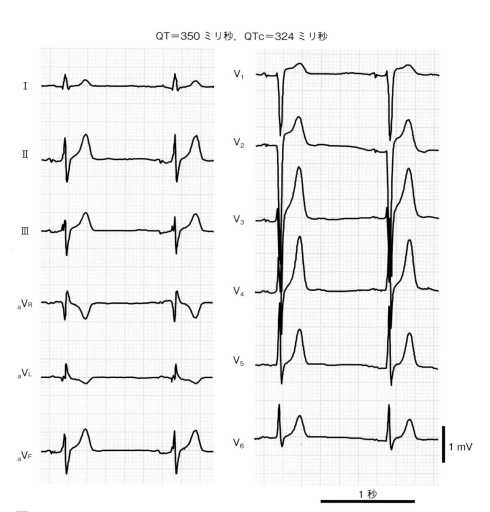

図1

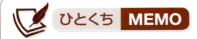

## 心房細動のカテーテルアブレーション治療（心房細動アブレーションとは何をするのか？）

- 発作性心房細動の80～90％は，肺静脈内に迷入している袖状心筋から発生する異常興奮がトリガーとなって生じる．

- 当初のアブレーション方法は，心房細動のトリガーとなる肺静脈内の異常興奮発生部位をピンポイントで焼灼する方法であったが，ピンポイントでの起源の同定は難しく，また再発率も高く普及しなかった．

- その後，個々の肺静脈周囲を焼灼することにより，肺静脈と左房間の伝導を電気的に途絶させる肺静脈隔離術が考案され，発作性心房細動の成功率は60％程度まで上昇し広く普及するに至った．

- しかしながら再発率がまだ40％と高く，また肺静脈入口部が狭窄する合併症が問題となった．心房細動を生じる異常興奮は肺静脈内のみでなく肺静脈と左房の境界部にあたる肺静脈前庭部からも発生することが多く，この肺静脈前庭部から発生する異常興奮部位を焼き残していることが，再発率が高い原因の1つであった．

- これらの欠点を補うべく，現在では肺静脈前庭部や左房後壁の一部を含めて，上下肺静脈周囲を大きく囲い込むように焼灼する拡大肺静脈隔離術が考案され治療成績は飛躍的に向上し，発作性心房細動では80～90％の成功率が得られるようになった．また拡大肺静脈隔離術では肺静脈後壁側は肺静脈内ではなく左房後壁を焼灼しているため，肺静脈狭窄をきたすことがなくなった．

- 当初の拡大肺静脈隔離術は，透視下でアブレーションカテーテルを操作しながら肺静脈周囲を焼灼し，肺静脈内に挿入しているリング状電極カテーテルに記録される肺静脈電位の消失をもって肺静脈隔離の完成を確認していた（図1）．近年は3次元マッピングシステムやCTスキャンの発達により，左房や肺静脈の形態の把握が容易となり，この3次元のマッピング画像をもとに解剖学的に上下肺静脈の前庭部を広範囲に焼灼し，上下肺静脈を同時に一括隔離する方法が主流となっている（図2）．

- 発作性心房細動は基本的に拡大肺静脈隔離術を行うことにより高い成功率が得られるようになったが，持続性心房細動は心房筋自体に構造的リモデリングが進行しており，心房内から異常興奮が出現しやすく，また心房の受攻性が高く細動興奮が持続しやすい状態となっている．そのため拡大肺静脈隔離術単独での治療効果は30～50％程度と低いのが現状であり，持続性心房細動に対しては拡大肺静脈隔離術以外に，付加的な心房内線状焼灼や電位指標アブレーションなどの心房細動基質自体へのアブレーション治療が必要となることが多い．

- 電位指標アブレーションとは，心房細動中に心房内の連続性分裂電位あるいは非常に興奮周期の短い電位（complex fractionated atrial electrogram；CFAE）が記録できる部位

ひとくちMEMO

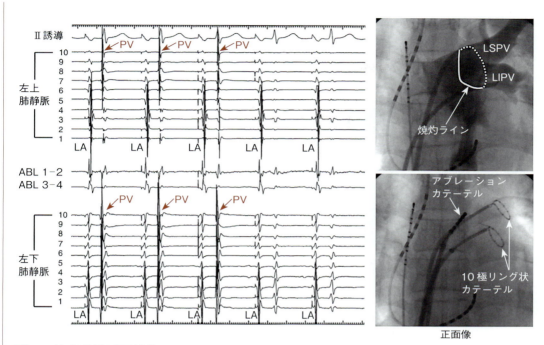

**図1　拡大肺静脈隔離術**
左図は最終通電部位電位と肺静脈開口部全周電位マッピング所見，右上は左上下肺静脈造影所見と焼灼ライン，右下は左の上下肺静脈内に10極リング電極カテーテルを2本それぞれ肺静脈開口部に留置した像を示す．
肺静脈の後壁側の焼灼ラインは肺静脈ではなく左房後壁であり，肺静脈の前壁は肺静脈入口部ぎりぎりの部位を焼灼している．この全周性焼灼により，左の心内電位図のように左上肺静脈電位と左下肺静脈電位は上下同時に消失し，上下肺静脈の一括隔離が成功している．
LSPV：左上肺静脈，LIPV：左下肺静脈，PV：肺静脈電位，LA：左房電位，ABL：アブレーションカテーテル

を標的として焼灼する方法である．また持続性心房細動の場合，拡大肺静脈隔離術後に肺静脈周囲や僧帽弁輪を旋回するようなマクロリエントリー心房頻拍が生じることが多く，これらの興奮回路を断ち切るために左右の上肺静脈を繋ぐような左房天蓋部の線状焼灼や，僧帽弁輪と左肺静脈間の線状焼灼などを行うことが多い．このように拡大肺静脈隔離術，線状焼灼，電位指標アブレーションなどを組み合わせて行うことにより，持続性心房細動においてもアブレーションの成功率は徐々に向上している．

● 初回アブレーション後の再発の原因としては，非肺静脈起源のトリガーが残存している場合と，肺静脈自体が再伝導している場合の2つの理由があるが，発作性心房細動の再発例の多くは肺静脈の再伝導に起因する．このため2回目のアブレーションで肺静脈を再隔離することにより成功率は上昇する．一方，慢性心房細動の場合の初回アブレーションの成功率は30〜50％程度と低く，2回目のアブレーション時に線状焼灼や電位指標アブレーションなどを追加しても60〜80％程度であり，発作性心房細動に比べると明らかに成功率は低く，複数回のアブレーションが必要なことが多い．ただし再発した場合でも，以前よりも抗不整脈薬がよく効くようになり，抗不整脈薬の併用によ

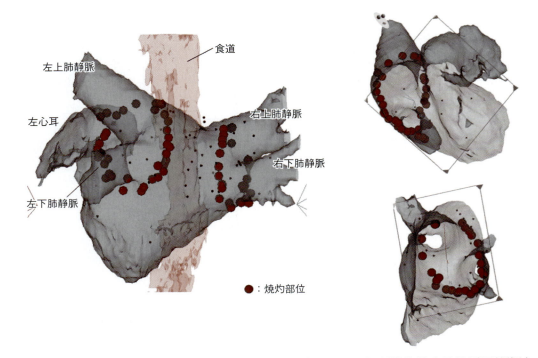

**図2　3次元マッピングシステム（CARTOシステム）を用いた解剖学的拡大肺静脈隔離術法**
3D-CTで得られた3次元画像をもとに，コンピュータ画面上に左房および肺静脈形態を再構築し，解剖学的に上下肺静脈を大きく取り囲むように焼灼する．焼灼した部位に赤タグをつけていくので，焼灼ポイントの把握が容易である．右は心内腔から見た左右の肺静脈のイメージと焼灼ポイントを示す．

り洞調律維持が可能となることが多く，抗不整脈薬治療も併せたhybrid治療と考えると洞調律維持率は，70〜90％程度まで上昇する．

- 有症候性心房細動ではまず抗不整脈薬が使用されるが，無効であれば第二選択としてアブレーション治療がガイドライン上でも推奨されている．しかし，抗不整脈薬や抗凝固薬の長期服用を本人が希望しない場合や，心不全がある場合などには第一選択治療としてアブレーション治療が考慮されることもある．心房細動アブレーションの問題点としては，手技に熟練を要し成功率や合併症発生率に施設間で差があること，慢性心房細動症例，心不全合併症例，高齢者などのデータが少ないこと，長期効果，脳梗塞予防効果，生命予後改善効果がいまだ明らかにされていないなどの問題点がある．そのためclass I の適応には，年間50例以上の心房細動アブレーションを実施している施設であるという条件があり，慢性心房細動に関しては，class I の適応はなくclass II aまでの適応となっているのが現状である．

（横浜市立みなと赤十字病院心臓血管先進診療部　山内　康照）

B. 不整脈心電図の実際 ── 5 人工ペースメーカリズム

# 1 ペースメーカ心電図
Pacemaker rhythms

丹野　郁
Kaoru Tanno

　心電図上にスパイク電位をみたときは，ペースメーカ植込み患者の可能性がある．ペースメーカスパイク電位は微弱なので，誘導によっては記録できない場合がある．したがって複数の誘導で確認する必要がある．

　ペースメーカ心電図をみるときには，ペースメーカ植込み患者の基礎疾患，徐脈性不整脈の診断名，ペースメーカの種類と設定などを確認する必要がある．患者が携行しているペースメーカ手帳で，ある程度のペースメーカ情報は確認できる．近年のペースメーカは設定が複雑で多機能である．体表心電図で判断がつかないときは，ペースメーカから読み込む心内心電図が有用である．

## 1．心房ペーシング＋心室センシング

　洞不全症候群に対する AAI モードで，ペースメーカ作動としては心房ペーシングの心電図である（図1）．ペーシングスパイク電位に引き続き，P波形が確認できる．その後に自己のQRS波が続いている．心室ペーシングスパイク電位はない．もしペースメーカの設定が不明ならば，この心電図からは AAI モードなのか DDD or DDI モード＋Long AV Interval の設定なのか，判別はつかない．詳細を知るためにはプログラマーを使ってペースメーカの設定を読み込む必要がある．

　肢誘導では第Ⅲ誘導のペーシングスパイク電位が高く記録されているが（図2），第Ⅲ誘導と直交する aVR 誘導ではペーシングスパイク電位はほとんど検出されない．ペーシングスパイク電位確認のためには 12 誘導心電図が必要である．

　ペースメーカの作動状態は 3 文字の記号で表される（図3）が，この患者のペースメーカは AAI モードである．心房をペーシングし，心房で自発P波をセンシングし，センシングした時には心房ペーシングは抑制される．

## 2．心房ペーシング＋心室ペーシング

　洞不全症候群に対する DDD モードで，ペースメーカ作動は心房ペーシング＋心室ペーシングの心電図である（図4）．心房ペーシングスパイク電位に引き続き P 波形が，心室ペーシングスパイク電位に引き続き QRS 波形がみられる（図5）．QRS 波の前額面平均電気軸は左上方で，$V_1$ 誘導は左脚ブロックタイプになっている．左上方へ向かう前額面平均電気軸，$V_5$〜$V_6$ の移行帯，そしてペーシング QRS 幅が 0.14 秒と狭いことから下部中隔心尖部領域に心室リードが留置されていると推測される．

## 3．自己QRS波優先

　図1と図4は同じ患者の心電図であるが，ペーシングモードが異なる．徐脈性不整脈の患者に対しては，できるだけ心室ペーシングを控えて，自己QRS波を優先する．最近のペースメーカでは周期的に自動で自己QRS波を感知して，自己QRS波が感知できた場合には心室ペーシングしないようにペーシングモードが自動で変わる機能が組み込まれている．

S233

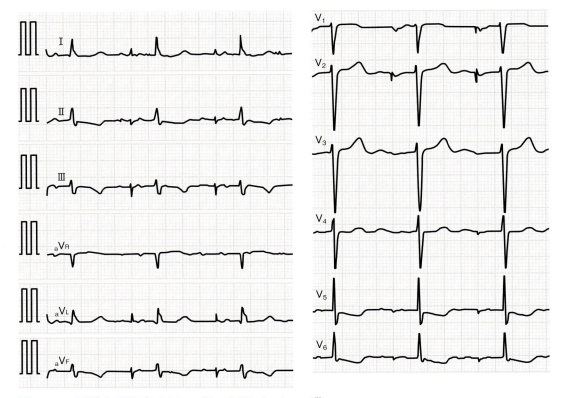

**図1** 12誘導心電図(AAIモード，心房ペーシング)

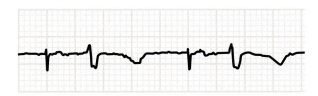

**図2** 第Ⅲ誘導を拡大した心電図

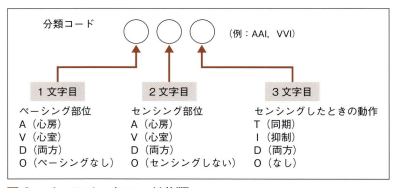

**図3** ペースメーカモード分類

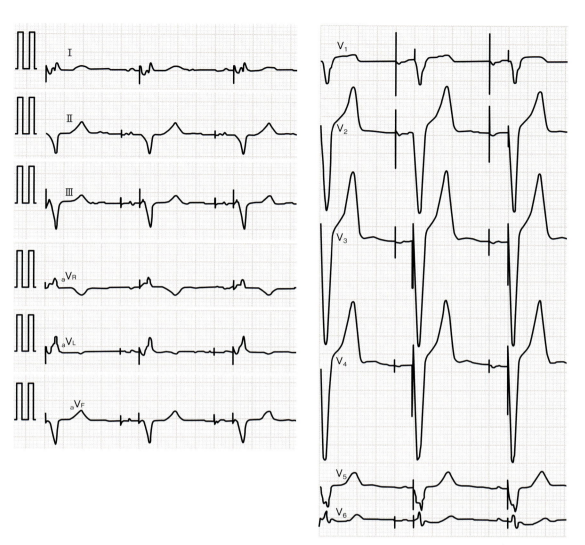

図4　12誘導心電図（DDDモード，心房心室順次ペーシング）

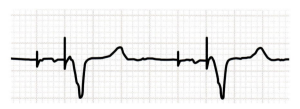

図5　第Ⅲ誘導拡大心電図

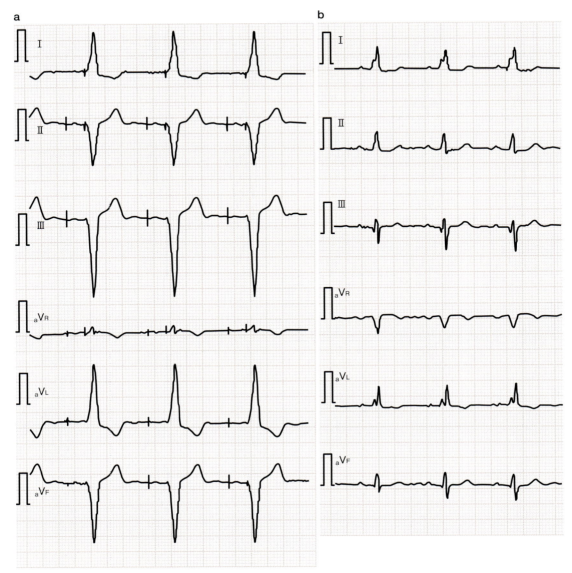

図6 右室心尖部ペーシング(a)と右室中隔ペーシング(b)

## 4. 右室心尖部ペーシングと右室中隔ペーシング

右室心尖部ペーシングと右室中隔ペーシングを示す(図6).右室心尖部ペーシングでは心臓の下方から上方に向かって興奮が広がるため,ペーシングQRS波の前額面平均電気軸は上方軸となり,QRS幅は広くなる(図6a).一方,右室中隔ペーシングによるペーシング波の前額面平均電気軸は,正常心臓における自己調律時と同様の方向になり,より生理的な心室内伝導に近い状態となる.そのためQRS幅が狭くなる(図6b).

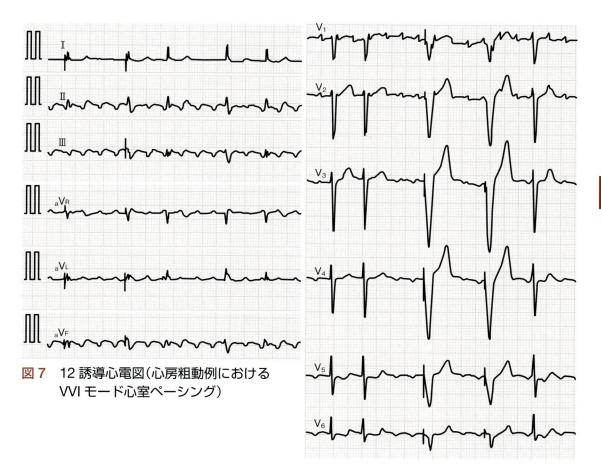

図7　12誘導心電図（心房粗動例における VVIモード心室ペーシング）

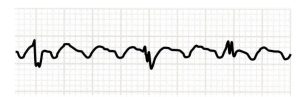

図8　第Ⅲ誘導の拡大心電図

## 5. 心房粗動＋自己QRS波＋心室ペーシング

　洞不全症候群に対するVVIモードで，心電図は心房粗動＋自己QRS波＋心室ペーシング波である（図7）．この心電図に基線はない．Ⅱ，Ⅲ，$_a$V$_F$誘導で，鋸歯状波が確認できる（図8）．R波は不規則である．胸部誘導のV$_3$，V$_4$，V$_5$誘導で，ペーシングスパイク電位が明瞭にみられる（図9）．ペーシングスパイク電位に続くQRS波は幅が広い．心室ペーシング後に幅の狭い自己QRS波が続いている．ペーシングスパイク電位がないことから，自己QRS波は正常にセンシングされ

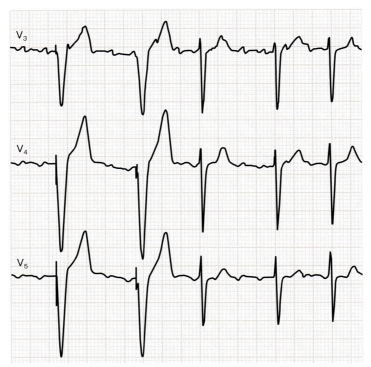

図9 $V_3$, $V_4$, $V_5$ 誘導の拡大心電図

ていると確認できる（VVI モード）．

最近のペースメーカでは，発作性の心房細動・心房粗動がある患者に対して，発作が起きたときにペースメーカのモードが VVI に自動で変わる設定が組み込まれている．発作性不整脈が止まり，洞調律を回復したときにはペースメーカ本体も洞調律時の設定に自動でかわる（オートモードスイッチ）．図1，図4，図7 は同一患者の心電図である．同一患者においてもそのときの病態により心電図は変化するが，ペースメーカもその病態に応じて作動が変化する．

## 6. ペースメーカ作動不全

ペースメーカの作動不全は大きく分けると，ペーシング不全とセンシング不全である．

心電図上のペーシング不全は，ペーシングスパイク刺激が出ているにもかかわらず，引き続く心房または心室の興奮波形が出現しない状況である．リードの位置異常，電解質異常（特に高カリウム血症），抗不整脈薬の投与，心筋虚血，リードの断線，短絡，絶縁体の損傷，などにより起きる．

センシング不全にはアンダーセンシングとオーバーセンシングがある．アンダーセンシングとは，自己心拍が出現しているにもかかわらず，ペースメーカでは自己心拍を感知できない状況である．一方，オーバーセンシングとは，自己心拍以外の信号をペースメーカが感知して，本来なら打つべきタイミングなのに，ペーシングスパイク刺激が出ない状況である．

図10 はペースメーカ不全の心電図である．図11 に第Ⅲ誘導の拡大を示した．1拍目はペーシングスパイク電位に引き続きP波

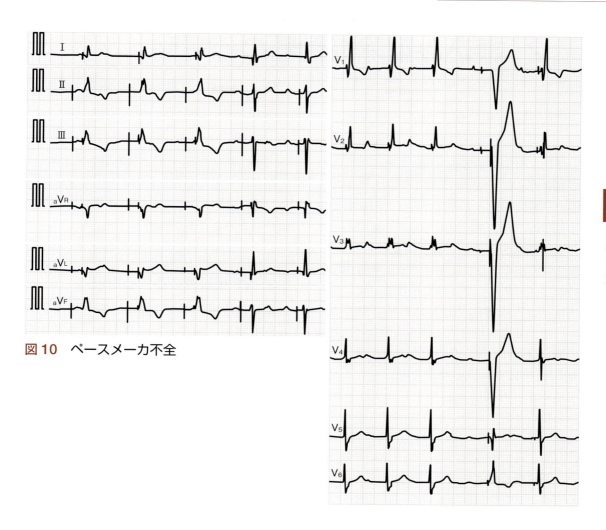

図10 ペースメーカ不全

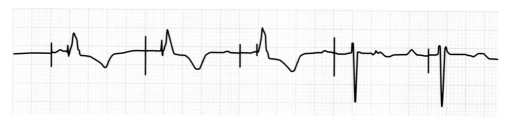

図11 第Ⅲ誘導の拡大心電図

とQRS波がみられるが，2拍目，3拍目においては心房ペーシングスパイク電位に続くP波がみられない．基線のままであり，ペーシング不全である．4拍目と5拍目では心房ペーシングスパイク電位の前に自己のP波がみられる．これはペースメーカが自己心拍を感知できていないことを意味する．すなわちアンダーセンシングである．この症例ではX線写真を撮ったところ，心房ペーシングリードの位置移動が確認された．

B. 不整脈心電図の実際 — 5 人工ペースメーカリズム

# 2 植込み型除細動器の心電図
Implantable cardioverter defibrillator

丹野 郁
Kaoru Tanno

　植込み型除細動器（ICD）は突然死につながる頻脈性心室不整脈の治療器であり，平時は心内心電図を使って心臓の電気的活動を監視している．植込み型除細動器の心電図として体表面心電図に現れることはない．ただし，頻脈性心室不整脈に徐脈性不整脈を合併していればペースメーカと同じ機能を示す．ペースメーカと同様にICD植込み患者を診るときには，基礎疾患，ICD植込みの適応，ICDの設定などの情報が必要である．携行しているICD手帳でICDの概要を確認することはできるが，詳細はICDのテレメトリーから読込むことができる．ICDはペースメーカとほぼ同等の機能を有してはいるが，ICD患者に対してはできるだけ心室ペーシングをしない．特に低心機能の患者においては不必要な心室ペーシングは生命予後を悪化させるだけでなく，頻脈性心室不整脈の出現頻度を上昇させる．したがって，できるだけ心室ペーシングが入らないようにICDを設定する．

## 1. 抗頻拍ペーシングによる心室頻拍の停止

　図1は心室頻拍時にICDからの抗頻拍ペーシングが入り心室頻拍が停止し洞調律を回復したところである．Cycle Length 460ミリ秒の心室頻拍に対して，320ミリ秒の心室ペーシングが8拍入り，心室頻拍は停止した．出現した頻拍に対して，何%短いCycle Lengthのペーシングを，何拍入れるかは設定可能である．心室頻拍・心室細動を停止させるDC電気ショックは心機能を低下させ，生命予後を悪化する．したがってできるだけDC電気ショックをかけずに心室頻拍・心室細動を止めることが勧められている．

## 2. VF出現時の心内心電図

　図2は心室細動発症時の心内心電図である．心電図上段はICD本体とコイル電極間で記録された心電図（FF），中段は心房リードから得られた心内心電図（A），下段は心室リードから得られた心内心電図（RV）である．第2拍目までは洞調律であるが，3拍目の心室期外収縮から心室細動になっている．十数秒後に電気ショックが入り，心室細動は停止している．深夜睡眠中の出来事であり，患者は心室細動になったこと，ICDが作動したことに関しての自覚症状はない．ホームモニタリング中であったため主治医に心室細動発作が起きたことのメールが届き，ウェブサイトにアクセスしたところ，この心電図が確認された．図2下段はこの心室細動イベントの概略である．

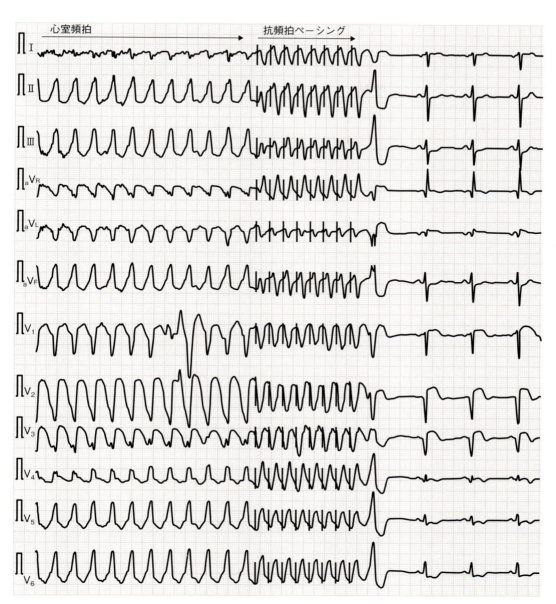

図1　抗頻拍ペーシングによる心室頻拍の停止

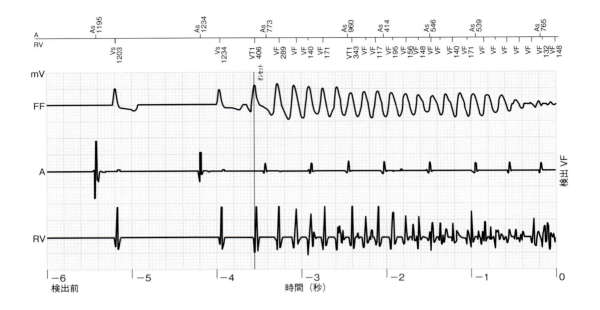

ホルダーエピソード 12：

| 基本情報 | | | 治療 | |
|---|---|---|---|---|
| エピソード番号 | 12 | | VT/VF ゾーンでの ATP 回数 | 0 |
| エピソードの種類 | VF | | ATP ワンショットの実行 | 無 |
| 検出 | 2014/●/● 3：11：45 | | ショック治療送出回数 | 1 |
| | | | ショック治療中断回数 | 0 |
| 停止 | 2014/●/● 3：12：02 | | 最大エネルギー［J］ | 40 |
| 持続時間 | 17 秒 | | 停止 | |
| プログラム番号 | 12 | | 停止時の平均 PP 間隔［ミリ秒］ | 990 |
| 検出 | | | 停止時の平均 RR 間隔［ミリ秒］ | 774 |
| 初期検出時の平均 PP 間隔［ミリ秒］ | 565 | | 備考 | |
| 初期検出時の平均 RR 間隔［ミリ秒］ | 140 | | 特になし | |
| オンセット［％］ | 78（オンセット基準を満足） | | | |
| スタビリティー［ミリ秒］ | 18 | | | |
| 再検出 | --- | | | |

図 2　心室細動エピソード記録

B. 不整脈心電図の実際 ── 5 人工ペースメーカリズム

# 3 両室ペーシングの心電図
Bi-ventricular pacing

丹野 郁
Kaoru Tanno

　心臓同期不全を伴う心機能が低下した重症心不全に対して両室ペーシングが有効である．左室と右室の両室をペーシングすることから両室ペーシングと呼ばれるが，本来は心房，右室，左室の収縮のタイミングを合わせることにより，最も有効な心臓機能を引き出すことが目的である．したがって心臓再同期療法（cardiac resynchronization therapy；CRT）と呼ばれる．

　ペースメーカやICDと同様にCRTにおいても，CRT植込み患者を診るときには，基礎疾患，植込み前心電図，植込みCRTの適応，設定などの情報が必要である．携行しているCRT手帳でCRTの設定を確認することはできるが，詳細はCRTのテレメトリーから読込むことができる．

　CRTは左室の収縮時相のズレを改善することが目的なので，心電図上は常に心室ペーシングスパイク電位が観察される．右室と左室のペーシングのタイミングが異なる場合もあるので心室ペーシングスパイク電位が2本みられることもある．CRTのよい適応は，左脚ブロックで，QRS幅150ミリ秒以上の患者である．左室心外膜側の至適リード留置部位は心基部側壁領域とされている．その部位にペーシングリードを留置して，右室リードと両室ペーシングをした時には，$V_1$誘導でR波が出現し，前額面平均電気軸は右上方となる．

## 1. 心房ペーシング＋両室ペーシング

　図1は拡張相肥大型心筋症に対する心房ペーシング＋両室ペーシングの心電図である．心房ペーシングスパイク電位に引き続きP波がみられる．最適なタイミングで心室ペーシングスパイク電位が出現し，幅の狭いQRS波が続いている．心室ペーシングスパイク電位に引き続くR波はI誘導で陰性，$aV_F$誘導ではR＜Sとなっており，前額面平均電気軸は右上方である．QRS幅120ミリ秒である．

　留置された左室リードの位置，右室と左室の興奮のタイミング，基礎心疾患などにより，CRT患者の体表面心電図は一様ではないが，CRT後のQRS波がCRT前に比べて短縮していなければCRTのresponderにはなれない．図2は，本症例のCRT前の心電図である．調律は心房細動で，QRS波は2峰性を示し前方成分の前額面平均電気軸は右下方で，後半成分の前額面平均電気軸は左上方である．前半成分は右室を後半成分は左室を主に反映している．QRS幅は220ミリ秒と延長し，心室内の著明な伝導障害が示唆される．本症例は心房細動に対して肺静脈隔離術により洞調律を回復し，心房ペーシングにより心拍数を維持した．この症例の心房リードは右心耳に，右室リードは右室心尖部中隔側に，左室リードは心室中部側壁に留置されている．右室と左室の興奮間隔を示すVV間隔は0ミリ秒に設定してある．この設定で得られた心電図が図1である．このペーシング後，心不全による入院はない．

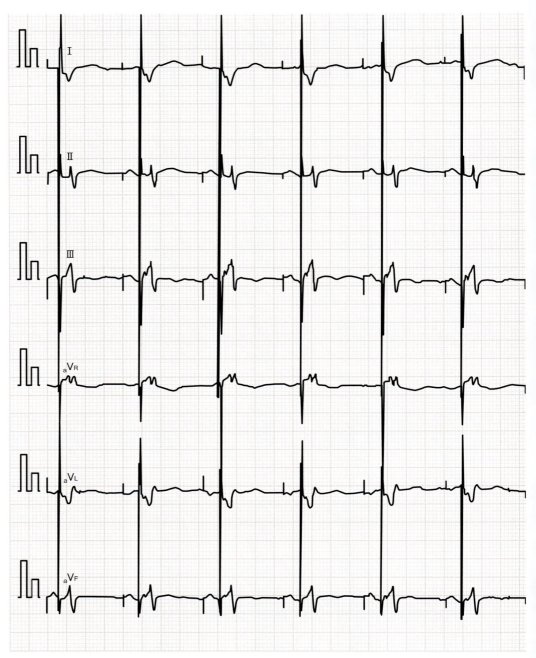

図1 心房ペーシング＋両室ペーシングの心電図

B-5-3 両室ペーシングの心電図

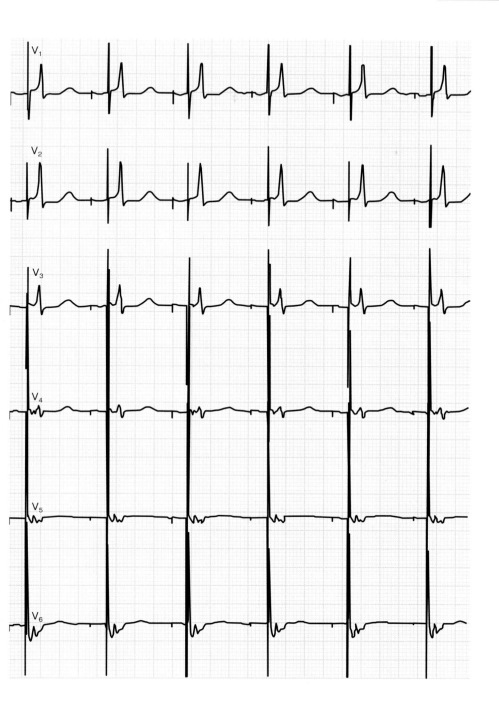

Ⅳ 調律の異常

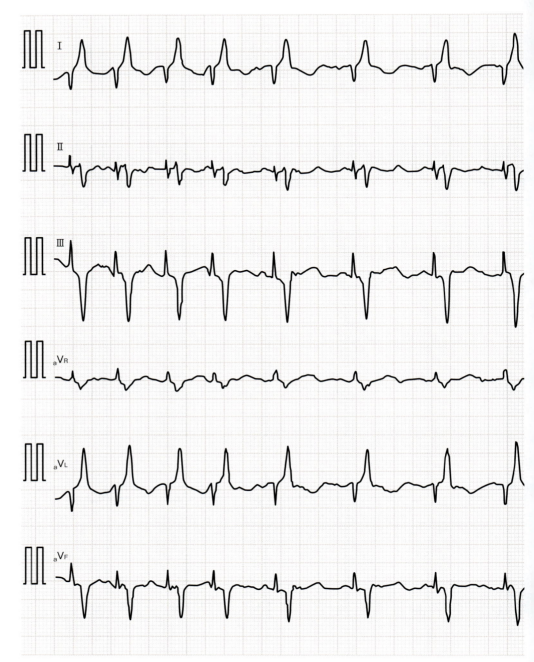

図2 心臓再同期療法前の心電図

# B-5-3 両室ペーシングの心電図

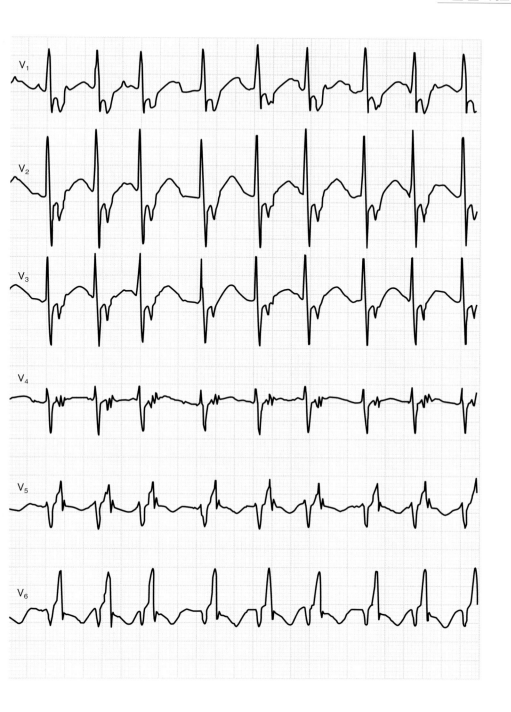

# 1 極端な徐脈・心停止
Severe bradycardia and cardiac arrest

石橋 克彦
Katsuhiko Ishibashi

- 極端な徐脈とは，循環の破綻をきたすほど徐脈が高度化したものである．
- 心拍数30/分未満，あるいは3秒以上の休止期を指すことが多い．
- 心臓の機械的活動が完全に失われた状態が心停止である．

## 1．診断

- めまいや失神など脳虚血症状をみたときは高度徐脈などの不整脈を必ず鑑別診断に挙げる．
- Holter心電図，電気生理学的検査が診断に有用である．
- 不整脈により失神などの脳虚血症状をきたすものをAdams-Stokes症候群と呼ぶ．

## 2．メカニズム

- 極端な徐脈は洞結節あるいは房室結節の伝導障害を原因とすることが多い．
- 洞不全症候群は，①洞徐脈，②洞停止もしくは洞房ブロック，③徐脈頻脈症候群の3群に分けられ(Rubenstein分類)，いずれも高度徐脈をきたしうる．
- Ca拮抗薬，β遮断薬，ジギタリス製剤は洞徐脈を引き起こす薬剤として重要である．
- 徐脈が高度になると補充収縮が規則的に出現し，2段脈をみることがある．これをescape bigeminyという．
- P波をもたない長い休止期をみた場合，洞停止か洞房ブロックを考える．
- 休止期のPP間隔(PP時間)が前後のPP間隔の整数倍であれば，洞房ブロックの可能性が高い．
- 徐脈頻脈症候群は，種々の上室頻拍と極端な徐脈が混在するものである(図1)．
- 房室伝導比が2：1より低下した場合を高度房室ブロックと呼び，極端な徐脈の原因となる(図2)．
- 洞不全症候群は補充収縮が出るためか，房室ブロックに比して死亡例は少ないとされる．

## 3．心停止と心静止

- 心停止(cardiac arrest)は心臓の機械的活動が失われた状態であり，心臓の電気活動の消失を意味する心静止(cardiac standstill)とは区別される．
- 心静止は心停止の原因のひとつである．

## 4．治療

- 極端な徐脈の治療には基本的に一時的体外式ペースメーカを用いる．
- 緊急時にはアトロピン硫酸塩やl-イソプレナリン塩酸塩などを使用するが，あくまでもつなぎ役でしかない．
- アトロピン硫酸塩(0.5 mg/1 mL)は5分ごとに1A静注．最大5Aまで．
- l-イソプレナリン塩酸塩(0.2 mg/1 mL)は100 mL補液に1Aを溶解し20 mL/時で開始．これは体重50 kgで約0.013 μg/kg/分となる．通常0.01〜0.5 μg/kg/分で使用．
- 徐脈頻脈症候群での薬物療法は病態を悪化させるためむしろ危険である．
- 洞停止の治療は適切な心肺蘇生のみである．

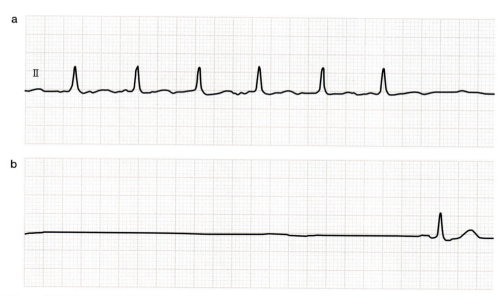

### 図1 洞不全症候群(徐脈頻脈症候群)

a〜b は連続記録.心拍数約 100/分の心房細動から突然 5.6 秒の休止期が出現している.徐脈頻脈症候群の 1 例である.

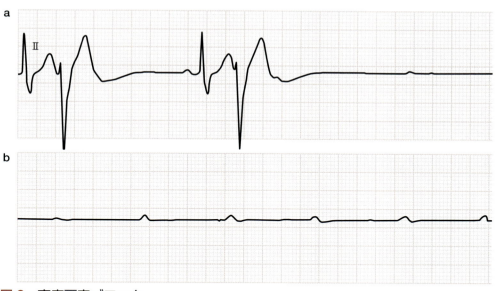

### 図2 高度房室ブロック

a〜b は連続記録.心室期外収縮による 2 段脈の後,P 波のみ出現し QRS 波が脱落している.高度房室ブロック(この場合は完全房室ブロック)の 1 例であり,ブロックは約 20 秒間持続した.前半の 2 段脈は escape bigeminy であろう.

B．不整脈心電図の実際 —— 6 致死性不整脈

# 2 心室細動
Ventricular fibrillation

石橋 克彦
Katsuhiko Ishibashi

- 心室細動は，心室筋が全く無秩序に興奮している状態である．
- 致死性不整脈の代表であり，無治療の場合は数分で死に至る．

## 1．診断

- 振幅，周期共に不規則な波形の連続であり，P波，QRS波，T波の同定は全く不能である（図1）．
- 有効な血液駆出はなく，数秒後には全身けいれんを伴い意識を失う．
- 心室細動に移行する前の多形性心室頻拍との区別はしばしば困難である．
- 波形が比較的規則的にみえるものを心室粗動と呼ぶことがあるが，臨床的に鑑別の意義はない．

## 2．メカニズム

- 心不全，心筋虚血，電解質異常は心室細動の誘発因子である．
- ジギタリス製剤，カテコラミン強心薬，抗不整脈薬が強く影響する．
- 重症疾患の死戦期にも出現する．
- 感染症や発熱も誘発因子のひとつである．
- 交感神経緊張も誘発因子であるが，一方で比較的徐脈のほうが出現しやすいといわれている．
- 不完全右脚ブロックと前胸部誘導でのST上昇を示す遺伝性疾患であるブルガダ症候群は，心室細動をきたしやすいことで知られている（図2）．

## 3．治療

- 心室細動を認めた場合は直ちに胸骨圧迫による心肺蘇生を開始し，電気的除細動を行う．
- 除細動器充電の合間も絶え間なく胸骨圧迫を続ける．
- 単相性除細動器であれば360 J，二相性除細動器であれば120〜200 Jでショックを行う．
- ペースメーカ植込みを受けている患者では，パドルをジェネレーターから少なくとも2.5 cm以上離して除細動する．
- 薬剤投与は初回ショック後に考慮する．
- 難治性心室細動ではアミオダロンが選択される．
- 低酸素，アシドーシス，電解質異常など全身状態の是正を図る．
- 再発予防にICD（植込み型除細動器）が選択されることがある．

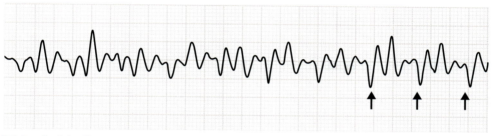

#### 図1　心室細動
92歳，男性．間質性肺炎の加療中，突然心室細動が出現した．振れ幅，周期共に不規則な波形の連続である．比較的規則的に見える矢印の波形は胸骨圧迫による．

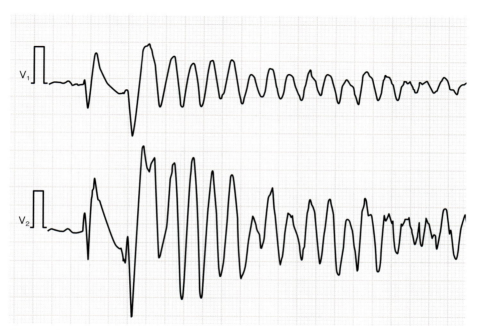

#### 図2　ブルガダ症候群における心室細動
62歳，男性．ブルガダ症候群に伴う心室細動．出現直後は多形性心室頻拍と鑑別が困難である．

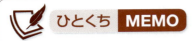

## 流出路起源心室期外収縮の治療方針

- 流出路起源心室期外収縮は，日常臨床で最も遭遇する機会の多い不整脈の1つであり，心電図上，下方軸（図1）を示す．その起源は右室と左室流出路だけでなくその近傍の肺動脈内や大動脈冠尖，心外膜などに存在すること，12誘導心電図から，起源部位を想定できることが，カテーテルアブレーションの検討により知られている．

- 若年から中年の女性に多く認められ，基礎疾患がない場合，一般的には予後良好な疾患である．しかし運動負荷や精神的緊張により持続性心室頻拍に移行することがあり，治療方針を決めるうえで運動負荷検査は必須で，不整脈原性右室心筋症（ARVC）などの器質的心疾患の評価のために，心エコーやMRIなどを行う．運動負荷にて出現頻度が増

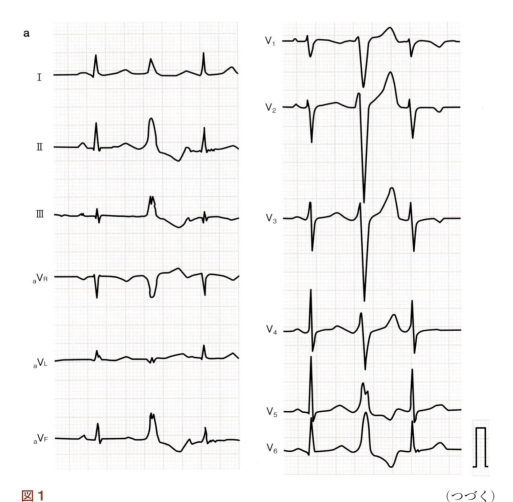

**図1** （つづく）
a：右室流出路起源のPVC：$V_1$誘導：左脚ブロックタイプ，四肢誘導のIと$_aV_F$から下方軸．

加する場合は，虚血性心疾患の鑑別も必要となる．
- 流出路に心室期外収縮（PVC）が多い理由は，流出路が大血管と心筋との移行部であり構造上心臓収縮のストレッチなどによる影響を受けやすく，発生学的に他の部位の心室筋とは異なることなどが推測されている．発生機序はリエントリー性ではなく，撃発活動（triggered activity）と自動能亢進（automaticity）が多いと考えられているが，心電図のみでいずれかを判定することはできない．
- 治療方針は，基礎疾患がない，単発のみで自覚症状がない，心機能の低下を伴わないような症例ではフォローアップのみでよい．しかし，1日総数が20%を超えている頻発性PVC例や非持続性心室頻拍例などで，将来的に心機能が低下すると報告されており，症状とともに心不全徴候の有無や心機能の変化を慎重に観察する必要がある．
- 基礎疾患がない無症候例では，自律神経（特にカテコラミン分泌量）が出現頻度と症状に

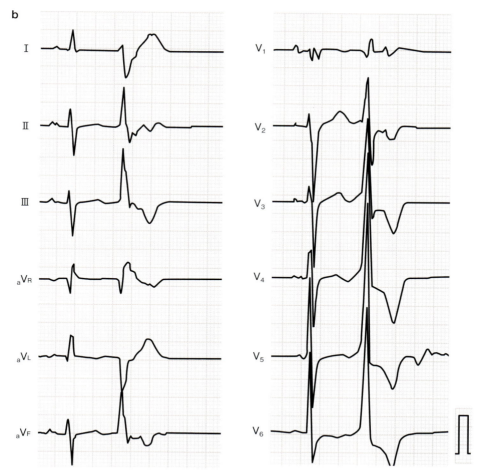

**図1 つづき**
b：左室流出路起源のPVC：$V_1$誘導：右脚ブロックタイプ，四肢誘導のIと$aV_F$から右軸偏位を伴った下方軸．

関係していることから，運動負荷にて出現頻度が低下する，もしくは増加しない場合は，まずは，運動療法を指導する．

- 基礎疾患がない有症候例では，治療を考慮する．薬物治療の場合，多くは，カテコラミンに依存性であるため，$\beta$遮断薬を選択する．無効の場合，$\beta$遮断作用を有するプロパフェノンを用い，ときに，遅延後脱分極(DAD)が関与する撃発活動を抑制する目的でカルシウム拮抗薬を選択することもある．カテーテルアブレーションは，治療成績が良好なことから，症状の有無によらず，薬物抵抗例や根治希望の症例，Holter心電図上，PVCを契機に心室頻拍を認める症例ではよい適応となる．心機能低下症例のアブレーション後，左室駆出率が改善することも報告されており，有力な治療手段となりうる．

（亀田総合病院循環器内科　鈴木 誠）

# V章

## 心電図に関連する臨床的知識

# 1 Holter 心電図
Holter electrocardiography

徳田 道史
Michifumi Tokuda

## 1. 機器

　　Holter 心電図は，小型軽量の装置を身につけ日常生活中の 24 時間あるいはそれ以上の時間の心電図を記録して，これを解析する検査である．通常 2 つの誘導の心電図を連続記録し，不整脈や虚血性心疾患の診断に役立てる．

　　通常胸に 4～5 か所電極を付け，心電図を記録する（表 1）．デジタル方式の記録器で，重さは電池を含め 70 g 程度である．検査中，記録器は腰などに身につけ，入浴も一部の防水型の機械では可能である．症状が出現した時は，本体のボタンを押しその時間と内容を記載することにより，異常所見と症状との関連を調べる．装着に要する時間は 10 分程度で，取り外し時間は 5 分程度である．装着と取り外し日の 2 日来院する必要がある．

### (1) Holter 心電図の適応

　①一過性不整脈の診断，出現している場合その種類と重症度判定
　②不整脈と自覚症状との関連
　③抗不整脈薬の薬効評価，カテーテルアブレーション後の不整脈再発の評価
　④冠攣縮性狭心症を含めた心筋虚血の有無とその重症度，症状との関連
　⑤ペースメーカ異常の解析
　⑥心拍変動・QT 間隔（QT 時間）解析などによる自律神経機能や予後の評価

　　このほか，最近では 12 誘導が記録可能な Holter 心電図もあり，不整脈の起源の特定にも有用である（図 1）．

### (2) 被検者に注意を促すこと

　①機械によりシャワー・入浴を制限する

**表 1　主な誘導方式と特徴**

| 誘導名 | 陽極 | 陰極 | 類似誘導 | 長所 | 欠点 |
|---|---|---|---|---|---|
| $CM_5$ | $V_5$ | 胸骨上端 | $V_5$ または II | 波形が大きい<br>P 波の認識が良好<br>虚血の検出力に優れる | ST 変化の偽陽性率が高い |
| NASA | 胸骨下端 | 胸骨上端 | $V_1$ または $aV_F$ | P 波の認識が良好<br>体動・筋電図によるアーチファクトが少ない<br>不整脈の分析に適する | 個人差が大きい |

② 装着中の生活は普段と同様にしてもらう．行動記録を必ずつけてもらう
③ ノイズの原因となる電気毛布，低周波のマッサージ器の使用を禁ずる．CT・MRIなどの検査を受けないように注意する
④ 翌日の取り外しに必ず来院していただく

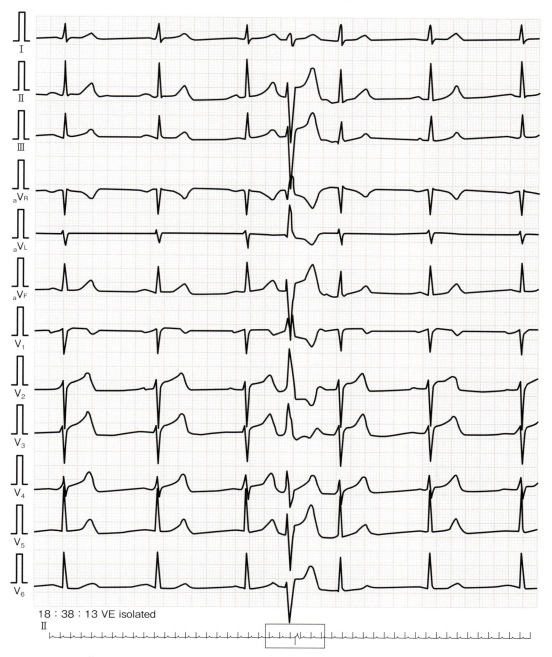

**図1** 12誘導Holter心電図で捕捉された心室期外収縮

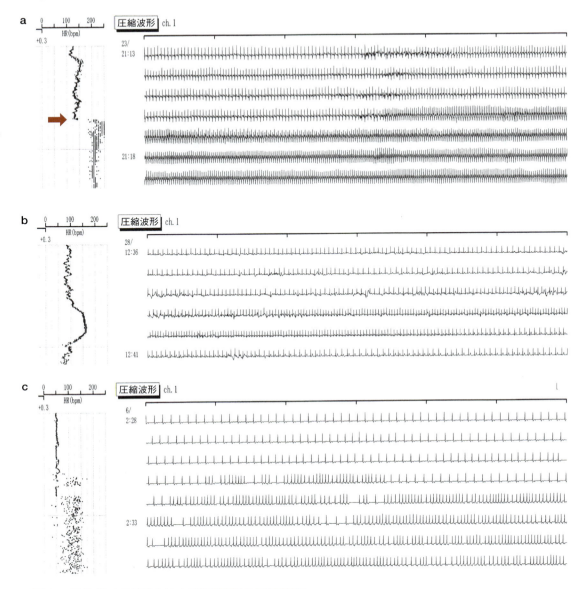

**図2　発作性上室頻拍および洞頻脈の圧縮記録**

a：左の瞬時心拍数のトレンドグラムが矢印の部分で非連続となっており，頻拍の開始時に1拍で心拍数が上昇していることがわかる．頻拍中の瞬時心拍数は当初ばらつきがあるが次第に安定しており，発作性上室頻拍が疑われる．

b：心拍数150/分程度の頻脈を認めるが，瞬時心拍数のトレンドグラムにおいて心拍の上昇と低下は緩徐であり，洞頻脈の可能性が高い．

c：突然の心拍数の上昇を認める．頻脈中瞬時心拍数が1拍ごとに変化する絶対性不整脈を呈しており，心房細動と考えられる．

## 2. 結果の分析

### (1) 自動診断の精度と弱点

現在のアルゴリズムではQRS波の認識は99％以上の精度で可能であり，心拍数に関しては非常に信頼性が高い．その一方で，P波の認識のアルゴリズムに関してはまだ精度が低く，基本調律と同一のQRS波形の頻脈性不整脈を上室性と認識する．そのため，非伝導性の上室期外収縮はカウントされず，変行伝導を伴う期外収縮は心室性と認識される．

心室不整脈の診断精度は高いが，上記と同様の理由で，変行伝導を伴う上室不整脈は心室起源と認識される．

Holter心電図による心筋虚血の検出率は特異度，感度共に60～70％である．体動や呼吸による基線の動揺，基礎心疾患により元からST下降を認めている場合などでは解析が困難となる．

### (2) 実際の波形

全波形圧縮記録では1ページに30あるいは60分間の心電図が記録される．

洞頻脈と心房細動や発作性上室頻脈などの上室不整脈の鑑別法は，上室不整脈は突然開始し突然停止することである．つまり圧縮波形の左に記録される瞬時心拍数のトレンドグラムにおいて，開始時は突然（1拍で）心拍数が上昇し，停止時は突然元の心拍数に復する（図2）．

登録波形では波形の一部を拡大し登録することができる．異常所見は圧縮記録のみでもおおよその診断は可能であるが，拡大波形を確認するよう心がける（図3）．

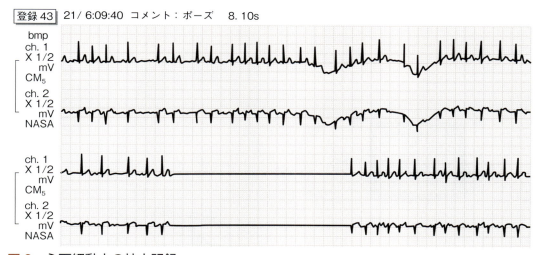

**図3 心房細動中の拡大記録**

心房細動中に8秒のポーズを認める．ポーズ中心電図の基線は平坦でありf波を認めない．ポーズの機序は心房細動停止時に洞停止を伴った洞不全症候群III型（徐脈頻脈症候群）と考えられる．

# 2 携帯型心電計
## Ambulatory electrocardiogram

山根 禎一
Teiichi Yamane

## 1. 概念

　心電図記録の1つとして近年大きく注目されているのが携帯型心電計である．
　従来の心電計は，心電計のある施設に患者が行き，多数の電極を接続することで記録できるわけであるが，これでは患者の日常生活の中で症状が出現したときの記録をとるのは不可能に近い．家庭での記録をとるためには従来Holter心電図が用いられてきたが，装着中の24時間に症状が出ないことも少なくない．
　このような，「症状出現時の心電図が記録したい」というニーズに応えた装置が，携帯型心電計である．

## 2. 機器

　現在市販されている機器は以下の2種類が代表である．

### (1) オムロン携帯型心電計(OMRON)

　図1のような石鹸箱程度の大きさの長方形の機器であり，一側の短辺を前胸部に密着させることにより心電図を記録する．液晶画面で記録した心電図が確認できる．また，PC機器およびプリンターに接続することで紙媒体にプリントすることもできる．

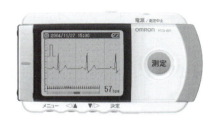 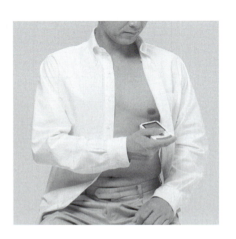

図1　オムロン携帯型心電計

### （2）リード・マイハート Plus（トライテック社）

まるで携帯型ゲーム機器のように両手の母指をボタン上に置くだけで心電図が記録できる（図2）．

## 3. 心電図記録

実記録を図3に示す．月に1回程度出現するめまいおよび失神を主訴とする患者にHolter心電図を施行したが，その日は無症状で原因が不明であった．携帯型心電計で症状出現時の心電図が記録され，発作性心房細動および洞機能不全症候群（徐脈頻脈症候群）と診断された．その後カテーテルアブレーション治療を施行し，根治に成功している．

## 4. 有用性と限界

発作の頻度が低い患者において，症状の原因を検索するうえで有用な検査である．また，自動血圧計の普及と同様に，近い将来携帯型心電計が一般家庭に普及し，従来発見が遅れがちであった不整脈疾患（特に心房細動など）の早期発見に寄与することが期待される．

本機器の限界としては，単一誘導のみの記録であるために，心筋虚血など（狭心症や心筋梗塞）心電図の基線からの上下方向変化から診断する疾患については判定が困難な面がある．

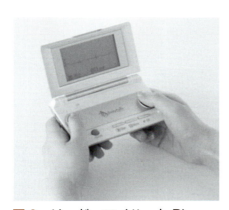

図2　リード・マイハート Plus

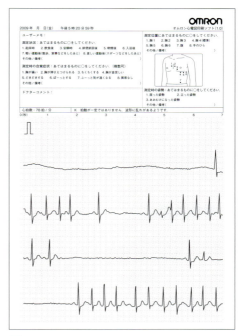

図3

# 3 運動負荷試験
Exercise testing

谷川 真一
Shinichi Tanigawa

## 1. 適応と禁忌

　近年，冠動脈CT検査の普及により冠動脈造影検査を施行せずに，冠動脈の器質的狭窄の診断が可能となっている．しかし，非侵襲的に診断された冠動脈狭窄に対して，臨床症状を伴わず，虚血のエビデンスもない病変に対して，不要な侵襲的治療が行われていることも少なくない．運動負荷試験を行う頻度は減少しても，その重要性は変わらない．

　運動負荷試験の目的にはさまざまなものがあり(表1)，虚血(冠動脈の機能的狭窄)の有無の診断に用いられることが最も多いが，不整脈の診断，治療方針に用いられることも少なくない．負荷検査であるため，検査で得られる有益性よりも負荷をかけるリスクが大きい場合には禁忌となる(表2)．

## 2. 方法

　運動負荷試験は，比較的安全な検査ではあるが，心筋虚血が誘発され，心事故(心筋梗塞，致死性不整脈や突然死)が起こりうるため，検査を行う際には薬品や除細動器を含めた救急医療機器の準備が必要である．同様の理由で，検査前に患者に説明し同意書に署名してもらうことも重要である．

　負荷試験は，十分に経験を積んだ医師と検査技師あるいは看護師など複数の医療スタッフで施行し，症状，血圧，心拍数，心電図変化(虚血性変化，不整脈)をモニターする必要がある．また，運動負荷試験は予約検査で行うことが多いため，検査の直前に再度問診を行い，安静時心電図を比較し，検査時に狭心症が不安定化していないかどうか確認する．

## 3. 運動負荷試験の種類

　運動負荷試験には，マスター2階段試験(シングル，ダブル)，トレッドミル，自転車エルゴメーターなどがある(表3)．

　マスター2階段試験は，比較的簡便であり幅広く行われてきたが，検査中の心電図変化をモニターできないことや負荷量が単一で，軽度の負荷から開始できず，負荷量をコントロールできないことから，近年ではトレッドミルやエルゴメーターで行うほうが望ましいとされる．特にハイリスク症例ではマスター法を

### 表1　運動負荷試験の目的

- 虚血性心疾患の診断
- 虚血性心疾患の重症度および予後の判定
- 治療効果(薬物治療，カテーテル治療，冠動脈バイパス術)の効果判定
- 不整脈(心室不整脈，QT延長症候群など)の診断，治療方針の決定，治療の効果判定
- 心疾患患者の心臓リハビリテーションや生活指導
- 心疾患患者における非心臓手術の術前評価

### 表2　運動負荷試験の禁忌

| 絶対禁忌 | 相対禁忌 |
|---|---|
| 発症2日以内の急性心筋梗塞 | 既知の左主幹部狭窄 |
| コントロール不良の不整脈 | 無症候性の中等度大動脈弁狭窄症 |
| 心不全(急性，重症) | 心拍数のコントロール不良な頻拍性不整脈 |
| 活動性の心内膜炎 | 後天性の完全房室ブロック |
| 大動脈弁狭窄症(重度) | 重度の圧較差を有する肥大型心筋症 |
| 急性肺動脈血栓塞栓症，肺梗塞 | |
| 急性心筋炎，急性心外膜炎 | |
| 負荷試験を安全かつ十分に行うことができない身体障害 | |

(Mann DL, Zipes DP, Libby P, et al : Braunwald's Heart Disease : A Textbook of Cardiovascular Medicine, 2-Volume Set. 10th Edition, Saunders, Philadelphia, 2014 : 155-178 より)

### 表3　運動負荷試験の種類

- マスター2階段試験(シングル，ダブル)
- トレッドミル試験
- エルゴメーター(自転車，ハンドエルゴメーター)
- 6分間歩行検査
- 心肺運動負荷試験(cardio pulmonary exercise test ; CPX)

避けるべきである．

　トレッドミルではベルトの速度と傾斜角度を変化させることにより，エルゴメーターでは固定式自転車のペダルの重さを電気的に変化させることにより，軽度の負荷から段階的に負荷量を増やすことができる．マスター試験と異なり，虚血や不整脈の有無などを確認しながら，次の段階の負荷量に移行するため，比較的安全に負荷試験を行うことが可能である．トレッドミルでは，強制運動であり負荷量を患者の意思でコントロールできないため，転倒のリスクや心事故の発生のリスクはエルゴメーターよりも大きい可能性がある．

　エルゴメーターでは，上半身の動きが少ないため，心電図変化や血圧の観察を安定して行える利点がある．そのため，薬剤の投与も比較的容易であり，運動負荷心筋シンチグラフィ検査の際にも利用される．その一方で，自転車に不慣れな患者では，十分な負荷をかけられないという欠点がある．

## 4. プロトコール(運動負荷試験の実際)

　マスター2階段試験では，年齢・性別・体重で規定された昇降回数を1分30秒(シングル)，3分(ダブル)の間に行う．運動の前後に臥位で心電図記録を行う．

表4 Bruce 法，Sheffield 法

| ステージ<br>(各3分) | Bruce | | Sheffield | |
|---|---|---|---|---|
| | 速度<br>mile/時(km/時) | 傾斜<br>(%) | 速度<br>mile/時(km/時) | 傾斜<br>(%) |
| 0 | | | 1.7(2.7) | 0 |
| 1/2 | | | 1.7(2.7) | 5 |
| 1 | 1.7(2.7) | 10 | 1.7(2.7) | 10 |
| 2 | 2.5(4.0) | 12 | 2.5(4.0) | 12 |
| 3 | 3.4(5.5) | 14 | 3.4(5.5) | 14 |
| 4 | 4.2(6.8) | 16 | 4.2(6.8) | 16 |
| 5 | 5.0(8.0) | 18 | 5.0(8.0) | 18 |
| 6 | 5.5(8.8) | 20 | 5.5(8.8) | 20 |
| 7 | 6.0(9.6) | 22 | 6.0(9.6) | 22 |

(Fuller T, Movahed A : Current review of exercise testing : application and interpretation. *Clin Cardiol* 1987 ; 10 : 189-200 より)

トレッドミル試験では，Bruce 法や Naughton 法など種々のプロトコールがある．高齢者などでは，検査時間が長くなると下肢などへの負荷のほうが大きくなり，目的である循環器系への負荷が達成できない可能性があり，運動負荷試験の目的と患者背景（年齢，運動能力など）を把握し，プロトコールを選択するべきである．

実際に高齢者や運動能力の低い患者では，通常の Bruce 法の最初のステージをより低い傾斜度とスピードで開始するプロトコール（Sheffield 法など）を使用することもある．Bruce 法と Sheffield 法のプロトコールを示す（表4）．

検査中は，プロトコールに従って負荷量を段階的に増加し，自覚症状や他覚所見，心電図変化に注意し，心拍数が目標心拍数に到達するまで負荷を増やす．目標心拍数とは，患者にとって負荷が十分にかかったと考えられる心拍数であり，予測最大心拍数［(220－年齢)/分］の85〜90％の心拍数とされている．運動中止基準を参考に，身体所見（自覚症状，他覚所見）や心電図変化などを観察することが重要である．自覚症状の指標として，旧 Borg（ボルグ）スケールがよく用いられ，検査中は，血圧とともに12誘導心電図を連続して観察する．

また，目標心拍数に到達しなかった場合には，負荷不十分となり判定不能となる．

エルゴメーターでは，患者の運動能力に応じて負荷を増加させることが可能であるが，8〜12分程度で最大負荷量に達するように毎分の負荷増加量を10〜20W前後の間で調整する．

## 5．運動負荷試験時の心電図変化

### (1) 健常人における運動負荷時の心電図変化

1）P 波

運動中下壁誘導で P 波の振幅が増大する．

#### 表5 運動負荷心電図の虚血判定基準

| 確定基準 |
|---|
| ST低下<br>　水平型ないし下降型で0.1 mV以上<br>　（J点から0.06〜0.08秒後で測定する）<br>ST上昇<br>　0.1 mV以上<br>安静時ST下降がある場合<br>　水平型ないし下降型でさらに0.2 mV以上のST下降 |
| 参考所見 |
| 前胸部誘導での陰性U波の出現 |
| 偽陽性を示唆する所見 |
| HR-STループが反時計方向回転<br>運動中の上行型ST下降が運動終了後徐々に水平型・下降型に変わり長く続く場合（late recovery pattern）<br>左室肥大に合併するST変化<br>ST変化の回復が早期に認められる場合 |

［日本循環器学会：循環器病の診断と治療に関するガイドライン（2007-2008年度合同研究班報告）．冠動脈病変の非侵襲的診断法に関するガイドライン．*Circ J* 2009；73（Suppl. Ⅲ）：1019-1089 より］

2）PR間隔（PR時間）

　運動中下壁誘導でPR間隔は短縮し，Ta波（心房の再分極波）が増大する．Ta波の陰性成分のため，ST下降を引き起こすことがある．

3）QRS変化

　運動によりQRS幅は短縮する．前胸部誘導でR波は通常増大するが，最大負荷量に到達する前にピークに達し，その後減高する．

4）QT間隔（QT時間）

　運動開始よりQT間隔も短縮することが多いが，心拍数も増加するため，修正QT間隔（$QT/\sqrt{RR}$）は，運動負荷開始後に延長し，負荷による心拍数の増加に伴い短縮する．

5）ST変化

　健常人の10〜20％で負荷時に上行傾斜型（upsloping）のST下降を認めることがある．

### （2）虚血性心疾患の存在を示唆する心電図変化（表5）

1）ST下降

　J点から60〜80ミリ秒後のST部分で評価する．0.1 mV以上のST下降があり，ST部分が水平型（horizontal）や下行傾斜型（downsloping）の場合を陽性とする．安静時心電図で早期再分極を認める場合のST下降は，PQ間の基線を基準に判断する．

　左室肥大などによる左室高電位差を呈する患者や女性患者では，運動負荷試験

**表6** 運動負荷試験のST変化に影響を及ぼす虚血性心疾患以外の因子

| | |
|---|---|
| 1. 左室肥大 | 7. ジギタリス製剤などの薬物 |
| 2. 脚ブロック | 8. 電解質異常 |
| 3. WPW症候群 | 9. 心膜疾患・心筋疾患 |
| 4. 高血圧症 | 10. 貧血 |
| 5. 弁膜症 | 11. 漏斗胸 |
| 6. 先天性心疾患 | 12. 食事摂取後など |

[斉藤俊弘：運動負荷試験．五島雄一郎，他（監）：心電図のABC．日医雑誌 1989；111（臨増）：203 より改変]

でST下降を示すことがあり，注意が必要である．また，脚ブロック，WPW症候群，ジギタリス製剤服用例などでは，ST下降は判定基準に入らない（**表6**）．ただし，右脚ブロックでは，$V_5$，$V_6$などの左側前胸部誘導のST下降は，参考になるとされている．ST下降と心拍数の変化からHR-STループやST/HRスロープが解析でき，小さい傾きのST/HRスロープや反時計回転のHR-STループの場合は偽陽性の可能性が高くなる．

2）ST上昇

J点で0.1mV以上のST上昇がある場合を陽性とする．Q波を伴う心筋梗塞の既往のある患者におけるST上昇は，梗塞巣周囲の虚血だけでなく，壁運動異常を示唆する所見の可能性がある．前壁梗塞で約30％，下壁梗塞で約15％にQ波を認める誘導でのST上昇を認めたと報告されている．

3）U波

運動により誘発される前胸部誘導でみられるU波の陰転化は，感度は高くないものの心筋虚血性変化（左前下行枝の病変）を示唆する所見であるとされていて，予後不良因子となることも報告されている．また，右側胸部誘導の陽性U波は後下壁虚血を反映し，左回旋枝や右冠動脈の病変を示唆するとの報告もある．U波の評価は，最大負荷の1〜2分後に認めることが多い．

## 6. 運動負荷試験と予後

運動負荷試験でST下降を広範な誘導で認めた場合や高度のST下降を認めた場合は，重症冠動脈疾患の可能性が高い．また，虚血性心疾患の重症度のみならず，Duke大学方式のトレッドミルスコア（5以上で低リスク，−11以下で高リスク）などを用いることにより，予後の推定にも役立つ．

> トレッドミルスコア＝運動時間（分）−5×最大ST下降（mm）−4×胸痛指数
> （運動時間：Bruce法で行った運動時間，ST下降：$aV_R$誘導以外のST下降，胸痛指数：1＝胸痛を認めた場合，2＝胸痛が運動中止理由の場合，0＝胸痛なし）

予後不良因子として，0.2mV以上のST下降，低運動負荷量でのST下降，血圧の上昇不良，低運動耐容能などが挙げられる．

## 7. 不整脈疾患に対する運動負荷試験

　運動負荷試験は，不整脈疾患でも診断や治療方針の決定に用いられることも少なくない．具体的には，先天性QT延長症候群のタイプ分け（遺伝子型の予測）や治療方針の決定，カテコラミン誘発多形性心室頻拍（CPVT）の診断，特発性心室頻拍の誘発，徐脈の治療方針の決定などである．また，ブルガダ症候群などでは，運動負荷試験によりカテコラミンが増加し心電図変化の程度が軽減し，負荷後の副交感神経の緊張により心電図変化が著明となることがある．運動負荷によって，CPVTと診断された症例の実記録を示す（図1）．

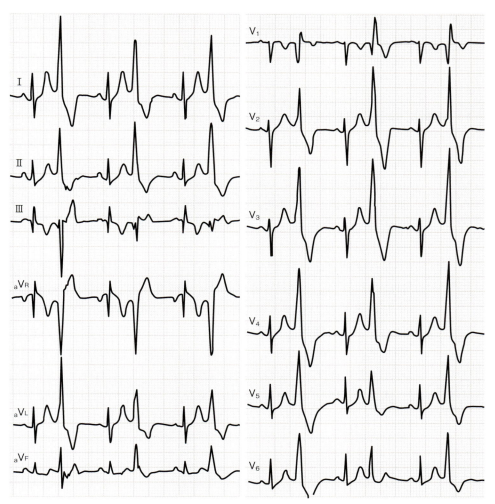

**図1** トレッドミル運動負荷試験で2段脈が出現し，カテコラミン誘発多形性心室頻拍（CPVT）と診断された症例

（林真由理，岡崎史子，山根禎一，他：β遮断薬が著効したカテコラミン誘発性多型性心室頻拍の1例．日内会誌 2006；95：136-139 より）

# 4 小児心電図の特徴
Characteristics of electrocardiogram in children

住友 直方
Naokata Sumitomo

　　胎児は，胎盤を介して臍帯静脈から酸素飽和度の高い血液が供給され，この血液が下大静脈を介して，右房→右室→肺動脈→動脈管→下行大動脈，右房→卵円孔→左房→左室→上行大動脈へと送られる．分娩により胎児循環から新生児循環へと生理学的に大きな変化を遂げる．この生理学的変化により心電図も新生児，乳児，幼児，学童，思春期にかけて大きく変化する．最も大きな要因は，肺血管抵抗と体血管抵抗の変化であり，胎児期には右心室，左心室はほぼ等圧であるが，出生と同時に体血管抵抗が上昇し，肺血管抵抗が低下するため，出生後には右室壁は徐々に薄くなり，心電図もそれに伴い変化する．

## 1. 年齢に伴う心電図変化

　　生後1日以内の新生児では，QRS電気軸は右軸であり，右側胸部誘導のR波は高く，T波は陽性である（図1）．生後数日で肺血管抵抗は劇的に低下するため，出生後48時間以内に右側胸部誘導のT波は陰性化する（図2）．$V_1$誘導の陽性T波が1週間以上続く場合には，右室肥大を考える．

　　$V_1$誘導の陰性T波は，通常5～6歳まで続き，その後思春期にかけて徐々に陽性となる（図3）．

　　新生児期にはQRS電気軸は+110°～+180°であり，右側胸部誘導のR波はS波より高い．左側胸部誘導（$V_5$，$V_6$）ではR＜Sとなることもある．

　　幼児期までにはQRS電気軸は徐々に正常軸に移行し，右側胸部誘導のR波は減高する．右側胸部誘導のR波は生後6か月から8歳くらいまで高いが，学童期を超えると徐々にR＜Sとなる．$V_1$誘導のT波は思春期まで陰性のこともあるが，その後徐々に陽性となる（図3）．

　　成長に伴い右室壁厚は徐々に薄くなり，左室壁厚は徐々に厚くなり，このことがQRS-T波形の変化をもたらす．小児の心室肥大は，この成長に伴う生理的変化を考慮して決める必要がある．学童期後半から，思春期にかけて左室優位となると，成人型の心電図となる．

## 2. P波電気軸

　　洞調律時のP波は成人と変わりなく，I誘導，$aV_F$誘導で陽性，$aV_R$で陰性となる．

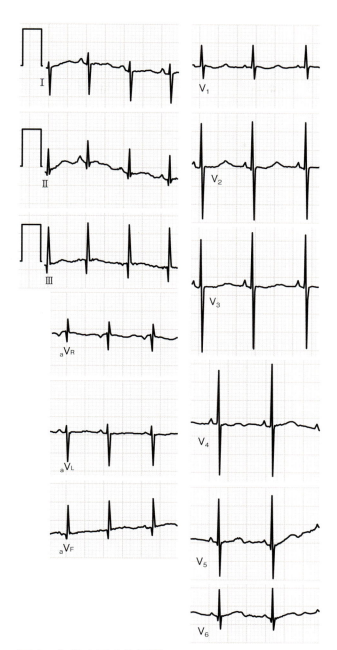

**図1** 生後1日の心電図

　内臓逆位など，心房逆位があれば，Ⅰ誘導のP波は陰性となる．左房調律の場合にもⅠ誘導のP波は陰性となる．この場合，左房性P波の特徴である dome and dart 型のP波を認める場合がある（図4）．

　Ⅱ誘導，$_aV_F$誘導のP波が陰性であれば，低位心房調律，接合部調律，冠静脈洞調律などを考える．

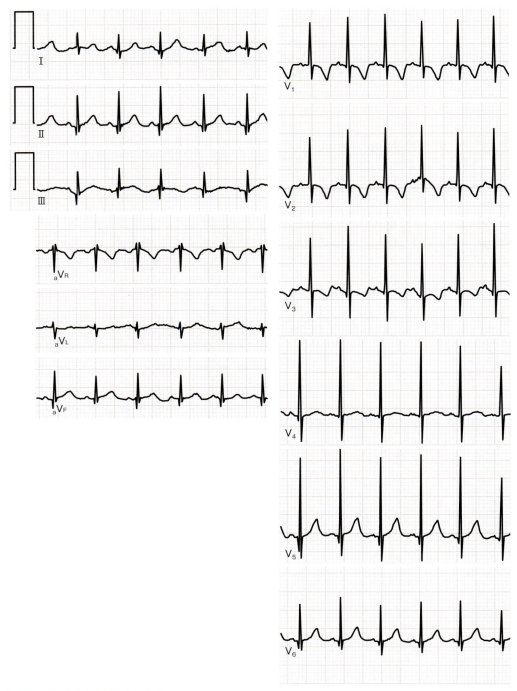

図2　生後30日の心電図

## 3. 心房負荷

　　幅が狭く，高く，先鋭なP波は右房負荷(肺性P；pulmonary P)を意味し，肺

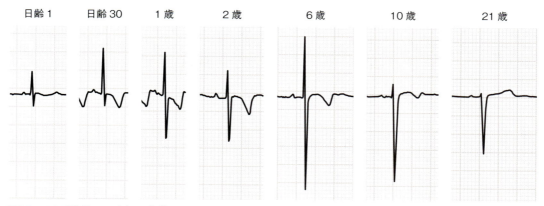

図3 $V_1$ 誘導のT波の変化

動脈狭窄，Ebstein 病，三尖弁閉鎖，肺性心，肺高血圧などで認められる（図5a）．このP波型はⅡ誘導，$V_1$ 誘導で最もはっきりすることが多い．高さの基準は0.25 mV（2.5 mm）とし，これを超える場合に右房負荷と診断する．

幅が広く，二相性，もしくは二峰性のP波は左房負荷（僧帽性P；mitral P）を意味し，心室中隔欠損，動脈管開存，僧帽弁狭窄，僧帽弁閉鎖不全などで認める．P波幅の基準として，0.1秒（2.5 mm）を超え，特にP波の後半成分が広い場合に，左房負荷を考える（図5b）．

高カリウム血症ではP波が平坦となる．

## 4. QRS電気軸

新生児では +110°〜+180°であるが，その後徐々に +90°に近づき，学童期には +120°〜0°が正常である．右軸を呈する疾患としては，2次孔欠損型心房中隔欠損症，Fallot 四徴症，右室肥大を呈する疾患などがある．左軸を呈する疾患としては，房室中隔欠損症，三尖弁閉鎖症などが挙げられる．

## 5. 心室肥大

胸部誘導のR波とS波の高さで心室肥大の基準が決まる．右側胸部誘導のR波が高くなれば左側胸部誘導のS波は深くなり，右側胸部誘導のS波が深ければ，左側胸部誘導のR波は高くなる．

### (1) 右室肥大

新生児，乳児は生理的右室肥大があることを考慮して，右室肥大の診断を行う必要がある（表1）．右室肥大は基本的に右室の圧負荷を反映する．このため，肺動脈狭窄，右室流出路狭窄をきたすような先天性心疾患，肺高血圧などで右室肥

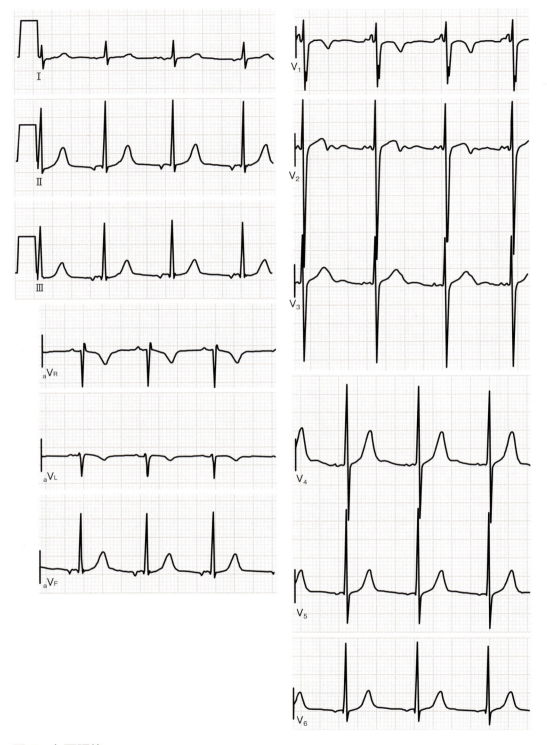

図4 左房調律

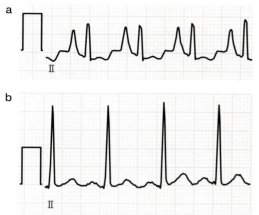

### 図5 肺性Pと僧帽性P
a：肺性P．P波高は 0.65 mV と著明に高い．7歳，男児．原発性肺高血圧症例．
b：僧帽性P．P波の幅が 160 ミリ秒と著明に延長している．12歳，女児．僧帽弁閉鎖不全症例．

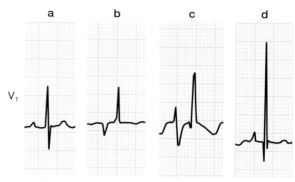

### 図6 右室肥大パターン
すべて $V_1$ 誘導の心電図を示す．
a：R＞S，T波陽性．
b：R型．
c：qR型．
d：qRs型．

大の所見を呈する．

$V_{4R}$，$V_{3R}$，$V_1$ 誘導で以下の4つの右室肥大パターンを認める場合には右室肥大と診断する（図6）．

① R＞SかつT波が陽性（生後7日〜2歳）
② R型
③ qR型
④ qRs型

これ以外では右側胸部誘導のR波の高さ，左側胸部誘導のS波の深さを基準として肥大の判定を行う（表1）．

右室肥大での右側胸部誘導のT波は6歳以下では陽性となるが，年長児では強い右室肥大では陰性となる．

### (2) 右室容量負荷

心房中隔欠損をはじめとする右室の容量負荷では右側胸部誘導は rsR′型（不完全右脚ブロック，右室内伝導遅延）を呈する（図7）．この場合，QRS＜0.12秒である．右室容量負荷に右室圧負荷を合併すると，R′波は高くなる．

### (3) 左室肥大

左室では圧負荷，容量負荷共に左室肥大を呈する．

左室肥大性ST-T変化（LV strain pattern）を認める場合には左室肥大と診断する．これは $V_5$，$V_6$，$V_7$ 誘導で ST が下降し，T波が逆転する所見である（図8）．

**表1 心室肥大判定基準**

| 点数 | 右室肥大判定基準 | 0〜7日 | 8〜30日 | 1か月〜2歳 | 3〜11歳 | 12歳以上 男 | 12歳以上 女 |
|---|---|---|---|---|---|---|---|
| 5 | (1)右側胸部誘導パターン | | | | | | |
| | 1)$V_{4R}$, $V_{3R}$, $V_1$のいずれかでqRs, qRまたはR型 | + | + | + | + | + | + |
| | 2)$V_1$のT波が陽性でかつR>S | * | + | + | * | * | * |
| 3 | (2)右側胸部誘導の高いR | | | | | | |
| | 1)$RV_1$ | ≧ 2.5 mV | 同左 | ≧ 2.0 mV | 同左 | 同左 | ≧ 1.5 mV |
| | 2)$V_1$がR<R'でかつ$R'V_1$ | ≧ 1.5 mV | 同左 | 同左 | ≧ 1.0 mV | 同左 | 同左 |
| | 3)$V_1$がR>Sで$RV_1$ | * | * | * | ≧ 1.5 mV | 同左 | ≧ 1.0 mV |
| 2 | (3)左側胸部誘導の深いS | | | | | | |
| | 1)$SV_6$ | ≧ 1.0 mV | 同左 | 同左 | 同左 | 同左 | 同左 |
| | 2)$V_6$がR≦Sでかつ$SV_6$ | * | * | ≧ 0.5 mV | 同左 | 同左 | 同左 |
| | (4)$VATV_1$（秒） | ≧ 0.035 | 同左 | 同左 | 同左 | 同左 | 同左 |
| 1 | (5)右軸偏位：QRS電気軸 | * | * | ≧ 135° | ≧ 120° | 同左 | 同左 |

判定　5点以上：右室肥大，3〜4点：右室肥大疑い，1〜2点：心電図上は右室肥大と判定しない．

| 点数 | 左室肥大判定基準 | 0〜7日 | 8〜30日 | 1か月〜2歳 | 3〜11歳 | 12歳以上 男 | 12歳以上 女 |
|---|---|---|---|---|---|---|---|
| 5 | (1)左側胸部誘導のST-Tの肥大性変化 | + | + | + | + | + | + |
| 3 | (2)左側胸部誘導の高いR | | | | | | |
| | 1)$RV_6$ | ≧ 1.5 mV | ≧ 2.0 mV | ≧ 2.5 mV | ≧ 3.0 mV | 同左 | ≧ 2.5 mV |
| | 2)$RV_5$ | ≧ 2.5 mV | 同左 | ≧ 3.5 mV | ≧ 4.0 mV | 同左 | ≧ 3.5 mV |
| | (3)右側胸部誘導の深いS | | | | | | |
| | 1)$RV_6 + SV_1$ | * | * | ≧ 4.0 mV | ≧ 5.0 mV | 同左 | ≧ 4.0 mV |
| | 2)$RV_5 + SV_1$ | * | * | ≧ 5.0 mV | ≧ 6.5 mV | ≧ 6.0 mV | ≧ 5.0 mV |
| | 3)$SV_1$ | ≧ 2.5 mV | ≧ 2.0 mV | * | * | * | * |
| | (4)左側胸部誘導の深いQ $QV_5 < QV_6$かつ$QV_6$ | * | * | * | ≧ 0.5 mV | 同左 | 同左 |
| 2 | (5)Ⅱ, Ⅲ, $aV_F$誘導の高いR | | | | | | |
| | 1)RⅡ, RⅢ | * | * | ≧ 2.5 mV | 同左 | 同左 | 同左 |
| | 2)$R_aV_F$ | * | * | ≧ 2.5 mV | 同左 | 同左 | 同左 |
| | (6)$VATV_5$ or $V_3$（秒） | * | * | ≧ 0.04 | ≧ 0.05 | ≧ 0.06 | 同左 |
| 1 | (7)左軸偏位：QRS電気軸 | * | * | ≧ 0° | ≧ -30° | 同左 | 同左 |

判定　5点以上：左室肥大，3〜4点：左室肥大疑い，1〜2点：心電図上は左室肥大と判定しない．

| 両室肥大判定基準 |
|---|
| 両室肥大：1)左室，右室ともに各々の肥大判定基準が5点以上のもの<br>　　　　　2)一方の心室の肥大判定基準が5点以上で，ほかの心室の同基準が3〜4点のもの<br>両室肥大疑：左室，右室ともに各々の肥大判定基準が3〜4点のもの |

注）1）WPW症候群や右脚ブロックがあれば，右室肥大の判定は困難であり，WPW症候群や左脚ブロックがあれば，左室肥大の判定は困難である．
　2）右室肥大判定基準第(4)項は不完全右脚ブロックパターンがあるときは取り上げない．
　3）ST-Tの肥大性変化：$V_5$または$V_6$で，高いRを認め，T波が陰性または2相性（−〜+）のもの．ST区間は下り坂ないし水平のことが多い．
　4）＊印はその年齢では取り上げない項目．
　5）各項の亜項は重複しても加算しない．

（小児心電図専門委員会：小児心電図心室肥大判定基準の改訂．日小循誌 1986；2：248-249 より）

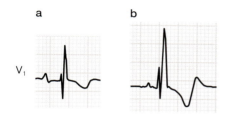

**図7 不完全右脚ブロックと完全右脚ブロック**
V₁誘導の心電図を示す．
a：不完全右脚ブロック（右室内伝導遅延）．rsR′型でQRS幅は80ミリ秒である．
b：完全右脚ブロック．rsR′型でQRS幅は120ミリ秒である．後半のR′の幅が広い．

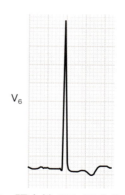

**図8 肥大性ST-T変化**
V₆誘導の心電図を示す．R波は4mVで，STが0.1mV下降しており，T波は逆転している．

これ以外に
① 左側胸部誘導の深いQ波
② 左側胸部誘導の高いR，右側胸部誘導の深いS
が左室肥大を示唆する所見である（表1）．

　肥大性ST-T変化を呈するのはほとんどの場合左室の圧負荷，もしくは左室の心筋肥大を認める場合であり，容量負荷では左側胸部誘導のR波増高が主となる．

## 6. PR間隔（PR時間）

　1度房室ブロックは，(1)房室中隔欠損，(2)心筋炎，心膜炎，リウマチ熱などの炎症性疾患，(3)ジギタリスなどの薬剤投与で認める．
　PR間隔の短縮は，(1)WPW症候群，(2)下部心房調律，(3)Pompe病などで認めることがある．

## 7. QT間隔（QT時間）

　QT間隔は先行するRRによって変化する．QT間隔の延長は，(1)低Ca血症，低Mg血症，(2)先天性QT延長症候群，(3)アミオダロン，ジソピラミドなどの薬剤投与などでみられる．torsade de pointes，心室細動，突然死などの原因となりうる．

## 8. ST-T

　軽度のST上昇は早期再分極と呼ばれ，思春期の児童に観察されることがあ

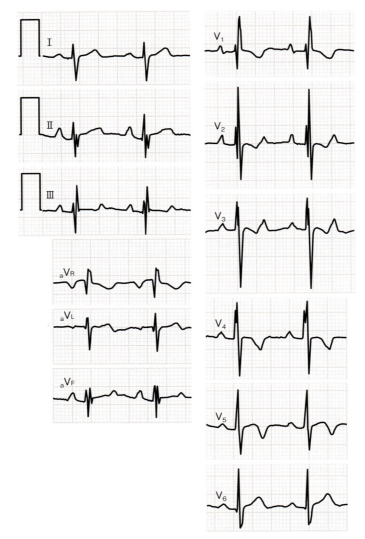

**図9 心房中隔欠損**
QRS電気軸は＋100°，不完全右脚ブロック，$V_4$，$V_5$のT波が陰性（T波の不連続性）を認める．

る．心膜炎，心筋障害に伴うST上昇はT波の異常を伴うことが多い．ブルガダ症候群ではcoved型，もしくはsaddle back型のST上昇を呈する．また，早期再分極症候群ではJ波を認めることがある．

ST下降はBland-White-Garland症候群，心筋虚血，心筋障害，貧血，一酸化炭素中毒，心臓腫瘍，ジギタリス投与などで認めることがある．

T波の陰転は心筋虚血でも認めるが，右室肥大，左室肥大の時にも出現する．

甲状腺機能低下症ではT波は平低化，もしくは逆転し，QRSの低電位を伴う．高カリウム血症ではT波は増高し，テント状のT波といわれる．

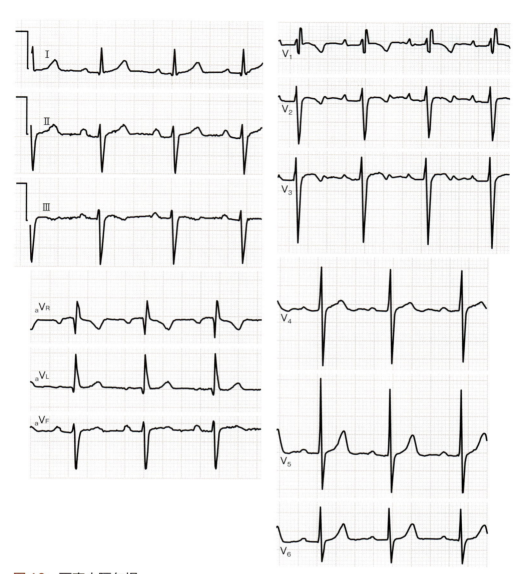

**図 10　房室中隔欠損**
不完全右脚ブロック，－45°の左軸偏位，1度房室ブロックを認める．

## 9. 先天性心疾患の心電図

### （1）心房中隔欠損

　　不完全右脚ブロック，孤立性陰性 T 波，もしくは T 波の不連続性を認める．Ⅱ，Ⅲ，$_aV_F$ 誘導の R 波にノッチを認めることが多い．2 次孔型では右軸偏位となる（図 9）．

### （2）房室中隔欠損（心内膜床欠損）

　　図 10 に示した．

# 5 心腔内心電図
Intracardiac electrocardiogram

松尾 征一郎
Seiichiro Matsuo

　心腔内心電図とは，その名の通り心臓の中，すなわち心筋そのものの電気的活動を記録するものである．1969年にヒス束の電気的興奮を直接記録したヒス束心電図から始まり，1982年に初めて行われたカテーテルアブレーションを経て，心筋興奮を直接記録することのできる心腔内心電図は，いまや不整脈に対する検査だけでなく治療まで幅広い需要がある．体表面心電図が，心臓全体の興奮を捉えるものとすると，心腔内心電図は限局された心筋の電気的興奮そのものを記録できるため，全体像を詳らかにする検査方法ともいえる．

## 1. 心腔内心電図の記録方法

　心腔内心電図は，電極カテーテルと呼ばれる先端に電気的興奮を記録できる電極が付着したカテーテルを心腔内に挿入して得ることができる．カテーテルの挿入は，主に大腿静脈，大腿動脈から行われるが，記録したい部位によっては内頸静脈や鎖骨下静脈を使用することもある．カテーテルはX線を用いた透視画像を指標に心腔内に挿入する．そのため心腔内心電図を用いた検査および治療は，透視画像装置が設置されているカテーテル室で主に行われる．心腔内心電図を用いた検査および治療を行う場合，局所麻酔下で施行されることが多いが，長時間にわたる治療などでは全身麻酔を併用して行われることもある．心筋に付着した部位に生じた電気的興奮は，電極カテーテルを通じて専用のアンプなどの機器に信号が送られ，記録装置上に表示される．心腔内には同時に3～5本のカテーテルが挿入することが可能なため，さまざまな部位の興奮順序を同時に比較検討することが可能である．たとえば，洞調律時では心房が興奮し，続いて房室結節，最後に心室が興奮するが，その3か所に留置した電極カテーテルで得られる電気信号も心房，房室結節そして心室の順で記録される（図1）．このように，電気信号がどのような伝達形式をとっているかを評価することによって，心臓がどのような調律で動いているかなどを推測，診断することが可能となる．また，電極カテーテルは局所電気興奮の記録だけでなく，電気刺激器を用いて電極から心筋に電気刺激を与えることができる．これにより，潜在的な徐脈性不整脈の評価や頻脈性不整脈の誘発（後述）を行うことが可能となる．このように心腔内心電図を用いた，不整脈に対する検査法を電気生理学的検査と呼ぶ．

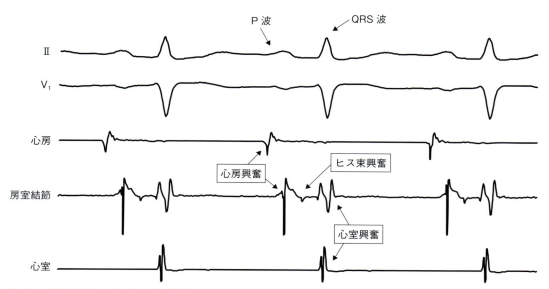

**図1　洞調律時の心腔内心電図**
上2つは体表面心電図のⅡ誘導およびV₁誘導である．体表面心電図の下部3つが心腔内心電図で，上から心房，房室結節そして心室に留置されたカテーテルの電極によって捉えられた興奮が記録されている．体表面心電図のP波と同じタイミングで心房の心腔内心電図に興奮波が記録される．続いて，房室結節は心房および心室の間にあるため，心房からヒス束そして心室の3か所の興奮が順序よく認められている．そして，最後に心室の電気興奮波が記録される．

## 2. 徐脈性不整脈に対する心腔内心電図

　洞不全症候群および房室ブロックにおけるペースメーカの必要性を評価するために行われることが多い．もちろん失神を伴う徐脈性不整脈や，臨床上明らかにペースメーカの必要性がある場合では心腔内心電図を行う必要性はない．しかしながら，徐脈と臨床症状が必ずしもはっきり一致するとは限らない．そのような症例においては，心腔内心電図を用いた徐脈のリスク評価が有用となってくる．たとえば，洞不全症候群症例に対する心腔内心電図を用いた電気生理学的検査では，洞結節の本来の機能評価として洞結節回復時間(sinus node recovery time)や洞房伝導時間(sinoatrial conduction time)などを計測することにより，その洞不全の程度を評価することが可能となる．また，2度房室ブロックを指摘されている症例で，失神やめまいなどの症状との関連性が24時間Holter心電図や運動負荷試験などでもはっきりしない場合などは，心腔内心電図を用いて房室ブロックの部位診断を行うこととなる．つまり，そういった症例においてはブロックの部位がヒス束以下であった場合は，ペースメーカ治療を積極的に考えるべき1つの要素となる．

## 3. 頻脈性不整脈に対する心腔内心電図

　頻脈性不整脈に対する心腔内心電図は，その電気的興奮を解析評価する電気生理学的検査に用いられる．さらに現在では，多くの頻脈性不整脈がカテーテルアブレーション（カテーテルによる心筋焼灼術）により治療可能となっているため，頻脈性不整脈に対する心腔内心電図検査はカテーテルアブレーションと同時に施行されることが多い．

　心腔内心電図を用いて頻脈性不整脈を診断する際は，心房，房室結節，冠静脈洞そして心室など，必要な部位に電極カテーテルを留置して行う．冠静脈洞は，僧帽弁輪すなわち房室間溝に沿って走行しており，左心房と左心室の興奮を同時に記録できるため頻脈性不整脈診断において非常に有用であり，用いられることが多い．また，直接動脈系のアプローチをしなくても，右心系から左心系の評価ができることも，冠静脈洞における心腔内心電図記録が重宝される理由の1つである．図2は，心房に留置した電極カテーテルより電気的刺激を加え，頻脈性不整脈を誘発したものである．頻脈性不整脈の誘発は，頻回刺激法または期外刺激法を用いて行うが，心房から加えた期外刺激法により，narrow QRSの頻拍周期が規則正しい頻拍が誘発されている．心房，房室結節（ヒス束）および心室の興奮順序にて房室結節リエントリー頻拍が示唆される心腔内心電図である．そして，心腔内心電図を用いてさらなる評価を加えたのちに頻拍の機序を同定することができれば，原因となっている部位を治療するカテーテルアブレーションを行

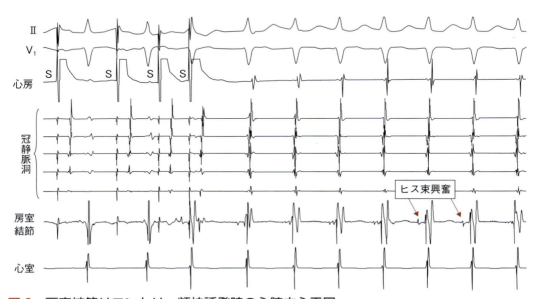

**図2　房室結節リエントリー頻拍誘発時の心腔内心電図**
上段2つは体表面心電図におけるIIおよびV₁誘導を示している．心房に留置された電極カテーテルより期外刺激が加えられており（S），4回目の電気刺激以降，頻拍が誘発されている．房室結節において最も早く興奮が記録されており，それに先行してヒス束興奮がシャープで小さな波形として記録されている（→）．

うことが可能となる．体表面心電図においても，P波の位置などで頻拍の機序を推定することは可能であるが，確定診断をするにあたっては心腔内心電図が必要となってくる．1998年にボルドー大学のHaissaguerreらが，心腔内心電図を用いて心房細動の起源が肺静脈に多く存在することを発見した．心房細動は心房期外収縮を引き金に発症するが，多くの症例でその期外収縮が肺静脈内から発生していることを，肺静脈の心腔内心電図を記録することで突き止めたのである．図3では肺静脈内に挿入されたカテーテルによって記録された電位が，心房細動発生時にいち早く記録されているのがわかる．心腔内心電図では，洞調律時のみならず不整脈発生時の心筋の興奮順序を詳細に検討することが可能な検査であり，頻拍の機序や最早期興奮部位を同定することが可能である．

ブルガダ症候群やQT延長症候群など心室不整脈の危険性が疑われた症例においても，心腔内心電図を用いた評価が有用である．このような場合の植込み型除細動器などの適応がはっきりしない場合に行われることが多い．心室に電気刺激を与え，それにより不整脈が誘発されるかどうかを評価する．しかしながら，心腔内心電図を用いたリスク評価はいまだ賛否両論な部分もあり，最終的には臨床所見などを組み合わせたうえで治療適応を決めていかなければならない．

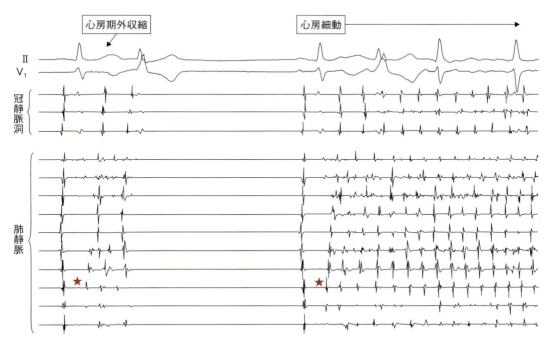

**図3 心房細動発生時の心腔内心電図**
体表面心電図（ⅡおよびV₁誘導）および冠静脈洞心腔内心電図記録（3ライン）と同時に記録した肺静脈内の心腔内心電図である．左側は洞調律の後に心房期外収縮時の心腔内心電図であるが，肺静脈が最も早期に興奮しているのがわかる（★）．また右半分の記録は心房細動発生時の記録である．同様の肺静脈内の興奮（★）から，心房細動が発生している様子が記録されている．

# 6 平均加算化心電図
Signal-averaged electrocardiogram

徳田 道史
Michifumi Tokuda

## 1. 平均加算化心電図

　　平均加算化心電図とは洞調律時の心電波形を集積し加算平均化することにより，従来心臓内に留置したカテーテルからしか記録することのできなかった微小な電位を，体表面から記録する検査法である．平均加算化心電図は重症心室不整脈や心臓突然死の予知，植込み型除細動器(implantable cardioverter defibrillator；ICD)の適応決定などに応用されている．

## 2. レイトポテンシャル(遅延電位)

　　平均加算化心電図で算出される値のなかで最も臨床上有用であるのがレイトポテンシャル(late potential；LP)である．レイトポテンシャルは平均加算化心電図で記録されたQRS波形直後に認められる微小電位のことである．心筋梗塞や心筋症などの器質的心疾患では，心筋細胞壊死や変性部位において電気伝導の途絶あるいは遅延を生じ，心室不整脈を起こしやすい．そのような異常部位での「脱分極異常」を反映するのがレイトポテンシャルである．P波形終末部のレイトポテンシャルと心房細動に関する研究も行われているが，一般にレイトポテンシャルといった場合は心室波形後の微小電位を指す．

## 3. 実際の検査の進め方

　　平均加算化心電図は比較的簡便に無侵襲で行える検査である．一般に各誘導の取り付け位置は通常の12誘導心電図とは異なり，X(左右)Y(上下)Z(前後)の3軸方向の双極誘導心電図を計測するが(**表1**)，最近の機器では12誘導心電図と同様の電極位置で加算平均を行うものもある．

　　安静臥位床にて心電図を150拍程度記録し，心電図の加算平均化を行う．心室におけるレイトポテンシャルの判定には以下の3つを測定し，陽性の定義は機種によって異なる(**図1**)．

① フィルター処理されたQRS幅(filtered QRS；fQRS)
② QRS終末部40ミリ秒の電位の2乗の平均値の平方根(root mean square voltage；RMS40)

③QRS終末部で40μV以下の微小電位の持続時間（low amplitude signal duration：LAS40）

**表1 平均加算化心電図の電極位置**

| X＋ | 第4肋間中腋窩線左側 |
|---|---|
| X－ | 第4四肋間中腋窩線右側 |
| Y＋ | 腸骨稜または左足近位部 |
| Y－ | 胸骨柄の上面 |
| Z＋ | 第4肋間胸骨左縁 |
| Z－ | 背部（Z＋の真後ろ） |
| GND（グラウンド） | 右下肋骨 |

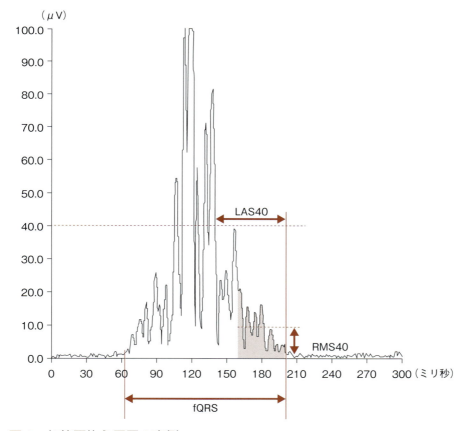

**図1 加算平均心電図の実例**

QRSの後半40ミリ秒を色塗りとしている．fQRS＝136ミリ秒，RMS40＝9.8μV，LAS40＝60ミリ秒である．3つ共に本装置の基準を満たしておりレイトポテンシャル陽性と考えられる．
(Frigo G, et al：Homozygous SCN5A mutation in Brugada syndrome with monomorphic ventricular tachycardia and structural heart abnormalities. *Europace* 2007；9：391-397 より改変)

## 4. レイトポテンシャルの有用性

　レイトポテンシャルの歴史は古く，1980年代から不整脈事故の予知に有用であることが示されているが，その有用性は標的とする不整脈あるいは基礎心疾患によって大きく異なる．心筋梗塞後ではレイトポテンシャル陰性例でのその後の心室不整脈発生の陰性的中率は90％以上と報告されている．非虚血性心疾患のなかで不整脈原性右室心筋症(arrhythmogenic right ventricular cardiomyopathy；ARVC)ではレイトポテンシャル陽性例を高率に認め，陽性例で持続性心室頻拍の発生率が高いと報告されているが，拡張型心筋症や肥大型心筋症では有用性を強く示唆する報告は稀である．

　ブルガダ症候群でも60〜80％の症例においてレイトポテンシャル陽性を認め，陽性例は有症候群や電気生理検査での心室細動誘発群に多いといわれているが，否定的な報告も多くあり突然死との関連が確立されているとはいえない．レイトポテンシャルは単独でなく，Holter心電図や心臓電気生理検査など他の指標と組み合わせ，突然死予知の複合的な判断材料として利用されるべきである．

　以上の通りレイトポテンシャルの有用性に関する報告はさまざまであり，本邦における最近のガイドライン[日本循環器学会「心臓突然死の予知と予防法のガイドライン(2010年改訂版)」]では突然死を予知する検査としては低く位置づけられており，心筋梗塞後の突然死予防の予知に対してクラスⅡb(やや議論があるもののどちらかといえば否定的に考えられているもの)である．

　また，ARVCではレイトポテンシャル陽性で右室不全がある患者において，心臓電気生理検査で持続性心室頻拍が誘発された場合，ICD植込みが突然死予防の一次予防としてクラスⅡa(やや議論があるものの，どちらかといえば肯定的に考えられているもの)とされている．

● 文献

1) Frigo G, Rampazzo A, Bauce B, *et al*：Homozygous SCN5A mutation in Brugada syndrome with monomorphic ventricular tachycardia and structural heart abnormalities. *Europace* 2007；9：391-397.

## ひとくち MEMO

## 遺伝子診断

- 遺伝子診断の基本は PCR 法（ポリメラーゼ連鎖反応，開発したマリスは 1993 年にノーベル賞）とシークエンス法（開発したサンガーらは 1980 年にノーベル賞）である［図1，矢印＝塩基のシトシンからチミンへの変化によりアミノ酸がヒスチジン（His）からチロシン（Tyr）に変化している］.
- 最近は次世代シークエンサーにより膨大な遺伝子検索を短時間で行うことが可能となっている.
- QT 延長症候群における遺伝子診断は遺伝カウンセリングも含めて保険診療となっている.
- 現時点で同定されている責任遺伝子は QT 延長症候群は 16 個，ブルガダ症候群は 14 個，カテコラミン感受性心室頻拍は 10 個，不整脈原性右室異形成症は 12 個である.
- 遺伝子型で有効な治療法が異なるため，原因遺伝子を明らかにすることで適切な投薬治療を行える.
- 病気を発症した人に遺伝子変異が同定された場合，家族内に同様のリスクを有している症例が潜在していることがあるため，遺伝カウンセリングなどを通じて保因者診断が行われることがある.

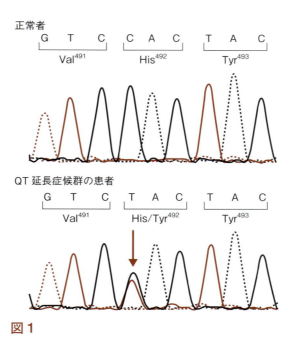

図1

（滋賀医科大学呼吸循環器内科　伊藤 英樹）

# 7 モニター心電図のみかた
Continuous ECG monitoring

谷川 真一
Shinichi Tanigawa

## 1. 概念

　　モニター心電図は，現在さまざまな医療現場で使用されているが，大別するとベッドサイドモニターとセントラルモニターに分けられる．ベッドサイドモニターは，電極コードでモニターと患者が拘束される有線式を使用することが多く，セントラルモニターは，無線式が使用され，患者の移動にも便利である．心電図のみならず，心拍数，呼吸数，血中酸素飽和度，体温，動脈圧モニターなどを同時連続的に測定，記録できる装置も多く，これらの装置は救急室，手術室，集中治療室(ICU，CCU)，患者搬送時などに使用される．

## 2. モニター心電図の適応

　　1) 集中治療室(ICU，CCU)，一般重症病棟における心電図異常の監視
　　2) バイタルサインが不安定な患者(ショック，呼吸不全など)
　　3) 手術，全身状態の変化(電解質代謝異常など)で急変する可能性がある患者(T波増高，QT延長などの検出，記録)
　　4) 狭心症，急性心筋梗塞患者(心筋虚血の検出，記録)
　　5) 動悸や失神などがあり，不整脈の精査が必要な患者(不整脈の検出，記録)
　　　実際のモニター心電図を示す(図1)．

## 3. モニター心電図の誘導

　　モニター心電図は，連続モニタリングが必要となるため，通常の12誘導ではなく，双極誘導が使用される．一般病棟などでは，3電極双極誘導が使用されることが多いが，集中治療室などでは，4電極，5電極のものも使用されることも多い．3点誘導でよく使用される$CC_5$誘導，$CM_5$誘導，NASA誘導を示す(図2)．
　1) $CM_5$誘導：12誘導心電図の$V_5$に近似．ST変化の検出が良好．
　2) $CC_5$誘導：12誘導心電図の$V_5$に近似．ST変化の検出が良好．
　3) NASA誘導：体動に強く，P波の検出が良好．
　　また，5電極のみを使用して12誘導心電図を算出することが可能(EASI誘導法)な機器もあり，一過性の不整脈イベントや虚血イベントに対してより多くの情報からアセスメントが可能となり，誘導数も少ないため心臓超音波検査などの

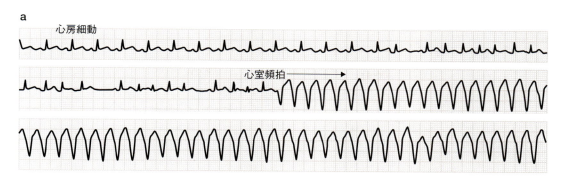
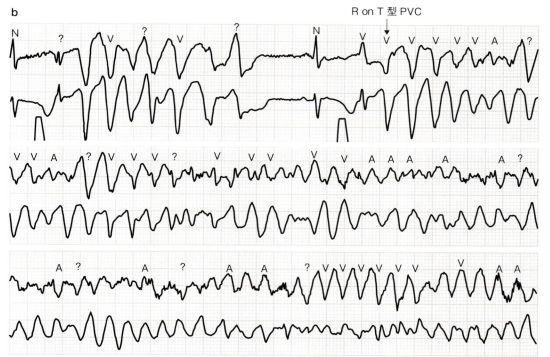

**図1 実際のモニター心電図波形**
a：心房細動調律から心室頻拍へ移行した症例.
b：R on T 型 PVC（↓）から torsade de pointes に移行した症例. PVC：心室期外収縮.

検査や治療の妨げにならずに記録することが可能である（図3）.

## 4. モニター心電図使用時の注意

　　　正しく不整脈を検出するためには，心電図の信号品質が重要である．すなわち，ノイズ混入がなく基線が安定している状態を維持することが重要で，不整脈解析精度を上げるため，以下の点に注意する．
1）接触不良を防ぐため，装着部の汚れ，皮脂を取り除く．
2）患者の胸郭の形状，創の有無などを考慮し，電極位置を考慮する．

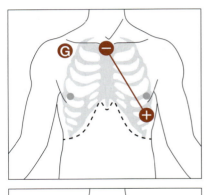
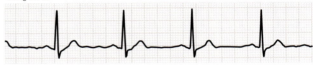

CM₅ 誘導

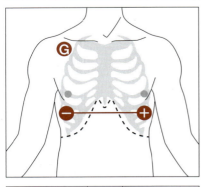
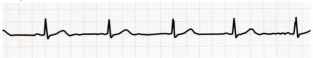

CC₅ 誘導

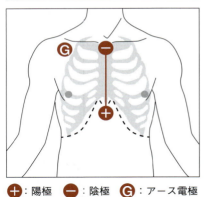
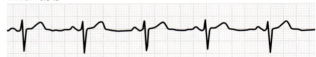

NASA 誘導

➕：陽極　➖：陰極　Ⓖ：アース電極

**図2　モニター心電図の誘導と実際の心電図**

CM₅ 誘導：12 誘導心電図の V₅ に近似．ST 変化の検出が良好．
CC₅ 誘導：12 誘導心電図の V₅ に近似．ST 変化の検出が良好．
NASA 誘導：体動に強く，P 波の検出が良好．

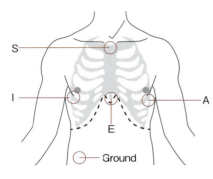

**図3　EASI 誘導法**

胸骨上縁（S），第 5 肋間レベルの胸骨下縁（E），第 5 肋間レベルの左右の中腋窩線上（I，A）と基準電極の 5 誘導を使用し，12 誘導心電図を算出する．

(Lancia L, Pisegna Cerone M, Vittorini P, et al: A comparison between EASI system 12-lead ECGs and standard 12-lead ECGs for improved clinical nursing practice. *J Clin Nurs* 2008；17：370-377 より改変)

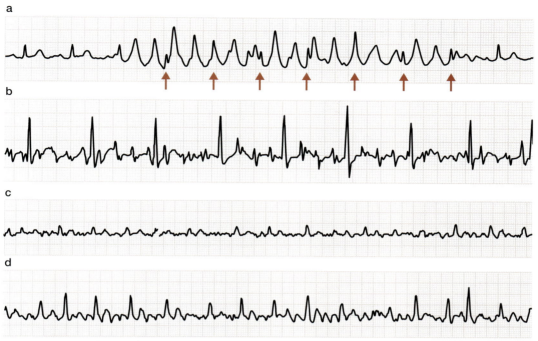

**図4　モニター心電図中のアーチファクト**
a：筋電図の混入により心室頻拍のアラームが鳴った症例．規則正しいR波（↑）に留意することが大切である．
b：筋電図の混入（いわゆる歯磨きノイズ）．
c：心房細動の細動波を心室波とカウントされ，VF（心室細動）アラームが鳴った症例．このような場合には，誘導の変更や，心電図表示感度の変更により，改善できることが多い．
d：実際に，心電図表示感度を（×1→×2に）変更することにより改善された．

3）電極は体動の影響を受けにくい胸骨や鎖骨などに装着する．
4）安静時の心電図でノイズが混入していないかを確認する．
5）QRSの振幅がT波の振幅よりも高いかどうかを確認する．低振幅の場合には，電極位置を変更したり，QRS検出感度を変更する．
6）電極や誘導コードなどが外れないように工夫する．

## 5. モニター心電図中の人工産物（アーチファクト）

　　数多くの偽陽性のなかに隠れている真の不整脈イベントをいかに検出するかが重要である．
　　病棟モニターにおいて，頻回に鳴るアラームの問題は，昔も今も大きな問題である．アラームが鳴っても多くの場合には，不整脈の誤検出であり，アラームの検出精度の改良が各社において図られている．改良内容としては，①ノイズによる不整脈の誤検出を低減，②QRS検出精度を向上，③心室細動検出精度の向上などである．これらによりアラーム検出精度は，旧解析と比較すると60％以上の改善が認められたとする報告もある．実際のモニター心電図波形を示す（図4）．

# 8 心電図自動診断
## Automated electrocardiogram interpretation

山根 禎一
Teiichi Yamane

　心電図自動解析は，1959年に米国のPipbergerらが大型コンピュータで心電図波形の自動計測を行ったのが始まりである．当時のシステムは高価であるうえに規模が大きく，とても実用に供されるものではなかった．1970年代後半よりマイクロコンピュータの進歩とともに安価かつ量産のできる心電図自動解析が普及し始めた．現状のシステムによる自動解析の精度は80～85％となり，非循環器専門医の医師よりも優れているともいわれている．

　近年の進歩として，特に従来からのハード的な制約（メモリー容量，プログラムサイズ，処理時間）から解放され，市販されているほとんどすべての心電図記録装置に自動解析システムが搭載されている．しかし一方で，1990年代後半から自動解析の開発は若干手詰まりの感がある．ここまで進化したシステムをさらに改善することはますます難しくなり，現状での数％の診断精度の向上は過去の10％の向上より多くの努力を要すると考えられる．

## 1. 自動解析の流れ

　心電図自動解析の流れは，医師が心電図を判読する場合とほぼ同じであり，従来と基本的な流れは変わっていない．

　まず，年齢，性別，付加情報とともに心電図が入力されデジタル化（AD変換）される．平滑化や加算平均法などでノイズを除去し，基線の位置や感度が自動補正される．

　波形の自動認識では，デジタル化された心電図波形は，プログラムに従って差分値や勾配から，まず鋭い波のQRS群を検出し，次いでその前後で基線を横切る点を認識し，P波，QRS波，T波の基準点を識別する．さらに各波高や時間幅，リズムの規則性など特徴的な項目を自動計測する．

　自動診断の流れを図1に示す．不整脈はRR間隔（RR時間），QRS幅，P波の有無やPP間隔（PP時間）の規則性，f波やF波の有無を認識して分類される．またQRS波の高電位や軸偏位，ST-T異常，P波の異常などの組み合わせから心室肥大の有無や程度が診断され，異常Q波やST上昇，冠性T波の有無や範囲から心筋梗塞の部位や重症度が判定される．計測値のすべてが正常範囲内にあれば正常と判断される．

## 2. 自動診断結果のディスプレイ

　図2に，現在の心電図自動診断装置の診断結果報告書の一例を示す．単なる診断結果だけでなく，ビジュアルに訴えた表現が可能となり，より理解しやすい内容となっている．

## 3. 自動診断の精度

　前述のように継続的な改良が行われることによって自動診断の精度は向上している．以前は急性心筋梗塞の見逃しが多いことが指摘されていたが，ポイントスコア法を用いるこ

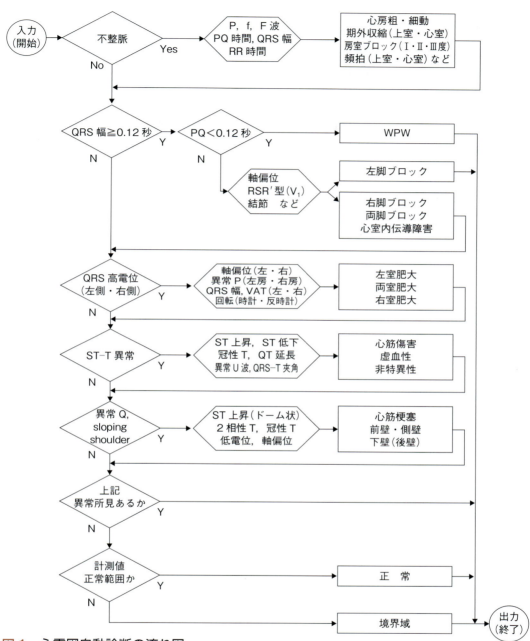

### 図1 心電図自動診断の流れ図
心電図計測標準値を閾値として Y(Yes), N(No)方式で分類
(岡本 登:心電図自動解析精度の臨床評価. エレクトロニクスの臨床 2006;75:5-27 より)

とによって大幅な改善が得られている．さらに近年では WPW 症候群の部位判定(ABC 分類)やブルガダ症候群および J 波症候群などに関してもある程度の判定が可能となってきている．

**表1**に新旧バージョン間での解析精度の改善結果を示す(2006年時)．解析プログラムの改善によって，急性心筋梗塞の診断精度

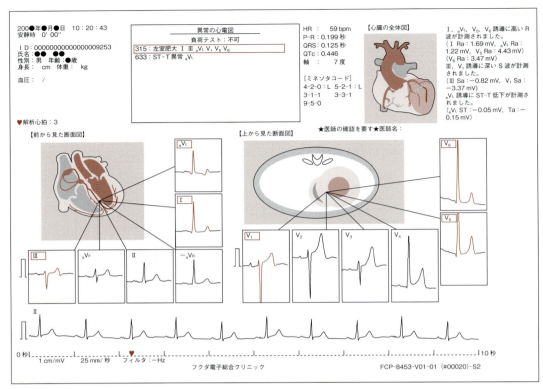

**図2** 自動診断結果報告書の一例

が10%以上も改善していることがわかる．

## 4．致死的不整脈の自動診断

近年の自動心電図診断上の大きな出来事は，致死的心室不整脈に対する自動診断および除細動機器の導入と普及であろう．植込み型除細動器（ICD）および自動体外式除細動器（AED）の両者が広く普及している．

ICDは体内の機械が自動的に，AEDでは体外に貼付したパッチからの情報をもとに，専門医どころか医療関係者すらいない状況で，致死的心室不整脈患者の心電図を診断して自動的に除細動を施行して救命する．図3にAEDの自動診断の結果直流通電が施行されたことで救命に成功した症例の心電図記録を示す．心電図自動解析がなければ実現不可能であった装置であることは間違いなく，自動解析の大きな長所であろう．

心電図自動診断法の発展の流れについて概説した．デジタル機器の急速な発展を反映し，自動診断装置は一昔前からは想像もできないほどの普及が実現している．非循環器専門医にとって日々の臨床の大きな助けとなることは間違いないが，現在もなおその診断精度は完璧とは言いがたい．今後のさらなる精度の向上が期待される．

## 8 心電図自動診断

### 表1 新旧バージョンでの解析精度の改善結果

| 専門医診断 | 解析所見 | 症例数 | 新バージョン T.P. | (%) | F.P. | 旧バージョン T.P. | (%) | F.P. |
|---|---|---|---|---|---|---|---|---|
| 大学病院でPCIにより心筋梗塞が確認された115例 | | | | | | | | |
| | 前側壁梗塞 | 71 | 63 | (88.7%) | — | 53 | (74.6%) | — |
| | 下後壁梗塞 | 44 | 36 | (81.8%) | — | 33 | (75.0%) | — |
| | 合計 | 115 | 99 | (86.1%) | — | 86 | (74.8%) | — |
| 循環器専門医が心エコー図から左室肥大と診断した63例 | | | | | | | | |
| | 左室肥大 | 63 | 57 | (90.5%) | — | 47 | (74.6%) | — |
| 大学病院で無作為に抽出された1,000例 | | | | | | | | |
| | 正常 | 294 | 285 | (96.9%) | 16 | 275 | (93.5%) | 44 |
| | 前壁梗塞 | 55 | 49 | (89.1%) | 1 | 35 | (63.6%) | 3 |
| | 側壁梗塞 | 27 | 26 | (96.3%) | 2 | 16 | (59.3%) | 3 |
| | 下壁梗塞 | 67 | 64 | (95.5%) | 4 | 50 | (74.6%) | 2 |
| | 後壁梗塞 | 11 | 11 | (100.0%) | 0 | 7 | (63.6%) | 1 |
| | 左室肥大 | 197 | 177 | (89.8%) | 1 | 138 | (70.1%) | 5 |
| | 左脚ブロック | 40 | 31 | (77.5%) | 1 | 24 | (60.0%) | 5 |
| | 右脚ブロック | 125 | 120 | (96.0%) | 1 | 109 | (87.2%) | 5 |
| | WPW症候群 | 5 | 4 | (80.0%) | 1 | 2 | (40.0%) | 6 |
| | 心房細動 | 47 | 40 | (85.1%) | 4 | 42 | (89.4%) | 3 |
| | 心室期外収縮 | 31 | 30 | (96.8%) | 5 | 30 | (96.8%) | 7 |
| | 上室期外収縮 | 42 | 35 | (83.3%) | 4 | 27 | (64.3%) | 6 |
| | 合計 | 941 | 872 | (92.7%) | 40 | 755 | (80.2%) | 90 |

T.P.：True Positive　F.P.：False Positive

（磯部律元，金子睦雄，丸山郁子，他：最新の12誘導心電図解析プログラムの精度評価．エレクトロニクスの臨床 2006；75：63-66 より）

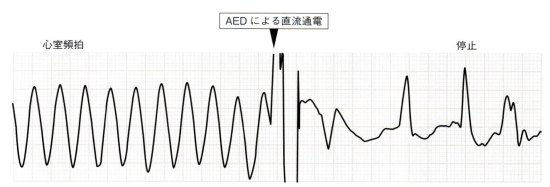

図3　AEDによる直流通電により救命に成功した症例

# 9 自動解析心電計の上手な使い方
Quality use of automated electrocardiogram interpretation

山根 禎一
Teiichi Yamane

　心電図自動解析の流れについては「心電図自動診断」の項（⇒ S290 頁）で解説したので，本項では自動解析心電計の長所と短所を挙げ，上手な使い方について概説する．

## 1. 自動解析心電計の長所

### （1）所見の客観性，診断基準の統一化
　企業健診など多くの症例の心電図を複数の医師が判読する場合，統一的基準での判読が難しい．機械による判定では，診断基準に関するばらつきをほぼゼロにすることが可能である．

### （2）見落としの極少化
　人間の診断と比して，機械は決まった診断基準に関しては見落としはない．もちろんそれは必ずしも診断精度が高いことを意味するわけではないが，単純な見落としは機械化によって少なくすることができる．

### （3）診断の効率化
　集団検診など多くの心電図を診断する場合，まずスクリーニングとして自動診断を使用し，2次チェックで専門医が診断することで，診断に要する時間を大幅に短縮することが可能である．

## 2. 自動解析心電計の短所

　上記長所の多くは，裏を返せば欠点ともなりうる．

### （1）読みすぎによる偽陽性が少なくない
　集団検診では所見の読み落としが少ないことがメリットであるが，通常の診療現場での使用の際には，心電図所見の読みすぎのきらいがある．

### （2）ノイズに影響される
　基線の揺れ，筋電図，ノイズの混入などを過大に読み取り，存在しない不整脈の診断がつきやすい．

#### (3) 医師の診断との解離

診断基準のソフトの多くがミネソタコードに依存しているため，医師（専門医）の診断基準とのずれを生じることがある．

#### (4) 不整脈の解析はやや不得手

不整脈の心電図の診断は得意ではない．これはＰ波の認識が難しいことにも起因していると考えられる．

図1に示す心電図では，「上室期外収縮の多発」が正しい診断であるが，自動解析では心房細動と診断している．RR間隔（RR時間）の不整な心電図では，心房細動と診断しやすい傾向があるようである．

## 3. 自動解析結果の限界を知る

上記のように自動解析心電計には長所と短所が同居している．自動解析の癖を知り，それをうまく利用する必要がある．

自動解析はやや読みすぎの傾向があるが，問題のありそうな所見が出された場合には，非専門医は専門医に確認をとる必要がある．

世に出回っている心電図機械の8割以上に自動解析装置が設置されている時代であり，これは個人開業の非専門医にとって大きな味方であることは間違いない．うまく使用することで日々の臨床に役立たせていただきたい．

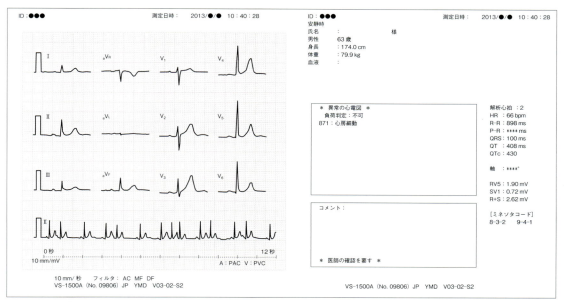

図1　自動解析の誤診例

# 用語解説 (50音順)

**異常 Q：**
幅が 0.04 秒以上で，深さが R 波高の 4 分の 1 より大きい Q 波を指す（$_aV_R$ 誘導を除く）．通常は認められない誘導（$V_1$〜$V_3$）の Q 波も異常 Q である．心筋壊死の存在を示唆する．

**ε（イプシロン）波：**
QRS の後半部分にみられるノッチ．不整脈原性右室心筋症でしばしばみられる．

**右脚ブロック：**
右脚枝内で伝導が遅延・途絶した状態．心電図上では，$V_1$，$V_2$ で rSR′ 型の幅の広い QRS 波，$V_5$，$V_6$ で幅の広い S 波を認める．

**右軸偏位：**
QRS 波の前額面平均電気軸の値が，+110° 以上の場合を指す．左脚後枝ブロック，右室肥大，心筋梗塞（側壁梗塞）でみられる．

**冠性 T：**
深く左右対称な陰性 T 波を指す．心筋梗塞の心電図所見として重要である．

**期外収縮：**
P 波または QRS 波が，予期されたよりも早期に出現する現象．早期収縮とも呼ばれる．

**逆行性 P：**
極性が逆転し，陰性となった P 波．通常とは異なり，心房が下から上に逆に興奮する際にみられる．

**巨大陰性 T：**
たこつぼ心筋症，心尖部肥大型心筋症などでみられる，非常に深い T 波．

**ケント束：**
心房と心室を直接つなぐ副伝導路を指す．

**高電位差：**
$V_5$ または $V_6$ 誘導の R 波高が 26 mm より大，あるいは $V_1$ 誘導の S 波の深さと $V_5$ または $V_6$ 誘導の R 波高の総和が 35 mm 以上，のいずれかを認める場合を指す．

**左脚ブロック：**
左脚枝内で伝導が遅延・途絶した状態．心電図上では，$V_1$，$V_2$ で小さな R 波と幅広い S 波を認め，I，$_aV_L$，$V_5$，$V_6$ で幅の広い引っかかりのある R 波形（slurred R）を認め，Q 波は認めない．

**左軸偏位：**
QRS 波の前額面平均電気軸の値が，−30° 以下の場合を指す．左脚前枝ブロック，心筋梗塞（下壁梗塞），房室中隔欠損などの先天性心疾患でみられる．

**ジェームス束：**
心房と心室をつなぐ副伝導路の 1 つで，心房から房室接合部の下をつなぐ心筋線維の束．

**自動能：**
外部からの刺激によらず，電気を発生させる能力．洞結節，洞房結節，ヒス束，プルキンエ線維などは，自動能をもつ．

**受攻期：**
電気刺激を受けると心室細動を生じやすい，T 波の頂点前後の時期を指す．

**心室興奮時間：**
心室興奮が，心内膜面から心外膜面まで伝導するのにかかる時間．QRS 波の始まりから R 波の頂点までの時間．

**心室細動：**
心室筋が全く無秩序に興奮している状態．心電図上では，振れ幅，周期ともに不規則な波形の連続となる．「心停止」状態である．

**心室内伝導障害：**
心室内の刺激伝導系における，伝導の遅延・途絶を指す．脚ブロック，分枝ブロックを含む．

**心室頻拍：**
心室期外収縮が，連発して（連続3拍以上）起こる場合を指す．

**心房細動：**
心房が無秩序に興奮収縮を繰り返す状態．心電図上では，P波が欠如し，さざ波状の細動波（f波）を認める．

**心房粗動：**
心房興奮が高頻度で規則正しく生じる場合を指す．心電図上では，陰性鋸歯状の粗動波（F波）を認め，フラットな基線を認めない．

**心房頻拍：**
心房内リエントリーや自動能亢進により発生する心房起源の頻拍．

**早期興奮症候群：**
心房の興奮が副伝導路を伝わり，心室に早期に興奮が伝わることで起こる症候群を指す．PQ間隔の短縮を示す．WPW症候群，LGL症候群などがある．

**低電位差：**
すべての肢誘導における＋／－のQRS波高の総和が5mm未満（＜0.5mV）の場合と，すべての胸部誘導における＋／－のQRS波高の総和が10mm未満（＜1.0mV）の場合を指す．

**デルタ波：**
副伝導路の伝導に起因して，心電図上でR波の立ち上がり部分にみられる三角形状の波を指す．

**電気的交互脈：**
1拍または数拍ごとに心電図波形や振り幅などが変化する現象．

**洞結節：**
右房と上大静脈の接合部に位置する，心臓のペースメーカとして働く組織．

**洞徐脈：**
洞調律で，心拍数60/分未満の状態を指す．

**洞調律：**
洞結節が興奮刺激を生成し，その刺激が正常な刺激伝導系を通って心室筋に伝わっている状態を指す．

**洞停止：**
洞結節の機能が一時的に停止し，基本調律の1.5倍以上にPP間隔が突然延長する場合を指す．

**洞頻脈：**
洞調律で，心拍数100/分以上の状態を指す．

**洞不整脈：**
洞周期の長さが変化し，その変動幅が0.12秒以上ある場合を指す．

**洞房ブロック：**
洞房接合部の伝導障害により徐脈となった状態を指す．心電図上では，PP間隔が本来のPP間隔の整数倍に延長する．

**ヒス束：**
刺激伝導系の一部で，右線維三角を通って心房と心室をつなぐ心筋線維の束を指す．

**非特異的ST-T変化：**
器質的疾患によらないST-T変化を指す．自律神経失調，内分泌異常，電解質異常などによる．

不応期：
心筋細胞などが，興奮した後に一定時間，電気刺激に反応しない時期を指す．

副伝導路：
本来の刺激伝導系以外の刺激伝導路を指す．ケント束，ジェームス束，マハイム束などがある．

プルキンエ線維：
刺激伝導系を構成する特殊心筋細胞からなる筋線維．刺激伝導系の最も末梢にあたり，心室の心内膜面に分布する．

房室解離：
心房と心室が別々に興奮している状態を指す．

房室結節：
冠状静脈洞前方の房室接合部にある，刺激伝導系を構成する組織の1つ．

房室ブロック：
心房から心室への刺激の伝導が遅延・途絶している状態．重症度により1～3度まで分類される．

補充収縮，補充調律：
洞結節の機能障害や房室ブロックによる心室収縮の一時的停止や徐脈を補充するため，下位の房室接合部や心室内刺激伝導系を起源として生じる心室収縮を補充収縮という．補充収縮が連続したものを補充調律という．

マハイム束：
房室接合部と心室または脚枝を直接つなぐ副伝導路を指す．

融合収縮：
2つの異なる起源あるいは伝導経路の興奮が，ほぼ同じタイミングで組織を興奮させて起こる収縮．心電図上では，各々の興奮波より形成される波形の中間型を呈する（例：WPW症候群のQRS波）．

リエントリー：
ある伝導路を通った刺激が，同じ伝導路に戻り再び興奮させる現象．多くの頻拍の機序として重要である．

連結期：
先行する基本調律のP波やQRS波と，期外収縮のP波やQRS波との間隔を指す．

Einthovenの三角形：
双極誘導のⅠ，Ⅱ，Ⅲ誘導で作られる三角形を指す．

F波，f波：
心房粗動でみられる陰性鋸歯状の波をF波（粗動波），心房細動でみられるさざ波状の波をf波（細動波）という．

LGL（Lown-Ganong-Levine）症候群：
早期興奮症候群の1つ．ジェームス束などの副伝導路により，PQ間隔が短縮する．発作性上室頻拍を伴う．

MobitzⅡ型房室ブロック：
正常の刺激伝導系のいずれかの部位で生じる房室伝導の遅延・途絶のうち，PQ間隔の延長なしに突然QRS波が脱落する場合を指す．

R on T現象：
心室期外収縮が，先行するT波に重なる場合を指す．

Wenckebach型房室ブロック：
正常の刺激伝導系のいずれかの部位で生じる房室伝導の遅延・途絶のうち，PQ間隔が徐々に延長しQRS波が脱落する場合を指す．

WPW（Wolff-Parkinson-White）症候群：
早期興奮症候群の1つ．ケント束により，PQ間隔の短縮，デルタ波の出現がみられる．発作性上室頻拍を伴う．

# 索引

## 数字・欧文

### 数字

1度房室ブロック　58, 159, 202
2次性ST下降　79
2次性陰性T波　81
2枝ブロック　134
2段脈　177
2度(MobitzⅠ型・Wenckebach型)房室ブロック　58, 159, 206
2度(MobitzⅡ型)房室ブロック　58, 159, 161, 207
3枝ブロック　134
3段脈　177
3度房室ブロック　58, 165, 210
4段脈　177
12誘導心電図　6

### A

abnormalities
　── of the P wave　56
　── of the PQ interval　58
　── of the Q wave　77
　── of the QRS wave　62, 66, 70
　── of the QT interval　72
　── of the ST-segment　78
　── of the T wave　80
　── of the U wave　82
abnormalities of rhythm　54
accelerated idioventricular rhythm (AIVR)　63, 65
acute myocardial infarction　86
advanced (high-grade) atrioventricular block　209
ambulatory electrocardiogram　260
angina pectoris　104
anterior myocardial infarction　88
arrhythmogenic right ventricular cardiomyopathy (ARVC)　144
atrial fibrillation　188
atrial flutter　190
atrial premature contraction (APC)　184
atrioventricular nodal reentrant tachycardia (AVNRT)　170, 171
automated electrocardiogram interpretation　290
automated external defibrillator (AED)　292
axis deviation of QRS complex　74

### B

BHブロック　207
bifascicular block　134
Brody効果　66
Bruce法, トレッドミル試験　264
Brugada syndrome　224

### C

cardiac arrest　248
cardiac resynchronization therapy (CRT)　243
cardiac standstill　248
cardio pulmonary exercise test (CPX)　263
CC$_5$誘導　286
CHADS$_2$スコア　188
Chvostek徴候　142
CM$_5$誘導　286
complete left bundle branch block (CLBBB)　132
complete right bundle branch block (CRBBB)　130
continuous ECG monitoring　286
coved型ST上昇　224

### D

dextrocardia　146
door to balloon time　102

### E

early phase acute myocardial infarction　86
early repolarization syndrome　226
EASI誘導法　286
ectopic atrial tachycardia　200
Einthovenの三角形　7, 28
escape bigeminy　248
exercise testing　262
exertional angina　105

### F

F波　190
f波　188
Ferrer分類　213
first-degree atrioventricular block　58, 159, 202

### H

hemiblock　134
high-grade atrioventricular block　209
Holter心電図　256
HVブロック　207
hyperacute T-wave　86
hypercalcemia　140
hyperkalemia　136
hypocalcemia　142
hypokalemia　138

### I

implantable cardioverter defibrillator (ICD)　240, 282
incomplete left bundle branch block (ILBBB)　132
incomplete right bundle branch block (IRBBB)　130
inferior myocardial infarction　90
intracardiac electrocardiogram　278

### J

J点　33, 36
J波症候群　36, 226
junctional ectopic tachycardia (JET)　170, 171

### L

late potential (LP)　282
left anterior hemiblock (LAH)　134
left bundle branch block (LBBB)　132
left posterior hemiblock (LPH)　134
left ventricular dilatation　123
left ventricular hypertrophy　123
long QT syndrome　218

## M

Mobitz Ⅰ型（Wenckebach型）2度房室ブロック　58, 159, 206
Mobitz Ⅱ型2度房室ブロック　58, 159, 161, 207
myocardial infarction　84
myocarditis　110

## N

narrow QRS tachycardia　223
Naughton法，トレッドミル試験　264
non-Q wave myocardial infarction（N-QMI）　100
non-ST elevation myocardial infarction（NSTEMI）　99, 100

## P

P波　32, 34, 56
　──，僧帽性　35, 57
　──，肺性　34, 56
　──の異常　56
　──の判読法　57
paroxysmal supraventricular tachycardia　192
PAT with block　162
percutaneous coronary intervention（PCI）　102
pericarditis　112
PJRT　171
PQ間隔の異常　58
PSVT　200
pure posterior myocardial infarction　94

## Q

Q波の異常　77
QRS電気軸　39
　──の異常　74
QRS波　33, 35
　──の異常　62, 66, 70
QTc（修正QT間隔）　41
QT延長症候群　72, 218
QT間隔の異常　72
QT短縮症候群　72, 228

## R

R on T　186
respiratory arrhythmia　178
right bundle branch block（RBBB）　130
right ventricular hypertrophy　127

right ventricular myocardial infarction　97
Rubenstein分類　213

## S

saddle back型ST上昇　224
second-degree atrioventricular block of Mobitz Ⅱ type　58, 159, 162, 207
second-degree atrioventricular block of Wenckebach/Mobitz Ⅰ type　58, 159, 206
severe bradycardia　248
Sheffield法，トレッドミル試験　264
short QT syndrome　228
sick sinus syndrome　212
signal-averaged electrocardiogram　282
sinoatrial conduction time　279
sinus bradycardia　182
sinus node recovery time　279
sinus tachycardia　180
ST下降　36, 79
　──，2次性　79
　──，虚血性　79
　──，相反性　89
　──，非特異的　79
ST上昇　36, 78
　──，coved型　224
　──，saddle back型　224
　──，虚血性　78
　──，非虚血性　78
ST上昇型急性心筋梗塞　84
ST部分　33, 36
　──の異常　78
ST elevation myocardial infraction（STEMI）　84
ST-T変化，非特異的　117
steps to read electrocardiogram　50
subendocardial infarction　100
supraventricular premature contraction（SVPC）　184

## T

T波　33, 37
　──，陰性　80, 114
　──，冠性　80
　──，超急性期　86
　──，テント状　80
　──の異常　80
　──の増高　80

Takotsubo（ampulla）cardiomyopathy　114
third-degree atrioventricular block　58, 165, 208
torsade de pointes　168
trifascicular block　134
Trousseau徴候　142

## U

U波　33, 37
　──，陰性　82
　──，陽性　82
　──の異常　82

## V

variant angina　108
ventricular fibrillation　250
ventricular hypertrophy　121
ventricular premature contraction（VPC）　186
ventricular tachycardia　195

## W

Wenckebach型2度房室ブロック　58, 159, 206
wide QRS　62
　── tachycardia　223
WPW症候群　220

## 和文

### あ

安静時狭心症　104
アンダーセンシング　238

### い

異型狭心症　13, 108
異常Q波　77
異所性心室調律　159
異所性心房調律　155
異所性心房頻拍　163, 200
遺伝子診断　285
陰性T波　80, 114
陰性U波　82

### う

植込み型除細動器　240
植込みデバイス　172
右脚ブロック　64, 130
右胸心　146
右軸偏位　39, 75

# 索引

右室梗塞　97
右室肥大　14, 121, 127
　——，生理的　271
右房負荷　56
運動負荷試験　262

## え

永続性心房細動　157
永続性接合部回帰性頻拍　171
エルゴメーター　262
遠心性肥大　121

## お

横位心　70
オーバーセンシング　238

## か

拡張型心筋症　123
下壁梗塞　90
カリウム　136, 138
カルシウム　140, 142
間欠性 WPW 症候群　220
冠性 T　80
完全右脚ブロック　130
完全左脚ブロック　132
完全房室ブロック　210
冠攣縮　108

## き

期外収縮　54, 174, 176
　——，心室　161, 175, 176, 186, 252
　——，心房　161, 163, 175, 184
機械的交互脈　68
偽性心室頻拍　223
脚細胞　3
脚ブロック　64
逆方向房室回帰頻拍　166, 223
求心性肥大　121
急性心筋梗塞　12, 84, 100
狭心症　13, 104
　——，異型　13, 108
　——，労作　13
胸部電極　6
胸部誘導　7, 28
極端な徐脈　248
虚血性 ST 下降　79
虚血性 ST 上昇　78
虚血性 T 波増高　80
虚血性陰性 T 波　81
鋸歯状波　190
巨大陰性 T 波　114

## け

携帯型心電計　260

経皮的冠動脈インターベンション　102
顕性 WPW 症候群　220

## こ

高位後壁梗塞　94
高カリウム血症　136
高カルシウム血症　140
交互脈　68
高電位差　66
高度房室ブロック　58, 209
呼吸性不整脈　178
古典的 WPW 症候群　220

## さ

細動波　188
左脚後枝ブロック　134
左脚前枝ブロック　134
左脚ブロック　64, 132
左脚分枝ブロック　64, 134
左軸偏位　39, 74
左室拡大　123
左室肥大　14, 78, 121, 123
左房負荷　56

## し

刺激伝導系　3
四肢電極　6
自動解析心電計　294
自動診断　290
　——，致死的不整脈の　292
自動体外式除細動器　292
自動能　32
修正 QT 間隔　41
肢誘導　7, 28
純後壁梗塞　94
上室期外収縮　184
上室頻拍　167, 192
　——，発作性　167
小児心電図の特徴　268
徐脈　54
　——，極端な　248
徐脈頻脈症候群　215
心筋炎　110
心筋梗塞　12, 84
　——，極早期の　86
　——，非 Q 波　100
　——，非 ST 上昇型　99
　——，非 ST 上昇型急性　84, 100
心筋症
　——，拡張型　123
　——，肥大型　123
　——，不整脈原性右室　144
心腔内心電図　278

心室期外収縮　161, 175, 176, 186
　——，流出路起源　252
心室筋細胞　3
心室細動　250
心室内伝導障害　64
心室肥大　121
心室頻拍　159, 167, 195
　——，偽性　223
　——，多形性　168
　——，特発性　195
心室補充調律　165
心静止　248
心尖部肥大型心筋症　123
心臓再同期療法　243
心停止　248
心電図自動診断　290
心電図の判読の手順　50
心内膜下梗塞　100
心内膜床欠損　277
心肺運動負荷試験　263
心房期外収縮　161, 163, 175, 184
心房筋細胞　3
心房細動　157, 165, 167, 171, 188
心房静止　157
心房粗細動　190
心房粗動　157, 167, 171, 190
心房中隔欠損　277
心房頻拍　167, 171, 192
　——，異所性　200
心膜炎　112

## す

垂直位心　70
水平位心　70
スパイク電位　233

## せ

正常 P 波　56
正方向性房室回帰性頻拍　223
生理的右室肥大　271
生理的陽性 U 波　82
接合部異所性頻拍　170, 171
接合部調律　157
接合部補充調律　154, 163
前額面平均電気軸，QRS 波の　39
潜在性 WPW 症候群　220
センシング不全　238
先天性 QT 延長症候群 2 型　72
セントラルモニター　286
前壁梗塞　88

## そ

早期興奮症候群　58, 159, 220
早期再分極症候群　226

双極誘導　28
相反性ST下降　89
僧帽性P　35, 57
促進心室固有調律　63, 65
粗動波　190

## た
代償性休止期　176
多形性心室頻拍　168
たこつぼ心筋症　114
単極肢誘導　7
単極誘導　28

## ち
遅延電位　282
超急性期T波　86

## て
低カリウム血症　138
低カルシウム血症　142
低電位差　70
デルタ波　151
電気生理学的検査　278
電気的交互脈　68
テント状T波　80

## と
洞結節回復時間　279
洞結節細胞　3
洞徐脈　163, 182, 215
洞調律　155, 180
洞停止　161, 163, 215
洞頻脈　171, 180
洞不整脈　178
洞不全症候群　212
洞房伝導時間　279
洞房ブロック　161, 163, 215
特発性心室頻拍　195
トレッドミル　262, 264

## は
肺性P　34, 56

判読の手順, 心電図の　50

## ひ
非Q波心筋梗塞　100
非ST上昇型急性心筋梗塞　84, 100
非ST上昇型心筋梗塞　99
非虚血性ST上昇　78
肥大型心筋症　123
非通常型房室結節リエントリー頻拍　171
非特異的ST下降　79
非特異的ST-T変化　117
非特異的陰性T波　81
非特異的心室内伝導障害　64
標準肢誘導　7
標準モニター誘導　29
頻脈　54

## ふ
不完全右脚ブロック　130
不完全左脚ブロック　132
副伝導路　220
不整脈
　──, 呼吸性　178
　──の解析　150
不整脈原性右室心筋症　144
ブルガダ症候群　224
プルキンエ線維細胞　3

## へ
平均QRS電気軸の異常　74
平均加算化心電図　282
ペーシング不全　238
ペースメーカ　172
　── 心電図　233
ペースメーカ作動不全　238
ペースメーカスパイク電位　233
ペースメーカ調律　65
ベッドサイドモニター　286

## ほ
房室回帰頻拍　167, 171

　──, 逆方向　166, 223
　──, 正方向　223
房室解離　196
房室結節細胞　3
房室結節リエントリー頻拍　170, 171, 192
　──, 非通常型　171
房室接合部調律　165
房室接合部頻拍　192
房室中隔欠損　277
房室ブロック　58, 159, 161, 163
　──, 1度　58, 159, 202
　──, 3度　58, 165, 210
　──, MobitzⅠ型2度　206
　──, MobitzⅡ型2度　58, 159, 161, 207
　──, Wenckebach型2度　58, 159, 206
　──, 完全　210
　──, 高度　209
房室リエントリー頻拍　192
補充調律　58
発作性上室頻拍　167

## ま行
マスター2階段試験　262
ミクロリエントリー　200
モニター心電図　286

## や行
誘導軸　28
陽性U波増高　82

## ら行
リエントリー頻脈　15
リズムの異常　54
立位心　70
流出路起源心室期外収縮　252
両室ペーシング　243
レイトポテンシャル　282
労作狭心症　13, 104, 105

## 日本医師会 生涯教育シリーズ
〈日本医師会雑誌付録・臨時増刊・特別号〉

「日医会員割引あり」は下記要領でお申し込みください．
表示価格には消費税は含まれておりません．
〈欠番は品切れ絶版〉

- 13 腹部エコーのABC 第2版（H.16.9）[1]
  S.62.6.20 初版 (5,500円)
- 22 胸部X線写真のABC[1]
  H.2.6.20 刊 (5,340円)
- 25 食事指導のABC 改訂第3版（H.20.10）[8]
  H.3.6.20 初版 (5,500円)
- 28 漢方治療のABC[1]
  H.4.8.20 刊 (5,340円)
- 29 臨床医のための動脈硬化症[8]
  —成因と診療のポイント—
  H.4.11.5 刊 (5,340円)
- 31 脳神経疾患のみかたABC[1]
  H.5.8.20 刊 (5,340円)
- 35 リハビリテーションマニュアル[8]
  H.6.11.5 刊 (5,340円)
- 36 39 対談 医の心—先輩医師に学ぶ
  第1集[4] 第2集[5] (各2,000円)
- 37 心エコーのABC[5]
  H.7.8.25 刊 (5,340円)
- 40 消化管内視鏡のABC[1]
  H.8.7.10 刊 (5,340円)
- 43 X線CTのABC[1]
  H.9.6.20 刊 (5,500円)
- 45 48 52 55 58 症候から診断へ 第1～5集[8]
  (各2,000円)
- 49 MRIのABC[1]
  H.11.6.15 刊 (5,500円)
- 50 肝疾患診療マニュアル[4]
  H.11.10.15 刊 (5,500円)
- 53 医療の基本ABC[4]
  H.12.6.15 刊 (5,500円)
- 57 実践エコー診断[1]
  H.13.10.15 刊 (5,500円)
- 59 内分泌疾患診療マニュアル[6]
  H.14.6.15 刊 (5,500円)
- 64 精神障害の臨床[3]
  H.16.6.15 刊 (5,500円)
- 66 感染症の診断・治療ガイドライン2004[1]
  H.16.12.5 刊 (5,500円)
- 67 わかりやすい免疫疾患[7]
  H.17.6.15 刊 日医会員割引あり (5,500円)
- 69 実践 救急医療[10]
  H.18.6.15 刊 日医会員割引あり (5,500円)
- 70 最新 臨床検査のABC[1]
  H.18.10.15 刊 日医会員割引あり (5,500円)
- 71 臨床試験のABC[1]
  H.18.11.1 刊 日医会員割引あり (5,500円)
- 72 メタボリックシンドローム up to date[3]
  H.19.6.15 刊 日医会員割引あり (5,500円)
- 73 腎・泌尿器疾患診療マニュアル
  —小児から成人まで[9]
  H.19.10.15 刊 日医会員割引あり (5,500円)
- 74 心血管疾患診療のエクセレンス[4]
  H.20.6.15 刊 日医会員割引あり (5,500円)
- 75 呼吸器疾患診療マニュアル[7]
  H.20.10.15 刊 日医会員割引あり (5,500円)
- 76 がん診療update[3]
  H.21.6.15 刊 日医会員割引あり (5,500円)
- 77 高齢者診療マニュアル[9]
  H.21.10.15 刊 日医会員割引あり (5,500円)
- 78 在宅医療—午後から地域へ[1]
  H.22.6.15 刊 日医会員割引あり (5,500円)
- 79 糖尿病診療2010[9]
  H.22.10.15 刊 日医会員割引あり (5,500円)
- 80 画像診断update
  —検査の組み立てから診断まで—[1]
  H.23.6.15 刊 日医会員割引あり (5,500円)
- 81 症状からアプローチするプライマリケア[2]
  H.23.10.15 刊 日医会員割引あり (5,500円)
- 82 小児・思春期診療 最新マニュアル[5]
  H.24.6.15 刊 日医会員割引あり (5,500円)
- 83 消化器疾患診療のすべて[9]
  H.24.10.15 刊 日医会員割引あり (5,500円)
- 84 高血圧診療のすべて[4]
  H.25.6.15 刊 日医会員割引あり (5,500円)
- 85 神経・精神疾患診療マニュアル[7]
  H.25.10.15 刊 日医会員割引あり (5,500円)
- 86 痛みのマネジメントupdate
  —基礎知識から緩和ケアまで—[9]
  H.26.6.15 刊 日医会員割引あり (5,500円)
- 87 感染症診療update[3]
  H.26.10.15 刊 日医会員割引あり (5,500円)
- 88 ロコモティブシンドロームのすべて[4]
  H.27.6.15 刊 日医会員割引あり (5,500円)
- 89 Electrocardiography A to Z（本書）
  —心電図のリズムと波を見極める[1]
  H.27.10.15 刊 日医会員割引あり (5,500円)

### ●各生涯教育シリーズの入手方法（問い合わせ先）
- [1] 医学書院販売部＝03-3817-5657
- [2] 医歯薬出版第一出版部販売＝03-5395-7610
- [3] 協和企画＝03-6838-9213
- [4] 診断と治療社営業部＝03-3580-2770
- [5] 中山書店営業部＝03-3813-1100
- [6] 南江堂営業部＝03-3811-7239
- [7] 南山堂営業部＝03-5689-7855
- [8] 日本医事新報社販売課＝03-3292-1555
- [9] メジカルビュー社販売部＝03-5228-2050
- [10] 照林社営業部＝03-5689-7377

### ●「日医会員割引あり」の申し込み方法
▲上記一覧表に，「日医会員割引あり」と記してある書籍をご希望の会員の方は，住所・氏名・電話番号を明記のうえ下記宛お申し込みください．
▲申込先：協和企画内　書籍販売係（FAX03-6838-9214）
〒105-8320 東京都港区虎ノ門1-10-5（TEL03-6838-9213）
▲送付の際に振替用紙を同封します．

### ●おことわり
▲会員の皆様には初版のみ配布しております．「第2版」「改訂第2・3版」をご希望の場合は各出版社からご購入ください．

| 日本医師会生涯教育シリーズ |

### Electrocardiography A to Z —心電図のリズムと波を見極める

本書は日本医師会生涯教育シリーズ—89［日本医師会雑誌 第144巻・特別号(2)／平成27年10月15日刊］をそのまま単行本化したものです.

2015年11月1日発行　第1版第1刷

- ◆ 監　　修　　磯部光章・奥村　謙
- ◆ 編　　集　　清水　渉・村川裕二・弓倉　整
- ◆ 編集協力　　合屋雅彦・山根禎一
- ◆ 発　　行　　日本医師会
　　　　　　　　〒113-8621　東京都文京区本駒込2-28-16
　　　　　　　　電話(03)3946-2121(代表)

　　　　　　　　会　　長／横倉義武
　　　　　　　　学術・生涯教育担当
　　　　　　　　常任理事／小森　貴
　　　　　　　　事務局長／滝澤秀次郎

- ◆ 編集・制作　　日本医師会生涯教育課　編集企画室
- ◆ 制作協力　　株式会社 医学書院
- ◆ 発　　売　　株式会社 医学書院　代表取締役　金原　優
　　　　　　　　〒113-8719　東京都文京区本郷1-28-23
　　　　　　　　電話(03)3817-5600(社内案内)
- ◆ 印刷・製本　　大日本印刷株式会社

● 日本医師会の生涯教育シリーズは，生涯教育用テキストとして各方面から高い評価を得ております．
● 継続してご購読いただくためには，ぜひ日本医師会への加入をお勧めします．

Ⓒ 日本医師会　2015(転載・複製の際はあらかじめ許諾をお求めください)
乱丁・落丁の場合はお取り替えいたします．
ISBN 978-4-260-02150-0